HEALTH
COMMUNICATION

健康传播学

聂静虹　著

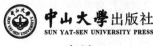

中山大学出版社
SUN YAT-SEN UNIVERSITY PRESS

·广州·

图书在版编目（CIP）数据

健康传播学/聂静虹著. —广州：中山大学出版社，2019.5
ISBN 978 - 7 - 306 - 06592 - 6

Ⅰ. ①健…　Ⅱ. ①聂…　Ⅲ. ①健康—传播学—研究　Ⅳ. ①R193

中国版本图书馆 CIP 数据核字（2019）第 051834 号

JianKang ChuanBoXue

出 版 人：王天琪
策划编辑：金继伟
责任编辑：杨文泉
封面设计：曾　斌
责任校对：王　璞
责任技编：何雅涛
出版发行：中山大学出版社
电　　话：编辑部 020 - 84110771，84110283，84113349，84110779
　　　　　发行部 020 - 84111998，84111981，84111160
地　　址：广州市新港西路 135 号
邮　　编：510275　传　　真：020 - 84036565
网　　址：http://www. zsup. com. cn　E-mail：zdcbs@ mail. sysu. edu. cn
印 刷 者：广东虎彩云印刷有限公司
规　　格：787mm×1092mm　1/16　19 印张　498 千字
版次印次：2019 年 5 月第 1 版　2022 年 8 月第 4 次印刷
定　　价：48.00 元

前　言

继 2016 年 10 月中共中央提出《"健康中国 2030"规划纲要》后，党的十九大进一步强调了实施"健康中国"的战略地位，将健康议题提升到前所未有的高度。医学专家通过大量的研究证明，在生物遗传、生活行为方式、环境和医疗卫生条件四个影响人类健康的主要因素中，生活行为方式因素所起作用占比高达 60%。如何通过加强健康传播，不断满足公众日益增长的健康信息需求，对于引导公众的健康行为、提高公众的健康水平、建设健康中国有着重要作用。

综观全局，一方面我国公众的健康意识逐步提高，"治病不如防病"的观点被广泛接受，健康已然成为人们的基本议题；另一方面，信息传播技术日新月异，良莠不齐的健康内容充斥于各种媒介平台，为人们获取健康信息提供极大便利的同时，也对公众培养科学的健康观念和健康行为造成了挑战。在这样的大背景下，我国健康传播学研究的队伍逐渐壮大，从一开始局限于医疗卫生专业学者的领域，发展为跨学科、众多专业背景相异学者共同耕耘的天地。

健康传播学作为传播学下的一个新兴且有活力的分支学科，一般被认为始于 20 世纪 70 年代美国的"斯坦福心脏病预防计划"。从 20 世纪 80 年代开始，国际上健康传播研究进入活跃期，涵盖的议题很广，研究对象也有诸多面向。从微观、中观和宏观三个层次的研究路径来看，其主要内容包括：微观层面的健康个人负责范式，研究媒介如何影响人们的健康认知、态度和行为；中观层面的健康传播工具性范式，研究媒介如何调配健康资源和信息，搭建沟通的桥梁；宏观层面的健康结构性范式，研究媒介如何影响健康资源结构性的不均衡和不平等问题，等等。在当前以实践驱动的健康传播研究中，微观和中观层面的理论框架与路径更为常见。

中国大陆健康传播最初始于 1987 年"全国首届健康教育理论学习研讨会"和"1989—1993 年联合国儿童基金会与中国政府第四期卫生合作项目"。相较于西方发达国家，我国健康传播研究起步较晚。传播学者在较长一段时间内处于"缺席"的状态。典型的表现是，研究健康传播的学术论文多数发表在中国卫生宣传教育协会创办的《中国健康教育》期刊上。该期刊不定期专栏登载健康传播的研究成果，如"卫生报刊研究"（20 世纪 80 年代末 90 年代初）、"健康教育传播"、"传播健康教育"（1996

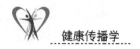
年）、"健康传播研究"（1999 年）等，成为中国大陆率先介绍健康传播研究的期刊。2003 年"非典"带来的健康危机引发了国内学界对于健康传播的重新关注。在这场引起巨大恐慌、席卷大半个中国的疫情之后，中国各级政府、民间组织和广大民众对健康的诉求达到了空前火热的程度，健康传播开始引起社会各界的关注，国内地市级以上的电视台纷纷开播健康栏目，公开出版的晚报、日报也纷纷刊登健康类报道，甚至是开辟健康专刊专版，健康类杂志也纷纷创刊。可以说，"非典"事件是国内健康传播研究的一个转折点，自此相关研究进入了一个快速发展时期，媒体、政府、社会和民众都对健康传播有了新的认识与理解，每年都有大量的相关研究出现，使得健康传播研究变得更加细化，不断地寻求新的突破和进展。有研究表明，从 2003 年到 2013 年的 10 年间，健康传播议题的文章发表于新闻传播学类期刊的论文数量最多，比例超过总数的 1/3。

近年来，国内的健康传播研究取得了相当大的发展和进步，并在推动健康知识传播、培养健康理念、促进行为改变等方面发挥了重要作用。不过，由于健康传播研究在我国起步较晚，相较于蓬勃发展的健康实践而言，理论研究的滞后性比较突出。有的研究者认为，当前我国健康传播研究存在如下问题：一是研究滞后于实践发展，有预见性和操作意义的研究成果少；二是医学、公共健康传播学者占绝大多数，新闻传播背景比例偏低，学科合作少；三是议题关注范围窄，大多数在艾滋病防控、大众媒体传播效果、媒体报道框架分析上。总体而言，中国大陆健康传播学尚处于学科建制的探索阶段。我国部分高校充当了健康传播学科建制的"排头兵"，有 18 所高校开设"健康传播类"课程。其中，有 12 所高校开设"健康教育"课程；另有 3 所高校开设"健康教育与健康促进"课程；而开设"健康传播"此门专业课的高校仅有 3 所，分别是清华大学、中国科学技术大学和中山大学。①

健康传播学教材能够反映学科的发展面貌，为相关课程的教学工作提供全面性的指导，对于学生培养和学科发展具有重要意义。目前，国内高校"健康传播"等相关课程使用较广的三本教材分别是：米光明和王官仁编著的《健康传播学原理与实践》、帕特丽夏·盖斯特-马丁（Patricia Geist-Martin）等人所著的《健康传播：个人、文化与政治的综合视角》、张自力著的《健康传播学：身与心的交融》。上述三本书对于健康传播的基本理论、研究范式以及应用与实践都展开了相应的探讨，较为全面地勾勒出健康传播的基本理论框架和实践图景。当然，另外有一些新闻传播类书籍中会用若干篇幅描述健康传播学的核心概念、研究进展以及相关理论。例如，詹宁斯·布赖恩特和苏珊·汤普森所著的《传媒效果概论》中第十六章专门讨论传媒对健康的影响。

---

① 参见秦美婷、苏千田《两岸及港澳高校"健康传播类"课程设置现况之调研与分析》，载《新闻大学》2015 年第 3 期，第 146 – 154 页。

上述几本热门教材成书至今已有相当长的时间，我国经济社会在过去的 10 年间发生了翻天覆地的变化，健康传播领域出现了很多新现象和新问题，健康传播研究也有了长足的发展。因此，撰写一本既能够承接健康传播学过去几十年发展成果，又能够较全面反映近十年来最近科学动态的教科书就显得十分必要。

本教材立足于呈现理论成果、梳理研究脉络、反映学科动态、介绍发展前沿理论，参考借鉴了国内外健康传播各研究领域的代表性著作和论文，并且采集和撰写了相关议题的典型案例，以期能够为读者贡献一本理论与热点结合，既具一定学科深度、又较为易读易懂的教材。

在内容结构方面，本书分为上、中、下三编，九个章节。上编是"健康传播概念、理论和范式"，包括第一章和第二章，主要介绍健康传播的内涵、发展历程、范式和主要理论成果。中编是"媒介技术与健康传播"，包括第三、四、五章，分别从传统媒体、新媒体、移动医疗三类媒介入手，在介绍不同媒介技术基础上，分析健康传播的特点和后果。下编是"健康传播的实践与应用"，包括第六、七、八、九章，介绍了健康教育与健康促进、医患关系与医患沟通、突发性公共卫生事件、健康传播公关策略四个实践领域，不仅展示四个领域面临的主要问题和研究成果，还总结了解决思路并提供了参考案例。

相比以往的教材，本书有以下两方面的不同之处：一是在内容方面的创新。本书系统和全面地介绍健康传播学的主要理论，尤其是批评、诠释与文化范式下的健康理论（例如结构功能主义与冲突理论等）；选取的案例皆为近年来国内学界讨论的热点议题，同时也兼具针对性、启发性和导学性等特征，便于学生在此书的帮助下，能够更好地掌握相关知识点；聚焦互联网这一重大历史变量，重点剖析新媒体时代健康传播的特征。二是在体例方面的创新。本书的体例为"理论知识＋案例分析＋知识点回顾＋思考题"的形式，克服了以往教科书重理论轻实践的短板，而相关知识点回顾是对本章知识点进行的小范围整合，可以帮助学生回顾已学知识。

目　录

上编　健康传播：概述、理论与范式

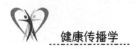
中编　媒介技术与健康传播

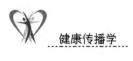

下编　健康传播的实践与应用

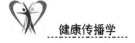

上　　编

健康传播：概述、理论与范式

第一章　绪　　论

第一节　健康传播的内涵与进路

健康与人类密切相关，人类对健康的认识随着知识增长和技术进步而不断地扩大和深化。在古代，人类的健康传播活动以少数人自发的行为出现，获取健康信息主要依靠感官的直接观察，健康信息的传递只能凭借口口相传或少数文献记载，健康传播停留在朴素的、偶发的低层次水平。到了近现代，健康传播逐渐走向相对自觉的状态。健康传播活动被注入了科学精神，并且健康信息的生产和传递以组织化、规模化方式开展，政府、医院、学校和媒体等社会机构有目的、有计划地推进这一大众化的事业。进入信息社会后，健康传播成为普遍化、常态化的活动，个体不再只是健康信息的接收者，他们也成了健康信息的生产者和传播者。健康信息极为丰富，健康传播行为纷繁复杂，吸引着越来越多的学者投身于其中。作为一种重要社会实践活动，健康传播可谓历史悠久，但它作为一门独立的学科则是近几十年的事。

一、从传播学的视角理解健康传播

健康传播研究诞生于20世纪70年代的美国，美国的健康传播研究始终走在世界前列，所以西方的健康传播研究尤以美国为典型。学界普遍认为，1971年美国心脏病学专家法奎尔和传播学者迈科比的首度联手是健康传播研究的开端，他们在斯坦福大学组织实施了"斯坦福心脏病预防计划"[①]，这是健康教育领域首次引入专业的传播学者，并运用传播学理论和方法进行指导。1975年，美国最早开始健康传播研究的组织"治疗传播兴趣小组"更名为"健康传播分会"，"健康传播"这一名称正式进入学术界。1981年艾滋病被发现，自此之后，美国便形成了以预防和控制艾滋病的活动为主要驱动力的健康传播研究发展。伴随着名称和内容的确定，美国的健康传播研究在20世纪80年代迅速发展成为独立的学科，其中最具有里程碑意义的事件就是第一本健康传播研究领域专著——《健康传播：理论与实践》的出版，该书由克利普斯和索恩坦共同著述，成为早期健康传播研究者的方向标。自此之后，各类专业书籍和论文层出不穷，

---

① 参见李彧《健康传播研究的发展与现状》，载《今传媒》2012年第11期，第17－18页。

3

巩固和丰富了健康传播的发展。到 80 年代中期，研究者队伍迅速壮大，成为一支可观的力量。1985 年，美国成立了"健康传播委员会"，同年在弗吉尼亚州麦迪逊大学召开的"医学传播会议"是健康传播史上的第一次学术会议。1989 年，美国创办了《健康传播》（*Health Communication*）季刊，这是健康传播领域的第一种学术期刊，侧重于理论性研究，改变了以往健康传播研究论文没有属于自己的刊物、只能发表在各类会议纪要和综合期刊上的历史，成为该领域学术上走向成熟的标志。在这期间还出现了大批依托高等院校的专业研究机构，健康传播专业人才的培养也被提上日程，这些都为美国健康传播学科的发展提供了动力，为健康传播研究走向完善做出了重要的贡献。90 年代美国的健康传播研究继续进一步专业和规范化发展，形成了以高校科研为带动的研究链条。1996 年创办的《健康传播杂志》（*Journal of Health Communication*）是一本前沿性的学术期刊，侧重于国际性、应用性研究，包含了健康传播学领域的最新发展成果，涉及了世界各地的管理学、心理学以及健康教育研究，影响力比《健康传播》更大。美国大学中的健康传播专业也逐渐设立，健康传播专业人才的培养逐步推开，据美国全国传播学协会的不完全统计，全美各高校中有 20 多个主要的健康传播学博士项目（可授予博士学位）和 40 多个硕士项目（可授予硕士学位）[1]。"而综观美国健康传播研究人员的构成情况，他们主要来自四个领域，高等院校医学院系的研究者和医疗卫生事业机构的从业人员是美国健康传播研究的主力，所占比例几乎达到 50%；传播学学者是从事健康传播研究的第二大群体，占总研究人员比例的 25% 左右；教育学与社会学领域的研究者和来自综合性大学的研究者也占总研究人员的 25% 左右"[2]，专业传播学研究人员的不断加入促使美国健康传播研究不断走向完善。

健康传播的研究起源于美国，在学界还没有正式承认它之前，一直被称作"治疗性传播"。治疗性传播是护士与病人之间关注于病人的需要而进行的互动。它的目的主要是鉴别病人最关心的问题、评估病人对问题的理解、指导病人及其家属、实施医学解决措施和帮助病人认同医疗计划。"治疗性传播"在心理健康促进方面发挥了重要作用，对日后健康传播研究领域的确立产生了深远的影响，同时也吸引了众多传播学研究学者的注意力。到了 20 世纪 70 年代中期，这一局限性的概念才被另一个更为宽泛、涵盖内容更丰富的概念——"健康传播"所取代。

关于"健康传播"的内涵，学界并没有一个十分统一的答案。许多研究学者都曾根据各自的关注点和研究取向，试图给出其定义。这里我们希望从传播学的视角来理解健康传播。

物质、能量和信息建构了我们的世界，物质间的相互作用无时无刻不在产生着信息，传递着信息。信息则是传播存在的基础，传播乃是宇宙中一种普遍存在的现象。人类出现后，由于具有特殊的能动意识，产生了独特的人类传播现象。即人能够创造复杂的符号和意义系统，借助这一系统进行交流，使人与动物区别开来，是人类文明社会存

---

① 参见王迪《健康传播研究回顾与前瞻》，载《国外社会科学》2006 年第 5 期，第 49 – 52 页。

② 参见顾燕《健康传播视角下主流网络新闻媒体的控烟报道研究——以新浪网、人民网为例》，苏州大学 2005 年硕士学位论文。

在和发展的基础条件。利用符号或语言是人类传播行为中独一无二的能力，从某种意义上说，人之为人，正在于他能进行抽象的意义传递。"传播"与"人类传播"的关系，正如丹佛大学的弗朗西斯·丹斯（Francis E. X. Dance）博士所说："所有的人类传播都属于传播，但并不是所有的传播都属于人类传播。"

人类传播所涉及的领域十分广泛，健康传播是人类传播活动的其中一方面。人类传播重点强调符号的运用，健康传播则是其中有关健康议题的符号运用和传递，健康传播所包含的范围要比人类传播更小，是人类传播的一个子集（见图1.1）。

美国学者杰克逊（Jackson）于1992年首先对健康传播做出了解释，他从大众传播层面入手，认为健康传播就是依托大众传播媒介为渠道来向受众传递健康知识以达到预防和控制疾病，促进健康的目的，因此，健康传播的功能是连接公共医疗卫生领域和公众健康问题的桥梁。① 在这个过程中，大众媒介将医学成就转化为健康知识和信息并传递给受众，以帮助受众树立

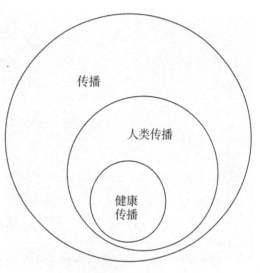

图 1.1 健康传播的范畴

正确的健康理念。而伯贡（Burgoon）则从人际沟通层面出发为健康传播做出了如下解释："健康传播是患者和医疗提供者之间的互动关系和诊疗室里无数的人际传播活动。"② 这一定义有两个明显的特征，就是将研究视野聚焦于人际传播且将健康传播严格限制在了疾病治疗的范围内。美国著名健康传播学者罗杰斯在1994年为健康传播做出过解释，在他看来，健康传播就是一种将医学成就转化为人们容易接受的健康信息，并通过促使人们态度和行为的改变，来降低他们的患病率和死亡率，有效提高一个国家或社区生活质量和健康水准的行为。③ 这一解释具体直观，突出强调了健康传播的目的性，反映出研究者明显的社会学研究视野和倾向，关注个人、健康和社会三者之间的相互关系，以"提高大众健康水平"为出发点和归宿，被许多研究者所引用。1996年，罗杰斯又对健康传播重新进行了解释，提出"凡是人类传播的类型涉及健康信息的，就是健康传播"④。显然，罗杰斯1996年做出的定义更接近人类传播行为的本质，更具

① Jackson L D. Information complexity and medical communication: the effects of technical language and amount of information in a medical message. Health Communication, vol. 4, 1992, pp. 197-210.

② Burgoon M. Strangers in a strange land: the Ph. D. in the land of the medical doctor. Language and Social Psychology, vol. 11, 1992, p. 102.

③ Everett M. Rogers. The field of health communication today. American Behavioral Scientist, vol. 38, 1994, pp. 208-214.

④ Everett M. Rogers. The field of health communication today: an up-to-date report. Journal of Health Communication, vol. 1, 1996, pp. 15-23.

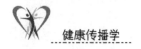

有包容性和广阔的视野。从今天的健康传播活动来看,健康传播已经远远超出了医学的范畴,也不仅仅是为促使健康态度和行为的改变而传播。从传播学的视角理解健康传播,需要紧紧把握"信息"和"传播"两个核心概念(见图1.2)。

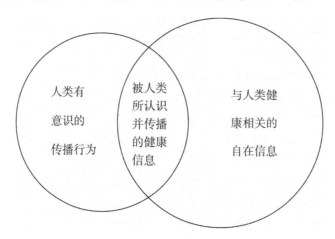

图1.2　人类健康传播行为

信息是"事物运动状态及状态变化的方式"。在生物未产生之前,地球还只是一个无生命体的相互作用的世界,在这样的世界里,物体的相互作用产生着信息。这种客观存在着的、未被人类意识所察觉和作用的信息,可以称之为"自在信息"。人类出现之后,外部环境与人类产生相互作用,其中一些相互作用影响了人的健康,人类就将其所认识到的相互作用的过程、机理和结果加以编码,使得这些自在状态下的信息被加工成为"健康知识"。举个例子,当我们在户外工作了一段时间之后,我们暴露的皮肤部分变黑了。这部分皮肤的变黑是一种信息结构的编码效应,它以这种结构和颜色的变化凝结了曾经经受了较强光照的信息,这些信息是客观存在的,不以人的意识为转移。当人类观察和意识到这一自在信息之后,就能够在直观层面上总结出一项关于健康的知识——皮肤长时间被阳光照射会变得黝黑。

随着人类知识的增长,以及信息采集技术、信息处理技术和传播技术的发展,人类有意识的传播行为不断扩大其外延,更多地深入"自在状态下的健康信息",将以往所未认知的信息纳入了人类传播的范围(见图1.3)。比如,我国在2000多年前就对疾病和气候的关系有了一定的认识。《黄帝内经》中有论说,"春三月,此为发陈",明确指出陈旧的疾病,在春天易于复发。"夫百病者,多以旦慧、昼安、夕加、夜甚,何也?岐伯曰:四时之气使然。"大意是,疾病有其内在的规律,得病后症状呈周期性加重与缓解情况之表现,由于自然环境的周期性变化,导致病情的周期性消长。古代人类虽然认识到了气候对健康的影响,但这些认识是基于表象的、粗浅的信息。到了现代,由于生物学知识的增长,以及气候监测技术和疫病统计技术的成熟,人类能够获取更丰富、更科学的健康信息。由于以前未发现病原体,往往误认为天气是造成乙脑和疟疾等疫病的直接原因,而现在查明很多传染病是由蚊虫等病原体直接引发的,季节与天气只是间接影响因素。又比如,随着电子信息技术的发展,各种可穿戴的身体监测设备层出不穷，通过一款智能手表就可以获取自身的睡眠、心率、能量消耗等信息，这些信息能够帮助人们更全面地认识自己身体的状况，从而有针对性地进行行为调整。

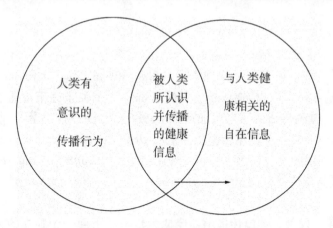

图 1.3　人类健康传播行为的扩展

正如信息科学专家钟义信所言，"信息是主体所感知或所表述的事物运动的状态和方式，显而易见，认识世界正是认识各种事物运动的状态和方式（规律）；改造世界则是依据主体再生以及表述出来的事物运动的状态和方式（方法）而采取的行动。因此，知识就是认识论层次的信息，只是它带有更加普遍更加深刻的品格而已"[①]。可见，健康传播首先是与人类健康相关的自在信息被人的意识所认知，并编码为有特定意义的健康信息——健康知识。而自在信息被认知和赋予意义是健康传播的第一步，另外，这些健康知识还必须被传播。

传播是一个复杂和多方面的过程，虽然在日常生活中，"传播"常常在一个很广泛的意义上被用来描述很多事件，但是这个名词实际上是指一个拥有具体特性的可辨别过程。研究者努力抓住"传播"这一现象的精确意义，并从他们各自不同的角度，联系他们自己的研究领域，给出各种各样的定义。总结起来，这些定义包括的几个要素为信息的传递、意义共享和规则。将这些要素加以提炼总结，可以认为传播是在一系列共有规则下分享信息的过程，那么健康传播亦即在一系列共有规则下分享健康知识的过程。今天，各种媒介高度发达，极大地提高了人类传播的能力，各种与健康有关的见闻、经验和数据被采集、编码与分享，新、旧媒体平台上累积了海量的健康知识，这些有关健康的内容又能被再处理和再传播，人类的健康传播活动逐渐变成繁盛复杂的社会现象。

总而言之，随着被人类了解和传播的健康信息越来越丰富，人们认识到健康与周围众多事物之间存在着种种关联，健康传播远远超出了医学的范畴。健康传播范围的扩大，使得健康传播研究立足"健康"而沿着"传播"的视角延展到了更多的领域，比如健康谣言、媒体与公众健康的关系、公共卫生事件管理等。

---

① 钟义信：《信息科学原理》，北京邮电大学出版社 1996 年版，第 42 页。

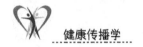

二、健康传播研究的主要内容

对于健康与传播之间关系的系统学术性研究是从 20 世纪 60 年代才零星开始，研究的兴趣集中在了解传播与保持健康或预防疾病的关系上。20 世纪 70 年代，早期的健康传播学者创建了一个下属于国际传播学会（International Communication Association）的健康传播学分会。1977 年，传播学年鉴首次开辟了一个关于健康传播学的专题。到了 20 世纪 80 年代，健康传播的研究更加活跃。1986 年，演讲传播学会（Speech Communication Association）成立了健康传播委员会（Health Communication Commission）。1988 年，健康传播学领域的第一本学术期刊《健康传播》（Health Communication）创刊。第二本学术期刊《健康传播杂志》（The Journal of Health Communication）接着在 1996 年发行。

历经 50 多年的发展，健康传播学如今成为传播学下面一个独立的分支学科。有学者利用 Histcite 的统计功能[1]，发现共有 452 家学术期刊刊载过健康传播类议题的文献，从 2002 年至 2016 年，健康领域共计发表论文 1264 篇，其中排名前十的期刊统计情况如表 1.1。

表 1.1　健康传播领域重要期刊的分布情况[2]

	期刊名称	N/（%）	TLCS	TGCS	影响因子	学科
1	Patient Education and Counseling《疾病教育与咨询》	77/6.09%	75	1457	2.232	医学
2	Journal of Health Communication《健康传播学刊》	108/8.54%	74	942	2.013	传播学
3	Health Communication《健康传播》	96/7.59%	41	619	1.464	传播学
4	American Journal of Public Health《美国公共健康学刊》	11/0.87%	32	224	4.138	医学
5	Journal of Communication《传播学刊》	19/1.50%	28	456	2.895	传播学

①　Histcite 软件是加菲尔德于 2001 年推出的一套引文编年软件，研究者能通过这款软件对搜索的文献进行分析，快速了解某个领域研究的发展脉络，判断文献之间的引用关系，聚焦某个领域的关键文献与重要学者，并能按照时间顺序绘制出关键文献的引文编年图。

②　引自聂静虹、马梦婕《国际健康传播研究的现状与发展趋势——基于 Histcite 对 1200 + 篇 SSCI 论文的分析》，2017 年。

续表 1.1

	期刊名称	N/（%）	TLCS	TGCS	影响因子	学科
6	*Journal of Health Psychology* 《健康心理学刊》	9/0.71%	13	213	2.010	心理学
7	*Annual Review of Public Health* 《公共卫生年度评论》	3/0.24%	12	294	10.240	医学
8	*American Behavioral Scientist* 《美国行为科学》	4/0.32%	11	93	1.907	心理学
9	*Journal of General Internal Medicine* 《普通内科医学期刊》	11/0.87%	11	285	3.494	医学
10	*Supportive Care in Cancer* 《癌症支持护理》	4/0.32%	11	148	2.535	医学

另外，根据统计，在所有已发表论文中共有 2465 个关键词，其中前 10 名高频词汇依次为：health（1264 次），communication（1186 次），care（245 次），information（113 次），patient（106 次），public（101 次），patients（83 次），communications（78 次），risk（77 次），mental（76 次）。不难发现，健康传播的研究主要是围绕医疗保健（health care）、健康资讯（health information）、健康风险（health risk）、医患沟通等领域进行展开。

还有学者专门针对最能够体现研究广度和发展状况的两本著名健康传播学术期刊——《健康传播》和《健康传播杂志》进行了内容分析。《健康传播》是第一本致力于健康传播研究的学术期刊，从 1989 年起，该期刊就对健康传播的概念发展起到了突出作用，为学者、健康政策制定者提供讨论健康和传播相关议题的平台，在健康传播领域占有举足轻重的地位。而《健康传播杂志》则注重国际化视角，致力于向全球推广促进健康的目标。从这两种期刊 2000—2012 年 12 年间所刊登的论文情况，我们可以看到健康传播研究的大致面貌（见表 1.2、表 1.3）。

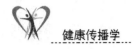

表 1.2 《健康传播》（*Health Communication*）和《健康传播杂志》（*Journal of Health Communication*）所刊文章的研究情况统计①

研究的主要样本人群	研究的目的	研究议题（生理类）		研究议题（非生理类）	
医护人员	针对疾病	癌症	锻炼	媒体	健康传播现状
病患	针对健康议题	吸烟	疫苗	患者沟通	方法
父母	针对风险	艾滋病	肥胖	网络	临终关怀
文化群体	针对年龄	酒精	糖尿病	人际传播	健康政策
普通大众	针对性别	性	家庭暴力	风险传播	药物
弱势群体	针对其他	健康饮食	更年期	健康信息搜寻	不均等
大学生	—	安全问题	心血管疾病	理论	危机
—	—	器官捐赠	中风	健康素养	远距医疗
—	—	药物滥用	老年痴呆	知识	成本效益
—	—	基因	牙科	支持应对	医护沟通
—	—	精神病	流行病	医患关系	种族
—	—	生育	其他	社区	职业教育
—	—	—	—	寓教于乐	其他
—	—	—	—	宗教	—

表 1.3 《健康传播》（*Health Communication*）和《健康传播杂志》（*Journal of Health Communication*）所刊文章采用的理论和研究方法统计②

研究方法		采用的理论
问卷	质化研究	计划行为理论（planned behavior）
编码	焦点小组	恐惧诉求（fear appeal）
活动/干预/项目	控制组	健康信念（health belief）
比较组	准实验	卫生服务使用模型（BMHSU）
随机化	纵向研究	创新扩散理论（diffusion of innovations）
电话调查	观察	社会学习理论（social learning）
前测/后测	网络调查	知沟理论（knowledge gap）

---

① 胥琳佳、蔡志玲：《国际健康传播研究的现状及趋》，载《社会与科学》2013 年第 2 期，第 73－84 页。

② 胥琳佳、蔡志玲：《国际健康传播研究的现状及趋》，载《社会与科学》2013 年第 2 期，第 73－84 页。

续表 1.3

研究方法		采用的理论
内容分析	邮件调查	议程设置（agenda setting）
仅用后测	民族志	社会资本理论（social capital theory）
实验	其他	扎根理论（grounded theory）
		其他

作为一个社会科学的交叉研究领域，健康传播研究是建立在传播学、社会学、心理学、语言学、人类学、医学、卫生保健学、教育学、管理学等众多学科的基础上。从上面对健康传播的研究议题的统计可以看出，健康传播研究涉及的问题非常广泛。

有学者将健康传播研究的内容归纳为 6 大分支，分别是：医患传播、健康传播运动、大众媒介上的健康传播、危机传播、健康传播中的新技术、健康传播研究方法。①

也有学者通过对西方健康传播期刊的分析，总结了 7 个研究路径：医患关系的健康传播研究路径、大众传媒的健康传播研究路径、健康传播的社会学研究路径、残疾人传播研究路径、老年健康传播研究路径、重大传染病之健康传播路径和健康风险传播研究路径。②

在对健康传播研究各种不同的归纳和分类方式中，比较有代表性的是张自力提出的三维度分类方式。他认为，以传播学视角为第一维度（包括自我、人际、组织、大众 4 个传播层次），以社会学视角为第二维度（包括健康传播行为本身、传播情境、社会情境），以其他视角为第三维度（如卫生保健维度、文化维度、时间维度等）。3 个维度的叠加可以划分健康传播研究的 12 个领域。在众多的子领域中，研究者并非对每一个领域都给予了相同的关注，其中有 9 个领域受到研究者更多的偏爱，是健康传播研究的主要研究方向：③

（1）大众健康传播媒介与效果研究。这一部分的研究课题涉及大众媒介健康传播的形式、内容和研究方法，受众媒介接触行为研究和模式建构，以及效果研究等；常用的研究方法有问卷调查、内容分析、焦点访谈等；相关理论包括议程设置理论、社会学习理论、使用与满足理论、涵化理论等。

（2）组织健康传播研究。组织传播包括企业健康培训、社区健康传播、医院与患者的关系研究等。这一部分的研究课题涉及组织健康传播载体（如墙报、讲座、宣传小册子）和内容研究、组织传播与大众传播效果比较研究、组织健康传播形式的历史变迁等。

（3）以"医患关系"为核心的人际健康传播研究。医患关系研究是人际健康传播

① 参见刘瑛《美国之健康传播研究》，载《华中科技大学学报》2011 年第 5 期，第 99 - 106 页。

② 参见王积龙《健康传播在国际学界研究的格局、径路、理论与趋势》，载《上海交通大学学报》2011 年第 19 期，第 51 - 58 页。

③ 参见张自力《健康传播学：身与心的交融》，北京大学出版社 2009 年版，第 32 页。

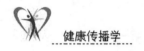

研究的核心议题，聚焦点为医生与患者之间的信息传播方式、内容、技巧、效果和信息不平衡等。这一部分的研究课题涉及人际传播、话语权力、知情权等内容。

（4）健康教育与健康促进研究。健康教育和健康促进的核心是教育人们树立健康意识，促使人们改变不健康的行为生活方式，养成良好的行为生活方式，以降低或消除影响健康的危险因素。这一部分的研究课题涉及健康教育设计和效果评估、健康促进计划的策略研究、健康传播材料制作等，研究方法以抽样调查为主，常用的相关理论包括社会营销理论、创新扩散理论、行为意图理论、健康信念模式等。

（5）健康传播的外部环境研究。健康传播的发展深受社会因素和政治因素的影响，其中最重要的是健康政策和健康法制的作用。此外，大众媒介传播环境的宽松与紧缩也直接影响到健康传播的内容、方式和效率。外部环境研究的课题涉及健康政策制定与公众健康成本研究、卫生保健政策研究、健康传播法规研究、医患关系中的法律权益等。

（6）健康传播与文化研究。这个领域包括两大方面的内容：一是探讨健康与健康传播的文化内涵和文化现象，解读、建构或解构文化视野下的健康传播；二是探讨文化因素对健康传播的影响。涉及的研究课题有健康、疾病和死亡在不同文化背景下的解读和对健康传播的影响、健康传播的人文特性和文化分析、不同文化背景下的健康传播比较研究、现代医学与传统医学在健康传播过程中的文化差异等。

（7）艾滋病、安乐死、同性恋、器官移植等特殊议题的研究。关于艾滋病的研究一直是健康传播研究的重要议题之一，安乐死、同性恋、器官移植等也因其广泛关注性而具有类似的特点。无论是艾滋病，还是安乐死和同性恋，都已远远超出了医疗与健康的范畴，成为社会问题、伦理问题、文化问题。尤其是伦理学方面的争议性成为这类议题的一个共同特征。

（8）健康传播史的研究。健康传播史包含健康传播研究史与健康传播行为史。虽然健康传播研究的历史并不长，但健康传播行为却有着古老的历史渊源，这些古老的历史碎片无疑是我们今天从事健康传播研究与实践的重要财富。

（9）突发公共卫生事件（健康危机的传播研究）。突发公共卫生事件一般都引发了不同程度的社会恐慌。研究这类事件发生的原因、机制以及危机发生后的有效传播和应急预案不仅有很强的学术价值，更有着重要的实践指导意义。

张自力提出的健康传播研究分类方式，对我国学者的研究工作有很大的借鉴意义，尤其是他所指出的九大重点研究领域，基本廓清了近十几年来国内健康传播研究的主要方向。

第二节 我国健康传播学的发展历程

一、中国大陆的健康传播学

中国大陆的健康传播学从无到有，逐渐壮大，大概经历了 30 个年头。从一开始局限于医疗卫生专业学者的领域，发展为跨学科、众多专业背景相异学者共同耕耘的新天地。中国大陆的健康传播学的发展大致可以划分为以下 3 个阶段。

（一）引进和起步阶段

相对于美国健康传播研究的新闻传播学科背景，中国大陆的健康传播研究明显不同于西方，不仅起步晚，发展相对滞后迟缓，而且从一开始健康传播的引入就不是来自传播学者，而是健康教育学者。国外的健康传播研究从一开始就起源于传播学领域，专业传播学研究人员的参与和传播学研究方法的大量采用是其显著特点之一，这就确立了传播学专业人员在该领域中的地位。[①] 长期以来，国内的健康传播研究学术论文多发表在由中国卫生宣传教育协会创办的《中国健康教育》杂志上，可以说，健康传播的概念是伴随着现代健康教育理念的确立和健康教育活动的逐步深化而被大家所熟知的。1987年，在北京举行了全国首届健康教育理论研讨会，会上第一次系统介绍了传播学理论，提出了传播学在健康教育中的作用。1989—1993 年，中国政府与联合国儿童基金会启动了第四期卫生合作项目，首次提出并确立了"健康传播"的概念。[②] 1993 年，我国第一本健康传播方面的专业书籍出版，是由爱国卫生委员会组织专家编写的《健康传播学》，这本书的出版被看作我国健康传播研究的开端。1996 年，由米光明、王官人主编的《健康传播学原理与实践》的出版被视为我国健康传播研究领域的一个里程碑。此后，《中国健康教育》期刊曾开设诸如"传播健康教育"（1996 年）、"健康传播研究"（1999 年）等栏目刊登健康传播研究成果，以阐发中国大陆健康传播发展的现状。也正是由于这一历史沿革的影响，中国大陆健康传播研究一开始便萌芽与发展于健康教育学界，而带来了中国大陆新闻传播学者的缺席与研究的滞后。

这一现实局面的存在通过韩纲（2004）的论文《传播学者的缺席：中国大陆健康传播研究十二年———一种历史视角》得以揭示与证实。传播学者韩纲对大陆 1991—2002 年的健康传播研究进行梳理和回顾，从总体上把握大陆健康传播研究的历史和现状以及传播学者在其中的参与情况。通过研究，韩纲发现大陆健康传播研究的主要研究

---

① 参见韩纲《传播学者的缺席：中国大陆健康传播研究十二年———一种历史视角》，载《新闻与传播研究》2004 年第 1 期，第 64 – 70 页。

② 参见张自力《健康传播学身与心的交融》，北京大学出版社 2009 年版，第 16 页。

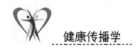

者是医学学者和医疗卫生工作者，大陆健康传播研究的相关学术论文主要刊登在医学、公共卫生类专业期刊上，大陆健康传播研究的主要议题是传播效果及大众媒介的编辑报道业务，大陆健康传播研究的主要研究方法是实证研究。① 由此，他认为在中国大陆的传播学者长期缺席了健康传播研究。经过了 20 世纪 80 年代末的萌芽，90 年代和 21 世纪初对西方健康传播理论的引进和吸收，越来越多的非医疗卫生专业背景的学者开始关注健康传播领域。在此后 10 多年里，本土化的研究成果不断涌现，中国大陆健康传播进入了快速发展阶段。

（二）快速发展阶段

21 世纪以来，中国大陆的健康传播研究进入了一个快速发展时期，在研究人员构成、议题内容、传播方法策略以及技术模式上都变得更加丰富。尤其是 2003 年年初的"非典"事件，击中了中国公共卫生事业的软肋，在突发传染性疾病来袭时，公共卫生系统和大众传媒组织抵御突发事件的能力异常疲软。在这场引起巨大恐慌，席卷大半个中国的疫情之后，中国各级政府、民间组织和广大民众对健康的诉求达到了空前火热的程度，健康传播开始引起社会各界的关注，国内地市级以上的电视台纷纷开播健康栏目，公开出版的晚报、日报也纷纷刊登健康类报道，甚至是开辟健康专刊专版，健康类杂志也纷纷创刊。可以说"非典"事件是国内健康传播研究的一个转折点，自此，相关研究进入了一个快速发展时期，媒体、政府、社会和民众都对健康传播有了新的认识和理解，每年都有大量的相关研究出现，使得健康传播研究变得更加细化，不断地寻求新的突破和进展，以期变得完善和成熟。

有医学和传播学双重知识背景的张自力博士的一篇关于健康传播史研究的论文《论健康传播兼及对中国健康传播的展望》，在《新闻大学》上一经发表，立刻得到了学界对于健康传播研究的广泛关注。此后，《现代传播》《新闻大学》等专业性的新闻传播学类期刊相继刊载了许多关于健康传播议题的学术文章。这次，新闻传播学者没有缺席，他们结合我国媒体运行机制、新闻管理体制和卫生管理体制等，运用新闻学和传播学的相关理论知识和研究方法，发表了很多具有学术价值和实践意义的文章和著作。有研究表明，从 2003 年到 2013 年的 10 年间，健康传播议题的文章发表于新闻传播学类期刊的论文数量最多，比例超过总数的 1/3。并且新闻传播学类的期刊种类不再仅仅局限于《新闻大学》这一本专业学术期刊，而是除此之外还涵盖了 20 多种同类期刊，如《现代传播》《国际新闻界》《新闻研究导论》《东南传播》《青年记者》《新闻记者》《今传媒》《新闻爱好者》以及《当代传播》等专业学术期刊。与此同时，健康教育类与公共卫生健康和医学类的学术期刊也不再仅仅局限于《中国健康教育》这一种期刊，而是多种期刊并存，如《健康教育与健康促进》《现代预防医学》《中国卫生事业管理》《医学信息学杂志》《中国慢性病预防与控制》以及《实用医药杂志》等。此外，还有 12.34% 的论文刊登在社会科学类期刊上。以上种种情况都说明，在这一阶

---

① 参见韩纲《传播学者的缺席：中国大陆健康传播研究十二年——一种历史视角》，载《新闻与传播研究》2004 年第 1 期，第 64 - 70 页。

段，健康传播研究的局面已经完全改变，期刊的种类呈现多元化趋势，新闻传播学类期刊成为最大的刊登阵地。①

2005 年，在北京举行的"中国健康知识传播激励计划"启动仪式由卫生部疾病控制司（今称疾病控制局）、卫生部新闻办公室、全国新闻工作者协会新闻发展中心联合主办。2006 年 10 月，我国有史以来第一次以"健康传播"作为会议名称的"首届中国健康传播大会"在清华大学召开，此次论坛旨在拓展我国健康传播研究实践，唤起社会各界对健康传播的关注和健康意识的提高。2007 年 6 月，"华语健康传播论坛"在中国社会科学院新闻与传播研究所的主持下开设，这又是一个专业的、在固定时期开展的健康传播学术论坛。2008 年，中华人民共和国卫生部所属的卫生部新闻宣传中心和中国健康教育中心正式挂牌成立。它们的成立标志着我国健康传播事业在新的起点上已经起航。经过 20 多年对西方健康传播理论和实践的学习和引进，国内越来越多的非医疗卫生学科的学者参与到健康传播研究中来，健康传播研究领域的学术框架已经初露端倪。

（三）学科建制阶段

近年来，国内的健康传播研究取得了不错的发展和进步，并且在传播健康知识、培养健康理念、促进行为改变等方面都发挥了重要作用。不过由于健康传播在我国起步较晚，发展还不够完善，理论的滞后性已经影响到了实践的发展，而西方的健康传播学已经是一个相当成熟的学科，因此，我国仍需建立一套完整高效的健康传播研究和教育体制，推动我国健康传播理论和实践的发展。

在健康传播学的著作、教材方面有不少新的突破。2009 年，北京大学出版社出版了张自力博士编著的《健康传播学——身与心的交融》一书。该书主要对我国的健康传播进行了系统全面的总结论述，为我国的健康传播研究事业做出了巨大贡献。同年，陈小申编著的《中国健康传播研究》出版，该书是中国健康传播研究，特别是政府卫生管理部门主导下的健康传播研究的第一部专著。它将两个学科领域——政府（健康）管理和信息传播交叉融合起来，并结合当下的媒介生态和大量的具体实例，以独到的视角、新颖的思维架构，对这种特殊的传播形态进行了全面的考察分析，提供了颇具启发性的研究结论。2013 年，刘瑛编著的《互联网健康传播：理论建构与实证研究》出版。该书是国内第一本专门研究互联网健康传播的专著立足于知信行模型、社会认知理论和计划行为理论，以结构方程模型为分析框架来探讨与健康信息有关的互联网使用行为对个体健康行为产生影响的机制。2017 年，田向阳编著的《健康传播学》出版，这是一本体系非常完整翔实的健康传播学教材，内容包括健康传播与健康传播学概述、传播学基本理论、医患传播、叙事医学、社会健康动员、新闻健康传播、文化健康传播、健康传播材料、不同人群的健康传播等，改变了国内健康传播学教材缺乏的状况。另外，中国第一本以中医文化为基础的健康传播学教材——《中医健康传播学》由胡天佑著述并出版。该书以向公众传播中医文化和健康理论与知识为目的，是极具中国特色的健康

---

① 参见商丽娜《中国大陆健康传播研究评析》，重庆大学 2014 年硕士学位论文。

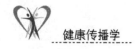

传播学著作。

从目前我国健康传播学科的建制情况来看，已经有医学院开始在自己的专业中开设"健康传播学"方向的课程，培养本科生，但还没有非医学院校开设健康传播专业。相关研究表明，在美国的健康传播专业的课程设置中，健康传播人才需要受到包括传播学、医学在内的多学科知识的培训。医学、传播学、教育学、社会学等都是健康传播研究的学科基础，缺少任何一种学科知识都不会有利于健康传播的发展。国内一些高校陆续开始建立跨学科的健康传播研究机构。比如，2012 年 4 月 25 日，北京—清华大学国际传播研究中心联手全球领先医疗保健传播机构麦肯健康传播，于当日举办的"首届亚太公共健康大会"上，正式启动亚洲健康传播平台（Joint Asia Public Health Initiative，简称 JAPHI）。该平台通过网络和移动通信设备，提供与健康相关的最为及时有效的信息，通过各种尝试，缩小城乡差距、贫富差距和区域差距等，使更多的大众通过网络平台，平等地享受最全面、最科学的健康信息。2013 年，复旦大学在中国健康教育中心（卫生部新闻宣传中心）的大力支持下，本着学科交叉、资源整合和优势互补的原则，整合新闻传播学、公共卫生学、医学、药学、社会学等优势学科的学术资源成立了健康传播研究所。①

二、台湾的健康传播学

相比于中国大陆，我国台湾地区的健康传播研究起步较早。台湾地区 20 世纪 80 年代的健康传播研究的关切是公卫医疗新知与政策的传散、规范与效果，因此通过传递正确有效的健康信息，使民众达到现代化的标准，是台湾健康传播研究的主要目标。另外，采用新药的传播通道与过程、以节育为主的家庭计划倡导，还有如何管制"不当"的医药广告成为当时研究的重点议题。

20 世纪 90 年代，无论是传播或公卫医疗领域，台湾学者对健康传播相关议题的研究活动明显变得较过去多元与活跃。除了有从特定健康或疾病议题（例如艾滋病、香烟、毒品、禁药、身心障碍、全民健保、瘦塑身等）为重点的研究外，亦有针对特定传播管道中（例如网络）或特定理论（例如社会营销）的应用研究。值得注意的是，岛外以社会营销为理论依据的健康传播研究多应用疾病防治，台湾的相关研究则多属利他性质的健康行为营销，如捐血、骨髓捐赠等。除了就相关的传播问题有更理论性的探讨外（例如倡导评估、恐惧诉求策略），还包括对健康议题的思考亦更具人性化与权利意识（例如艾滋病、烟酒规范与身心障碍）；当然，如何解构信息文本中的权力意涵亦成为研究者的关怀焦点。②

1996 年，台湾成立了"中华传播学会"（Chinese Communication Society），最先在

---

① 参见余榕《我国健康传播研究进路与前沿态势的可视化分析》，载《宁夏社会科学》2018 年第 1 期，第 250－256 页。

② 参见徐美苓《健康传播研究与教育在台湾——"传播"主体性的反思》，载《西南民族大学学报》2007 年第 10 期，第 148－153 页。

华人地区将组织健康传播议题进行深入探讨。同时，作为台湾新闻传播学最重要也最著名的学术期刊之一的《新闻学研究》，也将1999—2000年的研究重点定为"健康传播"研究。著名学者徐美苓于1996年在台湾开展了第一个健康传播"国科会"计划，用来探讨媒体报道与宣导广告如何构建艾滋病议题。她还从医疗领域操作化的角度对健康传播的定义做出了相关论述。2001年，她将研究成果整理出版了《艾滋病与媒体》一书，为台湾的艾滋研究议题提供了本土化视野。除此之外，徐美苓学者还长期关注台湾的医疗保健新闻报道，并指出目前健康传播已扩展至环境及风险传播。此外，台湾世新大学的蔡莺莺教授和中国文化大学的汤允一教授在《健保资讯的接触管道对全民健保预防保健服务利用之影响》一文中建议，根据目标阅听人的性别、年龄及教育等人口特质及其健康状况，使用不同的媒体管道组合提供资讯内容，尤其是透过人际传播的亲身影响，对于受访者利用预防保健服务之行为值得重视。

台湾健康传播研究的议题经历了由最初的关注医疗卫生知识宣传（如家庭计划生育），到后来以特定疾病或健康问题（如艾滋病、禁毒）为重点研究对象，再到对健康传播渠道（如网络）的关注这一系列漫长的过程。不论研究议题如何变化延伸，强烈的本土化色彩始终是台湾健康传播的一大特色，这也决定了大部分研究都是应用属性极强的实证主义研究。研究人员大多来自于公共医疗卫生领域，其中包括不少来自于一线的医疗从业者，反之，来自新闻传播领域的则比较少，并且大多都为高校内的研究学者。

在健康传播教育方面，台湾慈济大学于1999年申请设立了传播学系，并决定了将未来传播学系的教学和研究重点放在可以结合医学与传播学的健康传播上。在2001年又设立了健康传播与信息、媒介素养两大专业，成为台湾传播学界第一个与健康传播相关的科系。而在公共卫生领域，台北医学大学公共卫生研究所于2001年成立了媒体组，同样也推动了台湾的健康传播教育。目前，越来越多的高校也加入到了健康传播的研究中来，例如，台湾政治大学新闻系、玄奘大学、台湾世新大学新闻系等。

有学者调查了两岸及港澳高校"健康传播类"课程的设置状况。在其所调查的学校中，大陆有18所高校开设"健康传播类"课程，其中有12所高校开设"健康教育"课程，占66.6%（12/18），另外有3所高校开设"健康教育与健康促进"课程，而开设"健康传播"此门专业课的高校仅有3所，分别是清华大学、中国科学技术大学和中山大学；台湾12所高校中有7所高校开设"健康传播"此门课，占58.3%（7/12），而其余5所高校是开设"健康促进"课，占41.7%（5/12），其中值得关注的是，台湾高校中并未发现有任何一所开设了"健康教育"或"健康教育与健康促进"等相关课程。如果比对"健康传播"这门课程开设情况，开设比例最高的是香港，有3所高校（占75%），其次是台湾高校有7所（占58.3%），大陆高校有3所（占16.7%），而澳门高校为0所。①

从中国大陆及港澳台地区来看，健康传播的发展与学术专业的体制化密切相关，但

---

① 参见秦美婷、苏千田《两岸及港澳高校"健康传播类"课程设置现况之调研与分析》，载《新闻大学》2015年第3期，第146－154页。

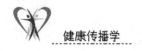

目前专门以健康传播为研究重点者仍然是少数，而且散居在各个不同科系与领域中，需要进一步整合。过去数年来健康传播的研究机构和教学课程纷纷开始设置，健康传播有望在我国逐渐成为热门的学科。

第三节　健康传播研究的现状和趋势

近十几年来，健康传播的研究队伍不断壮大，健康传播学的学科图景越来越广阔。我国不少学者通过系统地回顾与梳理健康传播类议题的文献，描绘了当下健康传播研究的现状与趋势。得益于这些学者们的工作，我们能够对健康传播学有更全面且深入的认识。

韩纲是最早对国内健康传播学研究状况进行深入分析的学者。他运用内容分析法对我国大陆 12 年（1991—2002 年）间刊载过健康传播类议题的专业期刊进行系统的回顾与分析，并得出结论"传播学者的缺席是 12 年来大陆健康传播研究的重要特征"[①]。后续的学者陈虹等人对中国大陆健康传播研究文献进行时间跨度更长（1992—2011 年）的内容分析，研究发现：虽然传播学者缺席的局面得以改善，但学科交叉研究仍然滞后。就研究议题而言，风险视野下的健康议题增多，突发公共卫生事件成为当前乃至今后健康传播研究的热点。研究视角也正向受众本位、危机预警、风险沟通、健康观念的培养等方向转换。[②] 喻国明等人采用目标抽样法对 1999—2009 年间 CNKI（中国知网）核心期刊中的论文（$N = 412$）进行内容分析与梳理，指出当前我国健康传播存在研究滞后于实践、缺乏跨学科合作和议题关注范畴窄等问题。[③] 此外，台湾学者徐美苓对 1968—2002 年间台湾地区的健康传播研究进行分析，发现其研究主题既受欧美国家的影响，又反映出当时台湾当局健康相关政策的重点，以及在社会所引起的争议。总体而言，现今我国的健康传播研究还停留在描述现象、个案讨论和概括领域宏观特征的初级阶段。[④]

当上述学者在积极探索我国健康传播研究现状的同时，另外一些学者也开始将视野投向海外，期望能勾勒出健康传播研究的发展脉络，了解最新的学术动态。例如，王积龙使用三大索引数据库（SCI、SSCI、A&HCI）数据以及数十本国际研究专著作为研究资料，对其进行研读与内容分析。他认为，健康传播是以欧美发达国家作者为主体的研

① 参见韩纲《传播学者的缺席：中国大陆健康传播研究十二年———一种历史视角》，载《新闻与传播研究》2004 年第 1 期，第 64 - 70 页。

② 参见陈虹、梁俊民《风险社会背景下中国大陆健康传播研究的历史、现状与发展趋势》，载《传播与社会学刊》2013 年第 26 期，第 141 - 168 页。

③ 参见喻国明、路建楠《中国健康传播的研究现状、问题及走向》，载《当代传播》2011 年第 1 期，第 12 - 13 页、第 21 页。

④ 参见闫婧、李喜根《健康传播研究的理论关照、模型构建与创新要素》，载《国际新闻界》2015 年第 11 期，第 6 - 20 页。

究领域，发展中国家此类研究则起步较晚；呈现出研究主体由个人转向公众、学科性日趋明显的发展趋势。[①] 张迪和王芳菲以 2011 年美国重要健康传播期刊《健康传播》所刊载的文章作为研究对象，探讨美国健康传播研究的特点，指出美国健康传播研究主题紧贴美国健康实际情况，强调定量研究，重视新闻媒体的作用，同时关注人际传播与新媒体，缺乏理论的创新。[②]

一、国外健康传播研究的现状和趋势

聂静虹等以 Web of Science（WoS）中的 SSCI（社会科学引文索引）为数据来源，借助 Histcite 的统计功能，统计分析了从 2002 年至 2016 年标题包含 "health communication" 的 1264 篇文献。根据统计结果发现，国外文献的发表大致分为如下三个阶段：①初始期（2002—2008 年），论文发表数量虽持续上升，但增长速度一直较为缓慢。②爆发期（2009—2010 年），这两年迎来健康传播研究的黄金期，健康传播的研究成果出现 "井喷式" 发展，尤其在 2010 年论文发表数量首次突破 100 篇，这主要是因为 2009—2010 年甲型 H1N1 流感在全球范围内肆虐。据有关报道显示，这场持续一年多的疫情共造成约 1.85 万人死亡，出现疫情的国家和地区多达 214 个。[③] 这场疫情引发公众的广泛关注，也极大地推动了健康传播学的发展。③稳定期（2011 年至今），从 2011 年起，文献发表数量进入一个较为平稳的阶段，每年发表论文保持在 120 篇左右（见图 1.4）。

共有 452 家学术期刊刊载过健康传播类议题的文献，《健康传播学刊》（*Journal of Health Communication*）为健康传播领域发文数量最多的期刊（108 篇，占 8.54%），其次发表论文超过 15 篇的学术期刊依次为《健康传播》（*Health Communication*，96 篇，占 7.59%），《疾病教育与咨询》（*Patient Education and Counseling*，77 篇，占 6.09%），《心理肿瘤学》（*Psycho-Oncology*，22 篇，占 1.74%），《心理学与健康》（*Psychology & Health*，22 篇，占 1.74%），《传播学刊》（*Journal of Communication*，19 篇，占 1.50%）。由此可见，刊载健康传播类议题较多的学术期刊，仍以传播类期刊为主，医学类期刊紧随其后，也占有较大的比重。

按照文献总引用次数（TLCS）由高到低的排序，聂静虹等选取排名靠前的 10 种期刊进行比较分析。发现《疾病教育与咨询》期刊文献引用次数 75 次位列榜首，成为健康传播研究中本研究领域内引用次数最高的期刊。其次是《健康传播学刊》（74 次）、《健康传播》（41 次）、《美国公共健康学刊》（32 次）、《传播学刊》（19 次）、《健康心

---

① 参见王积龙《健康传播在国际学界研究的格局、径路、理论与趋势》，载《上海交通大学学报（哲学社会科学版）》2011 年第 1 期，第 51-58 页。

② 参见张迪、王芳菲《论当代美国健康传播研究之特点——基于〈健康传播〉的内容分析》，载《国际新闻界》2012 年第 6 期，第 25-29 页。

③ 参见韩基韬《世卫组织应对甲流疫情评估报告出台》，见国际在线网：http：//gb. cri. cn/27824/2011/03/29/5311s3201433. htm，2011 年 3 月 29 日。

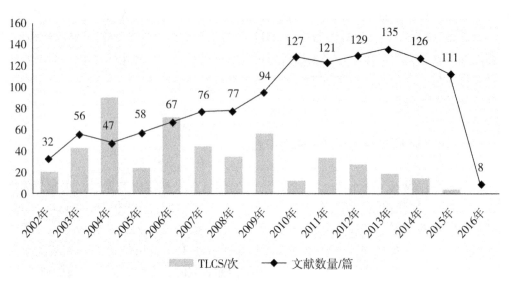

图1.4　健康传播领域历年发表文献数量与引文数量

理学刊》（13 次）、《公共卫生年度评论》（12 次）。最后，《美国行为科学》《普通内科医学期刊》《癌症支持护理》皆为 11 次。此外，虽然《心理肿瘤学》和《心理学与健康》这两本期刊发文数量较高，但由于 TLCS 较低，所以并未出现在图 1.4 中。研究者通过及时追踪上述期刊，可以了解相关领域研究的最新动态。通过查阅 ISI 提供的 2015 年的《期刊引用报告》得出上述 10 种期刊的影响因子。其中，《公共卫生年度评论》（*Annual Review of Public Health*）是健康传播研究领域中最具影响力的期刊，影响因子高达 10.240。这本学术杂志创刊于 1980 年，属于医学类期刊。该期刊刊载包括流行病学和生物统计学（biostatistics）、环境与职业健康、卫生服务和公共卫生实践等公共卫生领域的重大进展。[①]《美国公共健康学刊》（影响因子 4.138）与《普通内科医学期刊》（影响因子 3.494）的影响力紧随其后。

通过聂静虹等人的研究，不难发现，大量的相关文献被国际上较有影响力的学术期刊所刊登，也间接反映出健康传播领域的研究现居于较高的水平。值得一提的是，《公共卫生年度评论》是这个领域研究中最具影响力的期刊，而《健康传播学刊》则刊载过最多该领域研究的文献，《疾病教育与咨询》刊载的论文则是 TLCS 最高的期刊。

另外，据统计发现，健康传播期刊所收录的文献来自于 1246 家学术机构。其中，哈佛大学（35 篇）发文数量最高，其次发文数量超过 20 篇的较为高产学术机构有：约翰霍普金斯大学（24 篇）、宾夕法尼亚州立大学（24 篇）、乔治梅森大学（22 篇）、肯塔基州立大学（22 篇）、密歇根州立大学（21 篇）。根据学术机构发表文献的 TLCS 高低排出前 10 家学术机构，美国国家癌症研究所则是本地引文次数排名最高的学术机构，共计 43 次。随后的科研机构有宾夕法尼亚州立大学（29 次）、德州农工大学（29 次）、贝勒医学院（27 次）、乔治梅森大学（27 次）、哈佛大学（27 次）、埃默里大学（24

① 具体介绍可参见刊物网站：http://www.annualreviews.org/journal/publhealth。

次）、圣路易斯大学（21 次）、佐治亚大学（21 次）、加州大学伯克利分校（17 次）。而上述 10 所重要的研究健康传播的学术机构均来自于美国。期刊文章的来源统计数据表明，以美国为首的欧美发达国家是健康传播的研究中心，尤其是美国的表现最为活跃。这一研究结果也印证了现今学界的主流观点，即目前健康传播的研究由美国所主导。①

另外，根据其他研究者的统计分析发现，美国健康传播研究的热点议题主要有 8 个，分别是癌症议题、特殊群体议题、健康生活习惯议题、医疗技术议题、网络健康信息议题、医患关系议题、健康素养议题和公共健康议题。②

（1）癌症议题。健康传播中的癌症议题，主要关注的是"癌症沟通"（cancer communication）。这一主题来自于 2008 年 3 月由美国社会行为医学委员会的癌症特殊利益集团（Cancer Special Interest Group，简称 CSIG）召开的关于癌症沟通的会议，这个会议由国家癌症研究所（National Cancer Institute，简称 NCI）、社会行为医学委员会和美国癌症协会（American Cancer Society）共同发起，并由国家癌症研究所进一步支持。

（2）特殊群体议题。主要研究儿童或未成年人群体、女性群体、老年群体和残疾人等群体，他们由于自身条件比较脆弱，以及对健康信息的接触往往不是那么及时和有效，所以更容易遭受健康问题的困扰。在这当中，尤其是儿童、未成年人以及女性健康得到的关注要更多。

（3）健康生活习惯议题。主要是指抽烟、饮酒、滥用药物等有害身体健康的生活习惯，从根源上讲这些不良生活习惯正是导致重大疾病高发的罪魁祸首，它们所造成的威胁也涉及社会的各个方面。所以说，抽烟、饮酒以及药物滥用一直都是美国健康传播研究持续关注的重要议题。

（4）医疗技术议题。近年来以计算机技术为代表的新技术迅速地渗透到了健康传播的各个层面，因此远程诊疗、大数据、生物医学新技术的快速发展，使得与之相关的医疗技术议题成为一大热点。

（5）网络健康信息议题。当下互联网的使用已经渗透到了人类生活的方方面面，与我们日常生活密切相关，并且世界上绝大部分地区早已被网络覆盖。正如对其他领域的改变一样，互联网对健康传播领域造成的冲击也是翻天覆地的，这使得网络健康信息议题成了近年来健康传播学者们持续关注的最热门传播学本位议题。

（6）医患关系议题。健康传播领域的医患关系属于人际传播范畴，主要指医生与患者之间关于患者病情的沟通。过去，对医生与患者之间人际传播的研究是以病人为中心，现在，这个观点已经逐渐转向以关系为中心。医患沟通和医患关系是美国健康传播研究的传统核心议题。

（7）健康素养议题。美国《国家健康教育标准》（*The National Health Education*

---

① Hannawa A F, Kreps G L, Paek H J, et al. Emerging issues and future directions of the field of health communication. Health Communication, vol. 29, issue. 10, 2014, pp. 955-961.

② 参见吴丽娜《当代美国健康传播的研究与发现》，兰州大学 2014 年硕士学位论文。

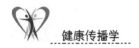

Standards）对健康素养进行了定义："健康素养是指个体获得、解释和理解基本健康信息与服务，并能运用信息和服务来促进个体健康的能力水平。"它强调了个体本身的文化素养、知识的获得、处于复杂健康背景下解决问题的技能和健康教育材料的使用能力等。2010 年，美国卫生和人类服务部宣布将提高健康素养水平列为国家行动计划，健康素养成为政府层面关注的重要议题，使这方面的研究获得了较大的发展。

（8）公共健康议题。公共健康是美国健康传播研究每年都有涉及的议题。公共健康议题涉及很多跨学科的讨论，属于健康传播领域心理学、社会学、计算机科学、公共关系学、政治学等学科经常研究的热点内容的交叉议题。

二、国内健康传播研究的现状和趋势

中国大陆健康传播最初则始于 1987 年"全国首届健康教育理论学习研讨会"和"1989—1993 年联合国儿童基金会与中国政府第四期卫生合作项目"。此后，《中国健康教育》期刊曾开设诸如"传播健康教育"（1996 年）、"健康传播研究"（1999 年）等栏目刊登健康传播研究成果，以阐发中国大陆健康传播发展的现状。也正是由于这一历史沿革的影响，中国大陆健康传播研究一开始便萌芽与发展于健康教育学界，而导致了中国大陆新闻传播学者的缺席与研究的滞后。

这一现实局面的存在通过韩纲（2004）的论文《传播学者的缺席：中国大陆健康传播研究十二年——一种历史视角》得以揭示与证实。此后，相继有学者对中国大陆健康传播研究现状做出研究说明，研究者试图发现中国大陆健康传播研究的新进展与问题，并希冀提出相应的建议，以促进中国大陆健康传播研究的发展、壮大。其中具有代表性的研究成果有清华大学国际传播研究中心（2011）通过分析 2010—2011 年间的国内外健康传播论文发现传播学者参与生产健康传播论文的现状有所改善；[1] 喻国明、路建楠（2011）以 1999—2009 年期间的健康传播相关论文为研究对象，指出了我国健康传播研究存在研究滞后、学科合作少与议题关注范畴窄等问题；[2] 陈虹、梁俊民（2013）则以风险社会理论为基础探讨了 1992—2011 年间中国大陆健康传播研究的历史、现状与发展趋势，指出中国大陆健康传播研究正向受众主体、危机预警等方向转换。[3] 这些学者的研究在一定程度上揭示了中国大陆健康传播研究的现状，并给予了相应的发展建议。

聂静虹等将中国大陆 9 种 CSSCI（包括扩展版）学术期刊[4] 2002 年至 2016 年间涉

---

① 清华大学国际传播研究中心：《传播学者不再缺失——2011 年国内外健康传播研究现状分析》，2011 年度中国健康传播大会。

② 参见喻国明、路建楠《中国健康传播的研究现状、问题及走向》，载《当代传播》2011 年第 1 期，第 12 – 13 页。

③ 参见陈虹、梁俊民《风险社会背景下中国大陆健康传播研究的历史、现状与发展趋势》，载《2013 年度中国健康传播大会优秀论文集》2013 年，第 88 – 105 页。

④ 9 本期刊分别为：《新闻与传播研究》《国际新闻界》《现代传播》《新闻记者》《新闻大学》《当代传播》《新闻界》《传媒》《新闻与写作》。

及"健康传播"或研究议题为健康类议题的论文作为研究对象，进行了抽样的内容分析。（见图 1.5）发现 2000—2002 年中有 2 篇论文涉及健康传播主题，这两篇论文均发表于《新闻大学》（2001 年第 3 期与 2002 年第 3 期），其中 1 篇为健康传播研究的综述，1 篇研究《人民日报》对世界艾滋病日的报道，是 21 世纪以来新闻传播学期刊中首次刊登发表的健康传播研究论文。到 2003 年，"非典"事件的发生推动了中国大陆新闻传播学者对健康议题的关注（$N=16$），但仔细分析 2003 年的 16 篇论文可发现，16 篇论文研究主题虽涉及"非典"议题，但文章中却几乎没有提及与健康传播研究相关的概念，表明此时的研究虽可归属健康传播研究范畴，但新闻传播学者仍无系统健康传播研究的学术概念。2003 年后的 7 年时间中，大陆新闻传播学者对相关健康议题的研究寥寥无几。自 2011 年开始，健康传播研究论文发表数量增多，增幅为前一年的 2 倍，而且文章中开始系统阐述健康传播的相关知识。由此可知，中国大陆新闻传播学者的健康传播研究之路具有较强的时间节点性质，从 2003 年开始，健康传播学术研究开始较多地在中国大陆权威新闻传播期刊上发表，从 2011 年开始，健康传播学术研究在大陆新闻传播学者间开始得到重视与探索，与此同时也表明，中国大陆健康传播研究的繁荣与平稳发展阶段仍未到来。总体而言，中国大陆新闻传播类期刊中健康传播研究论文的篇数呈现逐年增加趋势。

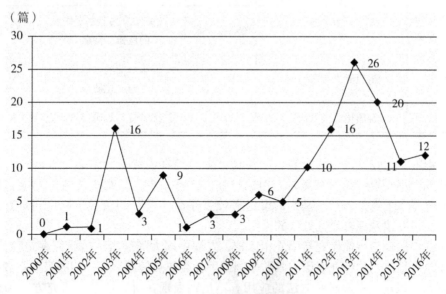

图 1.5 历年文章数量走势

中国大陆新闻传播学界健康传播研究的议题主要集中在 9 个主题上（见表 1.4），分别是禽流感、食品安全、医患关系、$PM_{2.5}$、艾滋病、药品安全、工业污染、自杀、禁烟。其中对于禽流感的研究主要集中于 2003 年 SARS（"非典"）的爆发（14 篇，占 87.5%）、2009 年爆发的 H1N1（4 篇，占 66.6%）以及 2013 年的 H7N9（2 篇，占 7.7%）三个时期，而食品安全、医患关系以及 $PM_{2.5}$ 都属于 2012 年到 2013 年的社会热点议题。由此可见，中国大陆新闻传播学界的健康传播研究议题随社会争议性矛盾而发

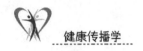

展，议题时间性较强。另外，研究中没有具体研究议题的比例占总体的36.4%，表明中国大陆新闻传播领域的健康传播研究注重于宏观视角的理论与综述阐发。

在研究领域上，大众健康传播媒介与效果研究（48.3%）是主要的研究领域，其次是健康传播中新技术的应用研究（11.9%），二者作为中国大陆健康传播研究的主要研究领域均与研究的媒介选择有关。

表1.4　研究议题和研究领域

各研究议题的论文篇数和占比（N/%）	禽流感	26/18.2%	药品安全	5/3.5%
	食品安全	16/11.2%	禁烟/吸烟	4/2.8%
	艾滋病	13/9.1%	自杀	2/1.4%
	医患关系	13/9.1%	工业污染	2/1.4%
	$PM_{2.5}$	10/7%	无	52/36.4%
各研究领域的论文篇数和占比（N/%）	人际健康传播研究	12/8.4%	健康传播中新技术的应用研究	17/11.9%
	大众健康传播媒介与效果研究	69/48.3%	突发公共卫生事件的危机传播研究	14/9.8%
	组织健康传播研究	10/7.5%	健康传播的外部环境与文化研究	5/3.5%
	健康传播史的研究	7/7.0%	健康教育与健康促进研究	9/6.3%

聂静虹的研究发现中国大陆新闻传播学者对健康传播的研究仍处于探索与发展阶段。研究虽逐年得到关注与重视，但仍存在论文基数少、研究不规范等问题；健康议题、媒介平台的选择与理论基础的设定上较多存在"无"的情况；量化的研究方法较为单一，没有出现综合研究方法的运用。

将国内的健康传播研究与国外相比较，发现中国大陆健康传播研究存在独特之处，也有不足的地方。独特在于研究紧贴中国当下社会热点健康事件，如医患关系冲突和转基因议题的讨论；思辨研究方法的应用。不足则表现在研究议题、研究方向和研究方法上。

第一，在研究议题上，中国大陆健康传播研究关注的议题范围较窄。国外健康传播研究的议题关注面广泛，涵盖信息和医学领域，[①] 关乎人类健康的议题都成为研究者的

---

① 参见张朋飞《中美健康传播研究的不同与启示》，载《中国健康教育》2010年第1期，第62-63页。

选择，例如，对健康素养议题和癌症议题①的关注。对这些重大健康议题的关注也应成为国内健康传播研究重视的问题。

第二，在研究方向上，中国大陆健康传播研究更多地围绕大众健康传播媒介与效果研究，而国外学者更倾向于对人际健康传播研究的重视，这也应成为中国大陆健康传播研究未来努力的方向。

第三，在研究方法上，国内健康传播研究注重思辨研究方法，而国外是定性研究比例逐年增长，量化方法占据主导。而且量化方法的运用突破创新，如张迪（2015）发现，在美国健康传播研究中，内容分析常被用于效果研究领域。这也需要引起国内健康传播研究的反思，在研究方法的运用上注重多元结合，勇于尝试。

此外，中国健康传播研究缺乏跨学科合作论文，传播学者与医学、社会学等领域学者合作刊发健康传播研究论文的现象较少，而这也是国外健康传播研究中的新现象，通过跨学科合作，实现知识的流动与弥补，强化研究论文的专业性和多样性。

以上这些独特和不足之处在一定程度上揭示了现今中国大陆健康传播研究的现状，同时也能对中国新闻传播学者未来在健康传播研究上的发展趋势做出规划：①中国大陆新闻传播学者对健康传播的研究可注重与现实密切联系，运用传播学理论和方法从事与健康促进相关的应用性研究。②学术研究可增强规范化与理论跨学科运用的多元化发展。③注重与国际视野的对接，了解国外健康传播研究的新视角与方法，丰富中国大陆健康传播研究的方法，并结合本土实际发展新的研究方向。

【知识点回顾】

（1）1994年，罗杰斯为健康传播做出解释，他认为，健康传播就是一种将医学成就转化为人们容易接受的健康信息，并通过促使人们态度和行为的改变，来降低他们的患病率和死亡率，有效提高一个国家或社区生活质量和健康水准的行为。

（2）1996年，罗杰斯对健康传播做出的解释是：凡是人类传播的类型涉及健康信息的，就是健康传播。

（3）作为一个社会科学的交叉研究领域，健康传播研究是建立在传播学、社会学、心理学、语言学、人类学、医学、卫生保健学、教育学、管理学等众多学科的基础上的。

（4）1989年，美国创办了《健康传播》（*Health Communication*）季刊，这是健康传播领域的第一本学术期刊，改变了以往健康传播研究论文没有属于自己的刊物的状况。

（5）1989—1993年，中国政府与联合国儿童基金会启动了第四期卫生合作项目，首次提出并确立了"健康传播"的概念。

（6）张自力提出了健康传播研究的九大方向，分别是大众健康传播媒介与效果研究，组织健康传播研究，以"医患关系"为核心的人际健康传播研究，健康教育与健

---

① Park S C. Mapping health communication scholarship: breadth, depth, and agenda of published research in health communication. Health Communication, vol. 25, issue. 6-7, 2010, pp. 487-503.

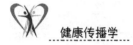

康促进研究，健康传播的外部环境研究，健康传播与文化研究，艾滋病、安乐死、同性恋、器官移植等特殊议题的研究，健康传播史的研究和突发公共卫生事件。

【思考题】

（1）你认为健康传播这一概念兴起的原因是什么？

（2）为什么健康传播学首先在美国出现，并得到快速发展？

（3）你是否满意罗杰斯为健康传播所下的定义？请对他做出的两个定义进行评价。

（4）你认为健康传播学在当今各国的学术界越来越热门的原因是什么？

（5）你最关心健康传播研究的什么议题？为什么？

（6）中国大陆健康传播的发展经历哪几个阶段？各阶段有什么特点？

（7）你认为健康传播学有什么发展趋势？或者说以后哪些问题将成为健康传播的研究热点？

第二章　健康传播研究的主要理论和范式

美国国立医学图书馆的著名学者马萨·左恩（Marcia Zorn）认为，健康传播作为一个专业研究领域已有 45 年历史，但作为大规模的研究领域却是最近 20 年的事情。学者们对健康传播的具体研究内容产生了分歧，他们按照自己的兴趣研究各不相同的议题。[①] 健康传播作为一个实体研究领域，虽然其研究者的背景极其多样化，研究的议题也比较宽泛，但是在研究方法和理论应用上存在着比较明显的稳定性和相似性。

研究方法和理论是社会科学研究的基础和架构，对于健康传播学的重要性不言而喻。正如克列普（Gary Kreps）教授所强调的，目前健康传播领域的研究急需建构属于自己的独特学术认同、发展丰富的理论与研究体（body of theory and research），以及建立可供识别、描绘的学术文献。[②] 本章将深入地介绍健康传播研究所采用的主要方法、理论和范式，以期描绘其作为一个学科的整体性特征。

第一节　健康传播的研究方法和范式

一、健康传播研究的方法

研究方法决定了社会研究的过程、资料来源甚至结果，因此考察和介绍健康传播研究采用的主要方法有助于把握其基本的形式。健康传播的研究人员在研究过程中通常借用主流社会科学的技术标准和方法，较少有独特的研究方法专门研究健康领域的内容。尽管研究人员同样接受和重视定性研究方法，但大多数健康传播研究主要依赖定量研究方法。目前健康传播的已有研究成果中，主要的研究方法包括：问卷调查法、内容分析法、实验法、文献研究法、个案研究法、访谈法等。

---

① Marcia Zorn. CBQ review essay：health communication：a review of books since 1991. Communication Book Notes Quarterly, vol. 32, issue. 3, 2001, pp. 149-170.

② 参见陈忆宁、陈韬文《科际整合与社群导向的健康传播》，载《传播与社会学刊》2011 年第 17 期，第 1 – 18 页。

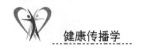

（一）问卷调查法

问卷调查法（survey）是一种采用自填式问卷或结构式访问的方法。它系统地、直接地从某种社会群体样本中收集资料，并通过对资料的系统分析来认识健康传播现象及规律。问卷调查法具有以下 3 个特征和程序。

第一，要求从调查总体中抽取一定规模的随机样本。

第二，资料收集需要采用特定的工具，即调查问卷，而且有一套系统的、特定的程序要求。

第三，研究所得到的是巨大的量化资料，往往需要在计算机辅助下完成资料的统计分析才能得出研究结论。

与其他研究方法相比，问卷调查法的优点非常突出：首先，问卷调查法可以兼顾到描述和解释两种目的。它既可以用来描述某一总体的概况、特征，以及对总体各个部分进行比较；同时，它也可以用来解释不同变量相互之间的关系。其次，问卷调查法方式严格、规范的操作程序，使得其研究结果具有较高的信度，即描述和概括事物的精确性较高。再次，调查研究可以迅速高效地提供有关某一总体的丰富资料和详细信息，在了解和掌握不断变动的社会现象方面具有很大的优越性。最后，调查研究所具有的定量特征和通过样本反映总体的特征，使得其应用范围十分广泛。

问卷调查法是健康传播的研究中采用最为广泛的研究方法，众多的健康促进运动和研究项目都将其作为最主要的研究方式。比如，美国国际发展机构全球健康署的艾滋病办公室高级技术顾问沃夫博士在加纳主持的"人际传播对加纳青年性健康信息的影响"，目的是研究加纳青年获取性健康信息的渠道。调查研究采用培训青年采访员的方式，然后每个采访员在周围的同龄人中找 5 个人来进行问卷调查，问卷的内容包括"说出 3 个在最近 3 个月内和自己谈论过生殖健康的人，是否有过性行为，是否和自己现在的性伴侣谈论生殖健康话题，是否使用安全套，是否对伴侣保持忠诚"等 26 个具体问题。通过对有效答卷的反馈分析，研究人员发现，那些与同龄人谈论性健康的被访者和与父母谈论性健康的同龄人在艾滋病预防行为上有很大区别，前者更愿意使用安全套和保持单一性伴侣。这项研究让研究者更好地了解在加纳这种社会环境中，青少年的生殖健康交流渠道和方式，也为他们提供了设计更有效传播策略的基础。[1]

尽管调查研究具有众多优点，但其并非万能。它的短板在于比如在探讨和分析变量之间的因果关系方面，不及实验研究的方式那么有力。而在对事物理解和解释的深入性方面，以及在研究的效度方面，它又不及实地研究；在研究的反应性方面，它也不及文献研究法。[2]

---

[1]　Cameron Wolf R. The influence of peer versus adult communication on AIDS-protective behaviors among Ghanaian youth. Journal of Health Communication, vol. 8, 2003, pp. 463-474.

[2]　参见风笑天《社会研究方法》，中国人民大学出版社 2013 年版，第 177 页。

（二）实验法

实验法（experiment）是一种经过精心的设计，并在高度控制的条件下，通过操纵某些因素，来研究变量之间因果关系的方法。实验法有着 3 对基本要素：①自变量与因变量；②前测与后测；③实验组与控制组。

实验法的基本逻辑是根据某种理论命题得到两个变量之间存在因果联系的假设，或者根据经验事实和主观判断，推测现象 X 是造成现象 Y 的原因，即：X→Y。为了证明这一假设，首先观察 Y 的变化情况。即先测量在没有受到 X 的影响之前，Y 的情况如何，然后，通过操纵某些条件，引入被看作自变量和原因的实验刺激 X，接着再对引入 X 以后 Y 的情况进行测量，并比较前后两次测量的结果。如果前后两次的情况发生变化，则可以初步认为 X 是导致 Y 变化的原因，即有 X→Y。[①]

健康传播研究中的实验法主要是用于测试特定的信息刺激或环境条件与人的特定心理或行为反应类型之间的因果关系，包括采用实验室实验、实地实验、现场调查等。现场调查是健康传播研究中运用较多的一种实验方法。例如，在 2001 年"坦桑尼亚的人际传播网络和娱乐—教育广播肥皂剧"的研究中，研究者就使用现场调查法来评估一出在坦桑尼亚播放的包含艾滋病预防知识的肥皂剧名为《与时代共舞》的健康干涉活动的效果。坦桑尼亚是一个艾滋病高发病率的低收入发展中国家，在某些地区艾滋病发病率高达 21% 左右。实验选取该地区为对照组，因为位于坦桑尼亚中部的该地区到 1995 年才可以接收到广播信息。实验组是其他 6 个地区。实验结果显示，实验组的人们更有可能在他们的人际网络中讨论该肥皂剧的主题：计划生育和艾滋病预防话题。参与者更愿意与自己同部落、同一宗教、同性别和受教育程度高于自己的人际伙伴谈论此话题。[②]

（三）文献研究法

文献研究法（document study）是一种通过收集和分析现存的以文字、数字、符号、画面等信息形式出现的文献资料，来探讨和分析各种社会行为、社会关系及其他社会现象的研究方式。文献研究法属于非接触性的研究方法，通过对文献的搜集、鉴别、整理和研究，形成对事实的科学认识的方法。文献法的一般过程包括 5 个基本环节，分别是：提出课题或假设、研究设计、搜集文献、整理文献和进行文献综述。

根据研究的具体方法和所用文献类型的不同，可以将文献研究划分为若干不同的类型。其中社会研究者最常用的有内容分析、二次分析和现存统计资料分析。这 3 种文献研究方法的基本特征和内在逻辑都是相同或相似的。只是在具体应用上，它们各自的侧重点有所不同。内容分析主要用于对大众传媒信息，尤其是对报纸、杂志、广播、电视的分析，其适用面也最为广泛；二次分析主要是对其他研究者先前所收集的原始数据进

---

① 参见风笑天《社会研究方法》，中国人民大学出版社 2013 年版，第 182 - 183 页。

② Shaheed Mohammed. Personal communication networks and the effects of an entertainment-education radio soap opera in tanzania. Journal of Health Communication，vol. 6，2001，pp. 137-154.

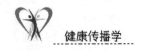

行的再次分析和研究，这种方法的运用需要有一个基本的前提，即现实社会中存在大量的原始数据，而且研究者可以找到并获得它们。①

文献研究法由于在反应性和研究成本方面具有明显的优势，因此也成为健康传播研究中经常被采用的方法。例如，1991 年，NBA（美国职业篮球联赛）明星约翰逊通过媒体公开宣布自己感染了艾滋病病毒，为美国公众心中的艾滋病患者提供了一个崭新的形象。玛丽博士在得到国家传播协会的资助后开展了一项名为"当明星感染艾滋病：魔术师约翰逊宣布自己感染艾滋病的例子"的文献研究。玛丽博士及助手们从著名的网络和数据库中搜索相关的文献资料，分析约翰逊宣布自己是艾滋病病毒感染者后对学术界的影响。②

（四）内容分析法

如上所述，内容分析法（content analysis）实际上属于文献研究的一种，但由于它是一种比较独特的研究技术，对操作方式和研究过程有严格的规范要求，因此在这里单列出来进行介绍。内容分析法对各种信息传播形式的显性内容进行客观、系统和定量的描述与分析。所谓"各种信息传播形式"指的是诸如书籍、杂志、报纸、诗歌、歌曲、绘画、电视节目、照片、信件、广告等各种书面材料；所谓"显性"内容，是指这些形式外在的东西，比如文字、颜色和实物本身，而不是这些文字、颜色和实物的含义。研究者所分析的只是这些外在的、表面的内容，而不是内容的深层解释。"进行客观、系统的描述"意味着内容分析是一种规范的方法。它要求研究者根据预先决定的计划，采取一定的规则，按照一定的步骤来进行。而"定量的"描述则说明内容分析方法的基本性质，它意味着，在内容分析中，其基本目标通常是决定内容中某一项目的频数，或者决定某一类别在整个内容中所占的比例，等等。③

由于内容分析法既有文献研究反应性好、成本低的优势，又兼具定量研究的特点，因此在健康传播研究中是一种很受欢迎的研究方法。例如，《1945—1990 日本控烟的议程设置：大众媒介对制定国家健康政策的影响》一文是最典型的内容分析的例子。议程设置是影响制定政策的重要因素，这项研究就 1945—1990 年日本国内 5 份全国发行的大报内容与日本会议议程的关系做内容分析。研究选取了 7 种变量的报纸内容作为分析基础，统计结果用曲线图的形式表现出来，使人一目了然。后经统计学分析，媒介议程设置在很大幅度上影响政府的会议议程，也推动政府机构更快地在公众健康政策方面采取措施。④

① 参见风笑天《社会研究方法》，中国人民大学出版社 2013 年版，第 207 页。

② Mary K Casey, Mike Allen. When a celebrity contracts a disease: the example of earvin "magic" Johnson's announcement that he was HIV positive. Journal of Health Communication, vol. 8, 2003, pp. 219-265.

③ 参见风笑天《社会研究方法》，中国人民大学出版社 2013 年版，第 209 页。

④ Hajime Sato. Agenda setting for smoking control in Japan, 1945－1990: influence of the mass media on national health. National of Health Communication. vol. 8. 2003, pp. 23-40.

（五）个案研究法

个案研究法（case study），即对一特定个体、事件、社会集团或者社区所进行的深入全面的研究。它的特点是焦点集中，对现象的了解特别深入、详细。个案研究通过对事物进行深入的洞察，能够获得非常丰富、生动、具体、详细的资料，能够较好地反映出事物或事件发生、发展及变化的过程。[①] 个案研究法是种从整体上处理一个课题的方法，它通过详细地调查一件实例来了解这一实例所属的整类个体的情况。作为发现重要变量以及提供有用的范畴（这些范畴将导致假设的形成，而这些假设又可用大量实例来验证）的一种方法。

个案研究法在健康传播研究中发挥着重要作用，能够帮助研究者深入地了解少数健康传播现象的细节和过程，从中发现新的变量或解释。例如，美国国际发展机构资助的"混乱中的秩序：信息、教育和传播的组织方面"（2003 Order from Chaos：Organizational Aspects）研究中就使用了在马里的一项个案分析来描述在马里的国家信息、教育、传播（IEC）策略的情况。研究背景为马里于 1987 年开展了提高民众健康的活动，经过10 年的努力，当地的慢性病和营养不良等问题却有增无减。当地政府在美国国际发展机构的帮助下，决定调查健康传播活动在目标群体的认知和行为改变上不起作用的原因。调查结果显示，健康组织与个人之间的垂直信息流动以及个人间的水平交流途径都不通畅，很多个体在该信息流通过程中成为被孤立的"他者"。于是，马里健康部请求国家中心（National Center）起草国家 IEC 策略。这项研究为健康组织在策略设计和实施方面提供了有效例证。[②]

（六）访谈法

访谈法（interview）是以口头形式，根据被询问者的答复搜集客观的、不带偏见的事实材料，以准确地说明样本所要代表的总体的一种方式。这种方法与其他方法相比，有其独特的重要功能，与观察法相比，访谈可以直接了解到受访者的思想、心理、观念等深层内容；与问卷法相比，访谈可以直接询问受访者本人对研究问题的看法，并提供机会让他们用自己的语言和概念来表达他们的观点。

在健康传播研究中，焦点小组访谈是运用较多的一种方法。焦点小组一般由 8～12人组成，在一名主持人的引导下对某一主题或观念进行深入讨论，焦点小组访谈的关键是使参与者对主题进行充分和详尽的讨论。例如，美国健康传播研究者在 2000 年一项关于患癌症的儿童心理研究中使用了焦点小组访谈法，15 个 4～6 岁的儿童癌症患者及其父母参与了这次研究。研究者认识到儿童癌症患者与成年人的反应有很大区别，一些变量和发展过程相关，另一些则和照顾他们的人与病友相关。研究目的是寻找这种互动交流的效果。从与这些儿童交谈得到的描述性数据显示，医务人员，包括医生、护士、

---

① 参见风笑天《社会研究方法》，中国人民大学出版社 2013 年版，第 229 页。

② Kriss Barker. Order from chaos：organizational aspects of information, education and communication (a case study from Mali). Journal of Health Communication, vol. 8, 2003, pp. 383-394.

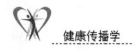

看护人员都需要提高自己对儿童患者心理的理解，并更积极地与儿童患者做互动性交流。[①]

（七）扎根理论研究法

扎根理论研究法（grounded theory）是对经由系统化搜集的定性资料进行比较、归纳、浓缩提炼，进而形成暂时验证过的理论的一种定性研究方法。运用扎根理论，研究者在研究开始之前一般没有理论假设，只有一个待研究的领域，研究者需要亲自参与到研究对象的环境中，采用介入式观察和非结构性深入访谈等方式，系统详尽地描述、反思研究对象的事实境况，包括物质、精神特征、思想观念和行动逻辑等，获取翔实的原始资料，然后在此基础上归纳出经验概括，然后抽象、提升某一理论。

扎根理论被越来越多地应用于健康传播的研究。阿兹海默症，也就是我们平时所说的"老年痴呆症"，是一种容易引起他人误解的病症。研究人员运用扎根理论对国际非正式看护人员的行为、经验和危机应对机制进行研究，增进了读者对病人照顾知识的了解，并为医护人员提供了指导性建议，同时也起到了呼吁关爱阿兹海默症人群的作用。国内学者李青青等，基于扎根理论研究了成都市艾滋病的干预效果，总结了主观因素、客观因素、群体因素和社会因素对 MSM（men who have sex with men，男男性接触者）人群艾滋病干预效果的影响。[②]

二、健康传播研究的范式

范式是指一个学术共同体成员所享有的信仰、价值、技术等的集合，是常规科学所赖以运作的理论基础和实践规范。众所周知，范式这一概念由库恩提出。根据库恩自己的说法，其范式概念主要有两层意义：第一，它代表科学共同体成员所共有的信念、价值、技术等构成的整体；第二，它涉及该整体中的一种元素，就是具体的问题解答，作为一种模型或范例，可以代替规则作为常规科学其他疑题的解答基础。库恩的范式理论以范式形成、范式竞争、范式危机、范式革命、范式重建的逻辑对自然科学理论演进的轨迹做出合乎历史的解释，开辟了科学哲学向历史主义转向的新纪元。它的影响力继而渗透到包括人文与社会科学在内的学术界，为各门具体学科提供了一种探讨内部理论结构及其发展演变的基本话语逻辑。从建构性的角度看，当范式的理论话语获得某种普遍性后，就不仅只是解释学术史的概念工具，还会对学科知识的未来建构产生意向性的引导，从而对学科建设具有重要的方法论意义。

在传播学领域，存在多种范式类型与划分法。比较典型的有以社会学研究传统为取向标准划分为"社会科学研究""诠释研究""批判研究"3 类范式或"实证主义"与

① Yingling. Julie, verbal responses of children and their supportive providers in a pediatric oncology u-nit. Journal of Health Communication, vol. 5, issue. 4, 2000, pp. 1081-1083.

② 参见李青青、陈颖、韩德琳等《基于扎根理论的成都市艾滋病干预效果影响因素分析》，载《医学与社会》2012 年第 1 期，第 21 - 23 页。

"人文主义"两类范式，有以学派为取向标准划分为"经验－实证学派""法兰克福学派""英国文化研究学派""政治经济学学派""技术学派"等若干范式派别，有以社会科学研究方法类型为取向标准划分为"经验－功能""控制论""结构主义"三大范式类型或更细化的"存在主义""冲突理论""现象学""诠释学""社会系统论""符号互动理论"及"社会行动理论"等若干范式类型。作为科学哲学领域中对学科建制具有积极意义的概念工具，"范式"的作用机制在于通过凝聚和组织共识，理解学科历史，并引导未来研究方向。然而，传播学领域的学者们对范式的分歧大于共识，这在很大程度上遮蔽了范式概念对学科的方法论意义。[①]

健康传播学作为一个典型的跨学科领域，学者们的学科背景更加多样化，其研究的差异性更加显著，想要理清健康传播学的范式，其难度比归纳传播学的范式有过之而无不及。因此，为避免理论层面的纠缠，笔者认为可以从认识论的层面对健康传播学中不同的研究取向进行划分。张镁元指出，根据杜塔（Dutta）和佐勒（Zoller）的分类法，从认识论的角度将健康传播研究区分为4种理论取向：后实证主义取向、批判取向、阐释取向和文化取向。[②]

张镁元在《健康传播研究的框架与走向》一文中并未使用"范式"的概念，而称为"后实证主义取向"和"批判/诠释/文化取向"，但笔者认为其所论述的几种研究取向在价值观、方法论和研究目的上均存在根本性的差别，体现出了学术共同体的一致性和边界。因此，笔者在此采用"范式"的概念来归纳和阐述两种不同的研究路径——"实证主义与后实证主义范式"和"批判、诠释与文化范式"，以便更清晰地廓清不同理论取向的差异。

（一）实证主义与后实证主义范式

实证主义强调科学理论必须是普遍适用的规律，实验、量化等自然科学的方法是理论获得的唯一方法。后实证主义则认为科学理论应该是实证理论和经验的双向互动，研究方法强调的是实证和其他研究方法相结合。在健康传播发展的前30年，多数研究的理论取向均植根于实证主义或后实证主义。健康传播学中的实证主义源于自然科学和社会科学中的实证主义，它是以客观性、实证性、精确性为主导原则的科学观念和科学方法。美国主流的健康传播学者大都沿用这种方法，把一切健康传播现象诉诸经验验证，强调归纳和经验，运用自然科学方法进行推理验证，认为健康传播的理论或假说只有被验证了才有意义。后实证主义则强调透过分析传播、社会与心理变项，以解释、控制和预测健康行为结果。健康传播在后实证主义或社会心理学的传统下，被理解为人类或其他有机体透过行为展现心理机制的运作状态——传播是人类或有机体经由与其他个体或有机体的互动，产生认知、情绪和行为效果的过程。

健康传播的实证主义或后实证主义范式，其目的在于检验、掌握并改进影响人类健

① 参见陈蕾《试论范式概念在传播学研究中的方法论前景》，载《国际新闻界》2012年第11期，第46-53页。

② 参见张镁元《健康传播研究的框架与走向》，清华大学出版社2014年版，第270页。

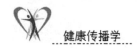

康认知和行为的变量，以促进个人或群体接受特定健康行为。研究者的角色在于测试与探索行为理论于不同脉络下的适用性，根据具有实证基础的研究结果，提出实用建议以引导健康宣导活动的设计、执行与评估；或者提出理论性建议以进一步修正变量之概念化与操作化定义。为探讨不同理论变项对行为的预测能力以及理论本身的整体预测性，大量研究者倚赖量化研究法与统计分析。晚近不少学者亦主张应采用混合法，将质化研究法融入健康行为研究以增进研究结果之信度与效度。

根植于实证主义和后实证主义取向的健康传播研究发展出许多具代表性的健康传播理论以及一些广泛运用于健康传播的一般性传播理论。这些理论多是行为改变理论（behavior change theories），此类理论的重点在于探讨并测试哪些变量可以在不同情境下有效预测人类行为的改变。

（二）批判、诠释与文化范式

相较之下，批判、诠释与文化范式和实证主义与后实证主义范式像是光谱的两极，对健康传播的理论探讨、研究目的和实务定位有极其不同的主张。10 多年里，批判、诠释与文化学派快速兴起，并在健康传播研究领域占有一席之地，与后实证主义共同对健康传播研究产生了重大贡献。

健康学研究的批判、诠释与文化范式相对实证主义范式，推崇的不是量化研究，而是关注健康信息传播、健康行为背后更深层的原因和社会问题。批判、诠释与文化范式的学者认为，如果健康传播仅着眼于研究人们如何接受信息改变行为，而不对权力、文化与社会正义提出质问，那么健康传播研究的努力很可能陷于持续深化而非消弭社会不平等的状态之中。健康传播领域应融入对政治与批判文化理论的探讨并加强对话语的分析，以了解在医疗与卫生保健的过程中，语言与信息的使用是否仅反映了某些特殊族群的利益。

批判、诠释与文化范式的学者质疑许多传统健康教育者对权力关系的认识不够深刻，指出在健康行为理论的引导下健康与行为改变往往成为一种商品，而这种商品必须为人们所接受。传播成为一种由上而下甚至是父权主宰的单向过程，健康行为改变被预设为是好的、必需的。不论是医疗专业人员或健康教育者，他们均扮演着将正确的行为模式传递给大众的角色。研究者与实务人员也接受了权威比病人和公众更有权力决定何谓健康，以及何谓正确价值的主流意识形态。另外，由于许多健康传播研究的经费，均来自政府部门、地方健康促进机构或跨国健康组织，这导致研究与实务人员往往受制于经费供给单位的意识形态与议题主导，而将研究重心置于开发设计健康教育宣导活动、成本效益与效果评估。"促进健康行为的改变"成为一种不容置疑的前提，而何谓健康，则由机关组织定义。

批判、诠释与文化范式的研究者主张，健康的意义乃经由社会互动产生，建立于人们主观诠释之上。从这个角度来看，所谓的健康、疾病与医疗保健，皆是透过人类互动与意义建构而成的信念与现象。不同于实证主义强调对健康宣导效果与行为结果的客观量化分析，批判、诠释与文化取向倾向以质化研究法了解、诠释与质疑健康的意义、决策与实践。对这些学者而言，他们并不认同以量化方式测量信息之正确性或错误性，相对地，他们在意的是深入了解人们的生活经验并探讨语言和沟通如何影响健康话语的诠释。①

第二节　实证主义与后实证主义范式下的健康传播理论

实证主义与后实证主义范式下的健康传播理论主要包括议程设置理论、创新扩散理论、知沟理论、使用与满足理论、恐惧诉求理论、跨理论模式、计划行为理论、"知信行"理论、健康服务使用行为模型、健康信念理论、社会认知理论等。这些理论取向的共同之处在于：第一，健康传播的研究者认为人类社会现象与自然科学中的现象具有相似性和共同性，有像自然科学过程中那样客观的、可重复的和普遍的规律；第二，强调研究的客观性、实证性、逻辑性等认知和理性的方面，倡导传播研究中的纯客观和价值的中立；第三，主张用自然科学和社会科学中实证主义相关的方法进行研究。这些理论认同健康传播的目的是创造或维持行为改变，而健康行为的改变均离不开对健康信息的接触。

一、议程设置理论

在现代社会，健康已经成为大众、政府和学者一致关心的议题。在健康传播中，传播者运用多种媒介传递健康信息，以期影响公众，改变公众对健康问题的认知、态度甚至行动。通过传媒，尤其是大众传媒传播健康信息，欲取得一定的效果，必须以受众接触媒介并接受媒介信息为前提。只有当公众接触媒介所传播的健康信息时，才谈得上他们对健康信息的认知、态度，直至行为的改变。健康信息产生的大众传媒与公众之间的互动形态，决定着健康传播的最终效果。而这些都涉及传媒一项功能的发挥——设置健康议题。

议程设置理论（agenda-setting theory）的思想源于美国学者沃尔特·李普曼。按照李普曼的观点，"在大众传播高度发达的现代社会，人们的行为与三种意义上的'现实'发生着密切的联系：一是实际存在的'客观现实'；二是传播媒介有选择的提示的'象征性现实'，即'拟态环境'；三是人们在自己头脑中描绘的'关于外部世界的图像'，即'主观现实'"。他指出，大众媒体是现实世界的某个事件和我们头脑中对这个事件的想象之间的主要连接物，在媒介社会里，人们不再是对外界实实在在的"客观现实"做出反应，而是对我们头脑中描绘的"主观现实"做出反应。

1963年，伯纳德·科恩对"议程设置"发表了更有影响力的表述："在多数时间，媒介在告诉它的读者该怎样想时可能并不成功；但它在告诉它的读者该想些什么时，却

---

① 参见张燨元《健康传播研究的框架与走向》，载《传播学新趋势（上）》，清华大学出版社2014年版，第278－281页。

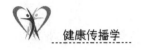
是惊人的成功。"

1972 年，美国两位传播学者麦克姆斯和肖对报纸杂志和全国性电视网等媒体进行研究得出结论：大众传播具有一种为公众设置"议事日程"的功能，传媒的新闻报道和信息传达活动以赋予各种"议题"不同程度的显著性，从而影响着人们对周围世界"大事"及其重要性的判断。也就是说，媒体可以通过对各种新闻事实其显著性的控制，来影响这些议题在公众心目中的重要程度和理解角度。那些被媒体优先报道的事实，在公众心目中的重要程度也会随之提升。

从传播研究实例来看，学者们主要是从 3 种机制来考察大众传媒"议程设置"效果。第一种机制为"知觉模式"（0/1 效果），即大众传媒报道或不报道某个议题，会影响公众对该议题的感知；第二种机制为"显著性模式"（0/1 /2 效果），即媒体对特定议题的强调，会加强公众对该议题的重视程度；第三种为"优先顺序模式"（0/1/2···N 效果），即媒体对一系列议题会按照一定的优先顺序给予报道，从而影响公众对这些议题的重要性所做的判断。

传媒在设置健康议题时，首先要对相关信息进行过滤、筛选，实施把关，从中选择出当前最需要传播的健康信息，然后再进行强化报道，力图引起公众的广泛关注。在大众传媒的密集信息轰炸下，公众在接纳该健康信息后会对其做出反应。反应的传播途径有两种：一种是向传媒做出反馈，以求得到更多的相关信息；另一种就是在身边人群中进行"二次传播"，从而延长传播过程，深化传播效果。

1986 年，里根政府中的一员——外科总医师埃弗雷特·库普撰写了一本关于艾滋病的宣传小册子《外科总医师关于艾滋病的报告》。这篇 36 页的报告号召对儿童进行艾滋病教育，提倡广泛使用安全套，并指出任何形式的隔离和强制性认定对控制疾病的流行都是无用的。最先对《外科总工程师关于艾滋病的报告》的发表做出反应的是美国的大众传媒。在那以后的很长时间里，大众传媒把有关艾滋病的信息作为健康传播中的重要议题加以设置。据美国疾病控制中心统计，从 1985 年至 1990 年，大众传媒关于艾滋病的报道数量分别为：1985 年 5007 篇，1986 年 5377 篇，1987 年 11852 篇，1988 年 7584 篇，1989 年 7091 篇，1990 年 8364 篇。高峰出现在 1987 年，正是 1986 年年底《外科总医师关于艾滋病的报告》发表之后的头一年。而公众对此的反应也非常强烈。美国学者莫兰等做过一项关于 1984—1988 年间美国安全套销售情况的分析研究，结果显示在这一段时期内安全套的销售有了实质性的增加，其中主要发生在 1986 年至 1987 年之间，从 24050 万只猛增到 28900 万只。美国公众的反应充分说明，只要大众传媒合理地设置有关健康信息的媒介内容和结构，是能够促进公众接受、理解健康知识，改变态度从而产生相应行动的。[①]

传媒的议程设置功能对公众认知健康议题产生重要影响，但却容易造成健康传播"厚此薄彼"现象。世界卫生组织曾对人类的十大死因进行排序，其中艾滋病位列第六，而冠心病等慢性非传染性疾病才是全球范围内重要致死原因。但是综观近年来的大众传媒健康传播历程，媒体特别是传统媒体对艾滋病的关注度明显高于"最大死因疾

---

① 参见张自力《走向专业化的关国健康传播研究》，见中华传媒网：www.mediachina.net。

病"，传播学界也更为关注对艾滋病议题的传播研究。以议程设置理论对这种现象进行推论：给予艾滋病过多报道的连带后果则是慢性病相关报道的相对缺乏，而且艾滋病报道的策略助推了议程设置的影响效果。有研究者认为，议程设置效果是否产生，议题的强制性接触与否可能是一个重要的因素。艾滋病作为普通公众无法在生活中感知到的非强制性接触议题，已经天然地具备了吸引公众注意、适合建构意义等素材特征。因此，自然成为大众媒体传播者的"宠儿"。传媒业者深谙议程设置对健康议题的影响作用，通过议题筛选和话语表达，强化了事先预设的报道主题，但同时却也在对设置议程效果的追逐中渐渐背离了健康传播的初衷。

二、创新扩散理论

创新扩散理论（theory of diffusion of innovation）是从群体层面分析和解释创新被传播和采纳过程的一种理论模式。该理论产生至今，研究者从不同的角度，如人类学、社会学、教育学、公共卫生和医学、传播学、营销学、地域学等，展开了对创新扩散理论的研究，产生了大量有关"创新扩散"的研究成果，如巴斯、罗杰斯、马哈金等学者都相继提出了自己的观点。

罗杰斯从传播学角度提出的创新扩散观点最具有代表性，也是迄今为止最有影响的观点。他将创新扩散的过程定义为：创新在一定时间内，通过不同渠道在社会系统成员中传播的过程。他认为，创新扩散模式有创新、传播途径、时间和社会系统四个构成要素[①]：

（1）创新。创新可以是一个主意，一项实践，或者一种产品，只要采纳的个体或单位认为其新颖即可。创新在健康领域十分活跃，促进健康、预防疾病的新思想、新方法和新技术在不断问世。健康教育与健康促进的基本任务是健康知识的转化、传播与行动实施。这一实施过程的本身就需要创新，只有创新被社会大众认可和接受，才能得到较好的效果。另外，社会对创新的接受程度与创新本身的特征有关。如果一个创新被人们认为有很大的相对优势、兼容性、经得住实验、结果可见性和较少的复杂性，就会较快地被人们所采用。如糖尿病病人正确采纳饮食和运动疗法，使糖尿病得到了控制。这是采纳新的生活方式后看得见的结果。

（2）传播途径。创新的扩散过程实际上是一个多级传播过程，主要的传播方式包括大众传播和人际传播。大众媒体是在知识传播、广而告之方面最为有力，人际渠道对改变态度和行为决策较有效。在一个特定社会系统中，创新的较早采用者是那些容易从媒体中获取有关信息的人群，当新事物以符号形式被介绍后，就会通过当地采用者的个人关系进一步向群体的其他人员传播。毫无疑问，采用者的示范作用对传播至关重要。研究发现，往往很多人对创新的评价不是根据专家和学者的研究，而是根据身边创新采用者的主观评价。

---

① 参见杨廷忠、米光明、蔡海榕《创新扩散：健康教育与健康促进的一个应用性理论模式》，载《中国健康教育》2003 年第 6 期，第 450 − 451 页。

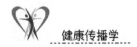

（3）时间。人们在做出接受创新决策的时间进程上，明显有 5 个阶段：第一是知晓，潜在接受者有"创新"的需要，了解"创新"的存在和功能；第二是劝服，要使潜在接受者对"创新"表示出赞成或反对的态度；第三是决策，潜在接受者对采纳或拒绝"创新"做出选择；第四是实施，接受者将创新成果投入使用；第五是证实，接受者肯定或修改已经做出的决定。

根据不同采纳创新时间的先后，可以将采用者分为 5 种类型。①创新者。是社会系统中最早采用创新的人。这些人一般见多识广、承担风险能力强、善于创新和冒险。创新开始的传播常往往局限于小圈子内，是领头人突破这种限制向不同地方传播。②早期采用者。作为行动楷模，早期采用者对他人起着角色示范的作用，他们对周围人传达对创新的自我评价，影响他人的行为。③早期多数。这些人在完全采用一个创新之前，往往要深思熟虑。他们位于早期和晚期采用者之间在播散过程中具有承前启后的作用。④后来多数。这些人慎思多疑，他们只有在感到创新是安全时才会采用，群体规范的力量对他们的采用起了很大作用。⑤迟钝者。这些人是社会系统中的少数保守者，他们对创新持怀疑态度，甚至持反对意见。

（4）社会系统。创新扩散的过程必定是在一个社会系统内展开的。在社会系统中，对创新的扩散特别有影响力的有两类人物，一类是能够影响他人观念和态度的意见领袖，另一类是能够说服其服务对象接受创新的变革推动者。

创新扩散理论提出后被广泛地运用于研究新医疗健康技术或健康观念的扩散。如美国学者冯内特（Von Gernet）分析了吸烟行为在全球的流行过程，发现其完全符合创新扩散模式所揭示的规律。1900—1978 年，香烟在北美的消费过程验证了假设的"S"曲线。加拿大和美国早就能制造香烟，但香烟的迅速流行是在第一次世界大战期间，是战争的气氛强化了香烟的优势。[①] 有学者比较了大众传播对减少艾滋病危险行为的作用，发现与没有接触到媒体信息的那些人相比，接触到媒体信息的人极大地减少了不洁针头的使用。[②] 一个研究训练同性恋者，然后让他们向同伴提出忠告并传授行为改变的方法，一年的随访发现目标人群安全性行为在持续增加。创新扩散方法也被用于在学生中播散新的行为规范。[③] 在新媒体时代，创新扩散理论不断地被学者用于研究健康信息网站、手机健康软件的采纳行为，为通过互联网普及健康知识提出了不少新观点和新思路。

---

① Von G A. Nicotian dreams: the prehistory and early history of tobacco in eastern North America// Goodman J, Lovejoy P E, Sherratt A. Consuming habit: drugs in history and anthropolop. London: Routledge. 1995: 67-68.

② Elwood W N, Ataabadl AN. Influence of interpersonal and mass mediated interventions on injection drug and crack: diffusion of innovations and HN risk behaviors. Substance Use and Msuse, vol. 32, issue. 5, 1997, pp. 635-651.

③ Kelly J A, Murphy D A, Sikkema K J, et al. Randanized a canmunity level HN-prevention intervention or sexual-risk behavior amore hanosexual men in US cities. Lancet, vol. 350, issue. 5, 1997, pp. 1500-1505.

三、知沟理论

在 20 世纪 60 年代，美国政府提出了要改变贫困儿童不利的教育条件，"芝麻街"（也称为《塞萨米大街》）是通过大众传播的重要项目之一。这个节目无论对富人还是穷人的孩子，该计划已产生了良好的教育作用，但调查同时发现，产生最好的结果和使用最多的仍是富裕家庭的孩子，所以，它不仅没有缩小不平等，反而扩大了贫富差别。美国传播学者蒂奇纳、多诺霍和奥里恩在 1970 年发表的《大众传播流动和知识差别的增长》一文中提出了"知沟假设"——"由于社会地位高者通常比社会地位低者更快地获得信息，因此，大众媒介传输的信息越多，这两者之间的知识鸿沟也就越有扩大的趋势下"。"知沟"理论提出了信息社会的基本矛盾是"信息富有者"和"信息贫困者"之间的矛盾。大众媒介传送的信息越多，这二者之间的知识鸿沟也就越有扩大的趋势。大众媒体传播的消息，无论是对高社会经济地位还是对低社会经济地位的人均会带来知识量的增加，但相对于低级经济地位者，高经济地位的人，得到信息的速度和数量通常情况下快得多，所以，这种差距形成的时间越久，"知识差距"越大。

排除经济条件之外，蒂奇纳认为还有 5 个方面的原因：

（1）传播技巧、技能上的差异。接受过高等教育的人一般都有相对较强的理解能力，这使得他们在接受媒体传输的信息时，能够有效掌握传播技巧并很快地理解并使用；而对于没有接受过高等教育或者学历较低的人群，这方面的能力相对较差。

（2）知识和信息储备方面的差异。对于有一定的知识储备和已掌握大量健康信息的人来说，以前的知识有助于他们更好地接受现在的健康信息，也就是说，他们原有的知识基础使得他们对于新信息的接纳更容易。

（3）社会交往中的差异。较高的教育程度通常使得他们在日常生活中会参与更多的社会群体，人际关系更加多样化，从而扩大了与他人讨论公共事务话题的机会。从而更积极地参与社会活动，与他人进行更广泛的交流以及获取更多知识信息。

（4）信息的选择性接触，选择性理解和记忆。选择性地接受信息和记忆，可能是态度和教育水平的综合效应的结果。大量的研究证明，人们往往以符号（既有信仰又有价值观）的方式接触、解释和记忆信息。也就是说，个人生活的水准、层次与大众传媒的内容越接近，对媒介的接触和利用程度就越高。

（5）发布信息的传播媒体系统的不同。一般情况下，电视广播等多集中于报道当下发生的、时效性较强的新闻内容，而深度报道一般集中在平面媒体，如书籍、报纸之类的印刷媒体，但是倾向于印刷媒体的一般也是高学历者，而高学历又多集中在城市。

当上述五大因素中的其中一个起作用，甚至多个因素一起发生作用时，高社会经济地位阶层将更容易得到和吸收信息，因此在"知沟"中处于优势地位；同时，低社会经济地位阶层处于劣势，这也是造成"知沟"不断扩大的根本原因。

在美国，对"知沟"的研究通常划分为两个阶段。1970—1975 年为第一阶段，1975 年以后被称为"知沟"假设的修正阶段。1977 年，艾玛特和克莱从微观层面探讨"知沟"的成因，运用认知心理学理论，在《缺陷、差异与上限：理解"知沟"的制约

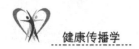

性条件》一文中提出"上限效果"假说：个人对特定知识的追求并不是无止境的，达到某一上限后，知识量的增加就会减速乃至停止下来。艾玛特等人将"知沟"假设修正如下：当社会系统中大众媒介信息流通日益增加时，有动机获取信息和信息对他们有用的那部分人比起那些没有动机或信息对他们没有用的那部分人，将以更快的速度获取这些信息，因此，这两部分人的知识差距呈现扩大而非缩小之势。此后，研究者对"知沟"进行考察时，将一系列个体层面的变量纳入研究范围之内。

随着互联网的普及和信息社会的到来，一些学者将"知沟"（knowledge gap）称为"信息沟"（information gap）。卡茨曼认为，新技术的采用将带来整个社会的信息流通量和信息接触量的增大，这对每一个社会成员来说都是如此。但新技术的采用所带来的利益并非对所有社会成员都是均等的。电脑等机器的信息处理能力要比人强大，既有的信息富裕阶层通过早期采用和熟练使用这些先进机器，能够比其他人更拥有信息优势。其次，新媒介技术层出不穷，造成"老沟"未填平，而"新沟"又不断出现。据此，不少学者认为，在信息时代"知沟"已经演变成为"信息沟"。

在现代社会中，健康信息可以通过大众传播到社会和家庭的每一个角落，但不同的群体由于接触、接受、理解和使用健康信息的情况不同，它也会导致更多不同甚至严重分化的结果。当大众媒介提供的健康信息流量继续增加时，传播技能、知识储备、社会交往、态度性选择几个因素单一起作用或者共同发挥作用，最终将导致"知沟"的出现和加深。

明尼苏达小组在1970年的研究中就曾针对医学和生物学方面的新闻进行过测试，在对吸烟与癌症关系的研究中发现了因为社会经济地位不同而产生的"知沟"。艾玛特等人也发现，在预防心脏病的媒介宣传中，一些易患心脏病的高危人群（如肥胖、有家族病史、有不良嗜好的人群）比其他人群更有寻求这方面信息的动机，因而形成了两类人群中在宣传效果上的知识差异，这些"知沟"中个人因素超过了人的社会经济地位。早在20世纪末，美国有关健康的"知沟"研究已经达到了17项之多。[①] 我国也有学者进行了本土化的"知沟"研究，比如，卢路深入探讨了影响癌症预防等相关健康知识掌握程度的社会层面与个体层面一些相关因素。在社会层面，各群体由于受教育的程度不同、经济地位不同以及居住地的社会经济文化环境的不同，最终导致了在癌症预防相关健康知识掌握程度上的差异。在个体层面，对癌症的态度和认知也直接决定了其获取预防癌症相关知识的动机。从一定程度上验证了"知沟"理论在我国城乡癌症预防传播中的实际存在，教育水平、传播媒介、社会地位、经济文化等因素都与"知沟"的进一步拉大有直接关系。[②]

---

① 参见王迪《儿童健康信息认知的"知沟"研究——以电视广告为例》，复旦大学2006年博士学位论文，第44页。

② 参见卢路《"知识沟假设"在我国城乡癌症传播中的实证研究》，载《清华大学国际传播研究中心会议论文集》2010年，第204－224页。

四、社会资本理论

随着人们对影响健康的社会因素认识不断加深，社会资本（social capital）已逐渐成为公共卫生研究中的一个重要概念。长期以来，公共卫生研究已经意识到社会网络、社会支持和健康之间的关系。美国的讨论研究已经阐明社会资本（信任、互惠和志愿组织成员等）对期望寿命、婴儿死亡率、心脏病、恶性肿瘤的死亡率、非故意的伤害、暴力犯罪和自我评价健康具有重要影响，即使控制收入混杂后这种影响依然存在。

社会资本这一名词最早来源于社会学，社会资本理论起源可追溯至涂尔干。直至20世纪80年代，法国学者布尔迪厄在其社会学著作正式使用社会资本这一名词。随后美国学者普特南开始使用社会资本理论在政治学领域开展实证研究。社会资本理论尚处于发展阶段，学术界在其概念界定上还存在不少争议，不同学者根据其研究领域和研究对象提出了很多定义。其中，以布尔迪厄、科尔曼、普特南3个人的观点最具有代表性。布尔迪厄是第一个对社会资本进行系统阐述的学者，他认为社会资本是"实际的或潜在的资源集合体，那些资源是同对某种持久的网络的占有密不可分的。这一网络是大家共同熟悉的，得到公认的，而且是一种体制化的关系网络"。科尔曼则认为，社会资本是个人拥有的表现为社会结构资源的资本财产，由构成社会结构的要素组成，主要存在于人际关系和社会结构之中，并为结构内部的个人行动提供便利。普特南对社会资本理论的推广做出了巨大贡献，他认为社会资本是指社会组织的特征，例如信任、规范与网络，它们能够通过促进协调的行动来提高社会效率。[①]

在公共健康研究领域，社会资本概念的引入只有10多年的时间。对这个概念的关注最初源于收入不平等与社群健康状况的研究，研究者发现，一个社群中贫富差距越大，人们的健康状况往往越差。对这一现象存在着两种不同的解释路径：持物质主义观点者认为，分配不平等使个人无法获得充足的社会资源，因而导致了社群健康状况较差；持社会心理观点者则认为，分配不平等破坏了社会团结和社会认同，进而影响了社群的健康状况。有研究表明，社会资本的一些要素如组织参与、社会信任等不仅与当地的收入不平等程度相关，也与死亡率呈现出很强的相关。论者据此提出，收入不平等首先会引起社会资本的下降，进而导致高死亡率。此后，很多学者便将关注点直接转向社会资本与健康间关系的经验研究。

社会资本包含不同的概念层次，其对健康的影响也表现在多个层面，相应的研究可大体分为3层：集合层次（包括国家、区域、社区等）的社会资本与健康的关系、个体层次的社会资本与健康的关系、集合层次和个体层次的社会资本对健康的交互作用。在具体研究中，对健康和社会资本的测量也因分析层次而有所差别。个体层次的研究往往以自评一般健康、心理健康等指标测量个人健康状况，以社会信任感、社会网络联结、社团组织参与、互惠行为等指标测量个人的社会资本存量。集合层次的研究或将上

---

① 参见［美］托马斯·福特·布朗：《社会资本理论综述》，木子西编译，载《马克思主义与现实》2000年第2期，第41－46页。

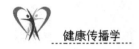

述个体水平的指标汇集到集合层次，或者直接以集体性指标进行测量，例如，以死亡率、社会中公共事务的参与率测量社会整体的健康状况和社会资本存量。大体来说，诸多研究都证明了社会资本对健康具有积极的影响。[①]

目前对社会资本的界定虽有分歧，但学者们都把社会资本看作概念性的工具，去分析政治、经济、社会及人们健康的一系列问题。1979年，伯克曼和赛姆进行了美国西南部某县人群死亡因素分析，结果发现，社会联系强的居民死亡率要比社会联系弱的居民死亡率低。1995年，由斯卡拉夫斯基（Skrabski）、科普（Kopp）等人对匈牙利的20个社区12640人进行调查，研究主题是匈牙利的男性/女性死亡率与社会资本的关系。运用的社会资本测量指标有：社会信任、市民互惠、社会组织帮助；协变量包括国家GDP（国内生产总值）、个人收入、教育、失业、吸烟和酒精消费。结果发现，社会资本的所有指标与中年人的死亡率有很大的相关性，其中信任与死亡率的相关性最大；对性别的研究发现，男性死亡率与社区组织帮助的相关性程度要大于女性，而女性死亡率与市民互惠相关性程度要大于男性。最后结论认为，对不同性别，社会资本具体指标与死亡率的关系不同，同时应注意不同性别对社会资本的理解也存在一定的差异。[②]

1997年，河内一郎等对居民死亡率和社会资本之间的关系进行了研究，运用全面社会调查和美国普查两方面的资料，采用市民参与和信任作为社会资本的测量指标，结果发现，市民参与和居民的死亡率呈正相关的关系，市民参与率最高的地区其心脏病、恶性肿瘤的死亡率最低。[③] 林德斯特伦（Lindstrom）等人研究发现，社会资本可以降低有关健康危险因素的行为的结论。在2003年，林德斯特伦通过研究在斯堪尼亚进行的公共卫生横断面调查资料发现，社会资本与健康相关行为因素（吸烟）存在一定的关系，它把社会资本分为高社会资本（高信任、高社会参与）、社区微型化（低信任、高社会参与）、传统主义（高信任、低社会参与）、低社会资本（低信任、低社会参与）4部分。把吸烟这一行为因素分成了每日吸烟和间断性吸烟两种。通过混杂因素的排除和Logistic回归分析得出，每日吸烟与信任、社会参与呈负相关，然而间断性吸烟与社会参与呈正相关，与信任呈负相关。并且指出，社会参与和信任并不是相互增强的，对以前两者是互惠的理论提出了挑战。一个很简单的例子，在老年人中普遍是低社会参与和高信任，原因是老年人由于疾病或者行动不便，参与活动较少，但他们之间仍保持着高度信任。[④]

有学者基于中国农村的数据，着重考察了社会信任与健康的关系。他们将"信任"分为信任与不信任两个维度，发现信任程度与自评一般健康、自评心理健康呈正向关

① 参见白玥《社会资本与社会卫生资源利用策略研究》，华中科技大学2006年博士学位论文。

② Skrabski Á, Kopp M, Kawachi I. Social capital in a changing society: cross sectional associations with middle aged female and male mortality rates. J Epidemiol Community Health, vol. 7, 2003, pp. 114-119.

③ Ichiro Kawachi, et al. Social capital, income inequality, and mortality. Ameriacan Journal of Public Health, vol. 87, issue. 9, 1997, pp. 1491-1498.

④ Martin Lindström, Bertil S Hanson, Per-Olof Östergren. Socioeconomic differences in leisure-time physical activity: the role of social participation and social capital in shaping health related behaviour. Social Science & Medicine, vol. 52, issue. 3, 2001, pp. 441-451.

系，不信任程度则主要与心理健康呈负向关系且强度更强。通过对福建省部分城乡居民的综合性调查，研究者试图将社会资本划分为功能部分和结构部分，结果发现由信任构成的功能部分对健康具有积极作用，由社团参与数量、亲密网络规模和社会交往频度构成的结构部分则对健康呈现出消极影响。[①] 此外，还有学者探讨了社会网络对身心健康的影响，认为个人的社会网络规模对身心健康起着积极作用，紧密度高、异质性低、强关系多的"核心网络"对精神健康有积极影响，而相反特征的松散网络则对身体健康更有利。[②][③]

五、使用与满足理论

涉及受众使用媒介动机与获得满足的研究虽然开始于 20 世纪 40 年代，拉扎斯菲尔德领导的哥伦比亚广播研究室，从新的角度开展了一系列广播视听众的研究表明：受众并非完全被动地接受媒介信息，而是会主动选择自己想要的某种内容。直到 1959 年，卡茨在《大众传播调查和通俗文化研究》中才首次提到使用与满足研究（uses and gratifications approach）。1974 年，卡茨、布拉姆勒、格里维奇的经典论文《个人对大众传播的使用》总结了当时使用与满足领域所做的研究（见图 2.1），他们认为使用与满足研究指的是：

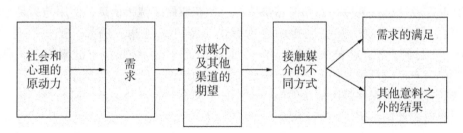

图 2.1 使用与满足理论示意

（1）需求的社会和心理起源。

（2）人们的需要。

（3）需求产生的期望。

（4）期望指向的大众传播媒介或其他来源。

（5）这些来源引向对不同形式媒介的接触（或参与其他活动）。

（6）由接触造成需要的满足。

（7）与满足同时产生的其他后果，也许大多是无意获得的结果。

---

① 参见胡康《社会资本对城乡居民健康的影响》，载《云南民族大学学报》2012 年第 5 期，第 51 - 69 页。

② 参见赵延东《社会网络与城乡居民的身心健康》，载《社会》2008 年第 5 期，第 1 - 19、224 页。

③ 参见梁童心、齐亚强《对社会资本与健康关系研究的回顾与反思》，载《天津社会科学》2015 年第 2 期，第 103 - 104 页。

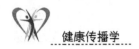

使用与满足研究着重于从微观角度考察受众心理和受众行为。该理论把受众成员看作有着特定"需求"的个人，把他们的媒介接触活动看作基于特定的需求动机来"使用"媒介，从而使这些需求得到"满足"的过程。使用与满足理论的产生是传播研究史上的一个重要转折点。之前传播研究大多站在传播者的角度，就传播使用与满足理论使用与满足理论者如何影响受众进行研究，而使用与满足理论则把研究焦点转移到了受众身上。传统的理论认为媒介在传播过程中的主要任务是说服受众，受众是被动的，而"使用与满足"研究把受众看作有着特定"需求"的个人，他们的媒介接触活动是有特定需求和动机并得到"满足"的过程。

不过，使用与满足理论在逐步成熟的过程中也受到了各种各样的批评。批评者认为该理论在方法和概念上太强调个人、依赖内心状态的主观报告、主动受众的概念与电视观众有时的无选择性不一致、对媒介内容的本质很少有或没有感受、具有一种功能主义的特点、成为"低劣"内容制造者的借口。

在面对许多批评的情况下，一些学者开始整合之前的许多研究成果，进行理论修正工作。在20世纪80年代，学者们将研究放在整体社会文化背景之下，兼顾社会结构和个人特质两个层面的满足过程，使得使用与满足理论框架更加复杂，形成了丰富的理论，包括使用效果理论、期望价值理论等一系列理论。

使用与满足理论常被用于研究特定受众群体对传播健康信息的某类媒介的采纳情况。尤其在互联网兴起后，人们能够快捷有效地获取网络健康信息，使用与满足理论为研究者探讨网络健康信息主动接触行为提供了很好的视角。例如，李·莱尼（Lee Rainie）通过调查发现在美国约有5200万成年人会通过网络来搜寻健康信息。他们会通过网络替自己或所关心的人寻找健康信息，帮助他们了解许多健康保健上的问题。还有学者研究探讨了网络健康信息使用与病人行为和自我效能的关系，研究结果显示，最近诊断患有癌症的病人把网络作为一个获得信息、增强信心、做出明智决定的有力工具。我国亦有不少学者借助使用与满足理论探讨了不同群体的健康信息的接触行为。例如，李瑛和王雅君调查研究了老年人群体通过电视养生类节目的健康信息获取情况。[1]于震通过问卷调查了母婴健康信息受众这一群体的传播特征，以及媒介接触对母婴健康观念、行为的影响，获取母婴健康信息的接收群体的媒体使用情况，以及从中获得的"满足"。[2]

六、恐惧诉求及其扩展理论

"恐惧诉求"（fear appeals）就是通常所说的"吓唬人的策略"，在健康传播活动中被广泛应用。人们在做一些决定时通常以情感为基础，而非逻辑和理智，因此，研究感

① 参见李瑛、王雅君《新媒体时代老年受众对健康养生类电视节目的诉求探析》，载《郑州轻工业学院学报（社会科学版）》2015年第1期，第17-21页。

② 参见于震《辽宁省丹东市母婴健康信息的受众媒介接触行为研究》，辽宁大学2012年硕士学位论文。

情性信息和说服性信息如何在健康传播运动中起作用具有重要实践意义。比如，相当多的健康风险信息就是通过唤起恐惧的说服信息使人服从来达到行为改变的目的的。

早在20世纪50年代，耶鲁大学就率先展开了对引起人们恐惧心理的"健康风险信息"的研究，这一时期的主要理论被称为"习得理论"，它被广泛应用于奖励并加强某种特定行为的系统中。研究者认为，恐惧有负面的驱使作用，它制造了一种不愉快状态，而人们本能地想摆脱恐惧带来的不愉快，于是传播者在传递的信息中就为人们提供了一种特殊的行为方式，比如告诉人们照此行为准则去做，就会消解威胁和恐惧。如果人们按照此行为准则去做后恐惧真的消解了，那么这种行为准则就成了对健康构成威胁的"习得"的习惯性反应，即任何时候，当人们面对这样的健康威胁时，都会按照此行为去做。但是，如果信息传递中提供的行为不能消减恐惧，根据"恐惧驱动模式"理论，就会产生其他反应。比如：心理上的不适应状态，包括否认威胁的存在、防卫性逃避等，直到其中一种做法减轻了恐惧为止。

总之，恐惧驱动模式的技巧在于，唤起足够的恐惧，促使人们行动，而信息传递中提供的行为必须能够消减恐惧，并成为人们固有的习惯。如果提供的行为不能消减恐惧，那么健康传播者将会冒着人们采取其他行为的风险，而一旦其他行为消减了恐惧，人们就将这些行为定为固有的习惯性行为。

早期学者认为，恐惧诉求对健康信息传播效果的影响起到积极作用，随着恐惧程度的上升，信息的传播效果也得到明显的加强。但有其他学者质疑这种论点，在随后开展的恐惧诉求实验中，詹尼斯与费什巴赫以牙齿保健为主题，将3种不同的牙齿保健信息，设计了高中低3种不同强度的恐惧诉求。实验结果显示，恐惧诉求强度最低的说服效果是最佳，被试对牙齿保健的态度改变显著，而恐惧诉求强度最高的广告，反而没有达到说服效果。詹尼斯得出结论是，当恐惧诉求的强度过大，刺激太过强烈，可能唤起某种形式的干扰因素，以致降低传播效果，即二者存在负相关关系，随着恐惧程度的上升，广告的说服力反而降低。

截然相反的结论促使后来的学者进一步提出了新的假设——在恐惧程度与说服效果之间存在着一种倒U型曲线的关系，即恐惧诉求强度与传播效果存在曲线相关关系。具体而言，即较高或较低强度的恐惧诉求都将导致轻微的态度改变，而中等强度的恐惧诉求才能达到最大程度的态度改变。

由于倒U型曲线的验证及证伪都十分困难，因此很多学者不得不转而将更多的精力放在了发现哪些因素能够影响这两者的关系上来。大部分学者对此做出了如下解释：高威胁的恐惧诉求在受众中会引发两种常见的反应，一种是恐惧控制，另一种则是危险控制。基于信息加过的角度，罗纳德·罗杰斯提出了保护动机理论。①

（一）保护动机理论

保护动机理论认为，信息中所描述的发生危险的可能性，导致了人们感到自己在危

---

①　参见张洁《关于健康风险信息与恐惧诉求理论的探讨》，载《管理科学》2011年第1期，第48－50页。

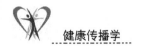

险面前的脆弱性和易感性。比如，这个信息使你感觉到自己将被危险伤害的可能性有多大；同时，信息中描述的危险带来的危害程度导致了人们对危险严重性的感知。

罗杰斯假设，当恐惧诉求信息中的元素引起了相应认知的大幅度调整之后，保护的动机就被引出，导致自我保护的行为转变。这就是，如果信息让人们觉得自己在一个严重而巨大的危险面前并很容易受到攻击，同时信息使人们相信其提供的行为准则能够保护他们不受伤害，那么，人们将有必要做出一定的行为调整。例如，一个信息让你觉得如果吸烟就有可能得肺癌，而肺癌是一个严重的健康威胁，它将导致死亡。戒烟可以预防肺癌，于是根据保护动机理论你将采取保护自己的行为即停止吸烟。罗杰斯注意到，"保护动机"是一个中间的变量，具有动机的典型特征：唤起、保持并指引行动。

1983 年，罗杰斯修正了"保护动机理论"，加入了一个新的变量——自我效能，即使自己能否完成推荐行为的相信程度，这个变量和推荐行为的功效一起影响着结果（见图 2.2）。

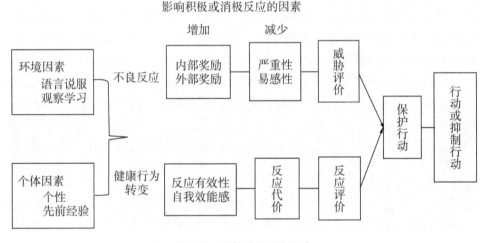

图 2.2　保护动机理论示意

如图 2.2 所示，保护理论认为环境因素和个体因素中有关健康威胁的信息引发个体出现威胁评价和应对评价两个认知过程，而这两个认知过程又包含 7 个核心变量。威胁评价过程包括 4 种促进或减少不良行为反应（如吸烟）出现的因素，其中，促进不良行为反应出现的因素包括外部奖励（周围的同伴都吸烟）和内部奖励（吸烟能缓解压力）两个方面，减少不良行为反应的因素包括健康威胁的严重性和易感性。而在应对过程中，反应有效性（如戒烟能使我看起来更有精神）和自我效能感（如我相信我有能力戒烟）可以有效地促进个体出现健康行为，自我效能感是避免个体身处威胁情景中的最重要的元素，而反应代价（如戒烟会增加我的体重）则会降低健康行为出现的可能性。该理论模式认为，个体的威胁评价和应对评价共同形成保护动机，继而促进行为的发生或保持。

该理论强调，威胁评价和应对评价各自对行为意图和行为改变具有重要的预测作用。当个体意识到健康威胁很严重、自身为疾病易感人群、认为行为改变有好处、行为改变的代价少、有信心和能力改变行为且不良行为的内、外部奖励少时，个体的保护动机达到最大化，并促使个体出现健康行为反应。同时，威胁评价和应对评价还存在交互作用。也就是说，当反应有效性和自我效能感高时，疾病严重性和易感性认知的提高会对行为改变的意图起到积极的促进作用，反之则会没有效果或起到反作用，该观点也已得到实证研究的支持。

迄今为止，保护动机理论被广泛地运用在锻炼身体、戒烟、戒酒、安全性行为和乳腺自我检查等多种自我保护健康行为的预测和改变中。众多实证研究表明，自我效能感和易感性是预测行为改变意图和健康行为发生的最重要的因素。例如，一项针对男性工人在嘈杂的工作环境中使用耳机保护装置的研究发现，自我效能感和易感性是预测工人使用保护装置的重要因素。同时，自我效能感和易感性还可以提高大学生参加锻炼的意图，并促进锻炼行为的发生。近年来，一些研究者开始将该理论运用到我国文化背景下健康行为的预测和转变中。

但是，众多基于保护动机理论的实证研究也发现，除了自我效能感和易感性外，其他因素对行为改变的预测作用非常不稳定。例如，前面提到的研究发现，反应代价无法预测男性工人是否使用自我保护装置，而该结果与其他研究结果很不相符。同时，现有的绝大多数实证研究都仅考察了该模式中4个或4个以上因素的作用，而未综合地考察整个模式对行为转变的影响。而该模式中的一些因素，如激发不良行为反应增加的内、外部奖励因素，研究中一直很少涉及。可见，将完整的该理论模式运用到行为转变的干预研究中时仍需小心谨慎。

（二）平行反应模式与平行过程的扩展模式

20世纪70年代前后，耶鲁大学生教授霍华德·莱文塞尔提出关于恐惧诉求理论的平行过程模式。平行反应模式（the parallel response model，简称PRM）是对早期恐惧诉求模式的延伸，它通过放宽原先认为适应性行为的产生是以情绪的唤醒为前兆的研究假设，强调模式中两个成分的相关特性，并引入了恐惧控制程序（产生非适应性行为或者拒绝信息），这一程序很可能是独立于危险控制（产生适应性行为或者接受信息）而单独存在的。

莱文塞尔认为，在健康风险信息中两个截然不同的过程同时存在，而以前的研究只注重感情变化过程，如恐惧的唤起和消减。但是，当人们谈论恐惧和危险以及预防措施时，认知过程将起作用。前者称"控制恐惧过程"，后者称"控制危险的过程"。莱文塞尔认为，当人们进入控制危险的过程，或者考虑控制危险的办法时，他们有可能按照信息传播中提供的行为准则改变自己的行为，保护自己不被伤害，这就是他们将采取措施控制危险。相反，当人们进入控制恐惧的过程或关注如何控制自己的感受时，他们最有可能采取方法控制恐惧所造成的不适应的感受，并忽视危险。

莱文塞尔的理论推动了恐惧诉求研究的发展，把认知从感情反应中区分开来。但是，虽然它描述了控制恐惧和控制危险这两种情况，却没有详细说明在哪种情况下谁会占上风。因此，学者们批评这种平行过程模式缺乏精确性，但无论如何它为健康风险信息的研究提供了有用的研究。

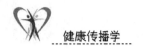

在平行反应模式的基础上，维特（Witte）于 1992 年提出的新平行过程模式（extended parallel process model，简称 EPPM）理论指出：恐惧诉求引发受众对信息进行两种评估，即威胁评估与效能评估。受众会先进行威胁评估，当信息中所描述的威胁与受众自身关系密切时，受众便更容易相信其会遭受威胁的可能，从而激发受众进行效能评估的动机，即评估信息中的建议是否有效。相反，如果信息中所指出的威胁被受众视为不相关或不重要，受众便停止评估活动，并忽视该恐惧诉求信息。然而应注意的是，当威胁评估结果惊吓受众后，效能评估结果会使受众采取截然相反的反应，即控制危险或控制恐惧。换言之，当受众认为信息对阻碍威胁发生的行动建议有效且易于实施时，便被引发控制危险的动机，接受建议策略。但是，如果受众因威胁而心生恐惧，却未从信息中获得有效建议或其认为建议太困难、太花时间、成本昂贵或无助于遏阻威胁的发生时，受众便采取控制恐惧，即通过否认、防御性逃避或抵抗来降低恐惧与焦虑感。

平行过程的扩展模式提出，健康风险信息包括两个认知评估：一是对危险的评估，二是对推荐行为效能的评估。在此基础上，可能产生 3 个结果：没有反应、控制危险的反应、控制恐惧的反应。

第一个认知评估是关于威胁的。当看到健康风险，人们首先考虑的是是否与自己相关以及威胁是否严重。当人们觉得自己在威胁面前是易受攻击的，或者威胁将导致严重的伤害，他们会很恐惧并产生行为的动机。这时，人们会考虑，信息传递中提供过的行为准则的效能。根据对这种将会产生的效能评估，人们采取或选择控制危险的反应和控制恐惧的反应。比起其他理论，平行过程的扩展模式理论在以下 4 个方面有所不同：

（1）从前的模式没有说明人们在最初处理风险信息时的两种过程。

（2）"平行过程扩展模式理论"区分了威胁和恐惧，并认为恐惧直接带来了恐惧控制反应，而与危险控制反应无关。

（3）以前的研究只关注态度、倾向和行为改变。"平行过程扩展模式理论"加上了对危险控制和恐惧控制反应的研究，如防卫性能逃避、否定、反作用。

（4）平行过程的扩展模式拓宽了健康风险信息结果的范畴。以前的研究对于健康风险信息设定了两个结果：第一，信息成功，人们采取了推荐的行为方式。第二，信息失败，人们没有行动。平行过程的扩展模式分析了信息失败的两个原因：首先，信息没有引起任何反应，人们根本没有理会它；其次，信息引出了像防卫性逃避、否认、反作用等控制恐惧的结果。①

随着恐惧诉求研究的不断成熟，如今的研究呈现出不断细化和深入的局面。健康传播的研究中，恐惧诉求理论主要被应用于健康内容的文本分析及其传播效果上。例如，有学者通过新闻报道中对威胁信息的运用，提出恐惧诉求在健康传播中需要病理的精确与科学性，这样才能消解传播多渠道造成的恐慌。还有研究者分析了乳腺癌的报道，指出在运用恐惧诉求的过程中，大多数报道停留在"威胁"性信息的应用上，"效能"信息十分不足，策略比较单一。

---

① 参见袁佳、李伟强《关于恐惧诉求的新平衡过程模型理论综述》，载《湖州师范学院学报》2013 年第 3 期，第 112–117 页。

七、跨理论模型

跨理论模型（trans-theoretical model）脱胎于心理治疗和行为改变中的主流理论的比较分析，最初是从研究戒烟过程发展而来的。美国罗德岛大学心理学教授普洛查斯卡博士在学校学习准备成为一名心理治疗师的时候，他的父亲死于酒精中毒和抑郁症。他没能够帮助父亲，也不理解为什么父亲到死也不信任心理治疗。这使他在心理治疗方面进行了更多钻研，并最终导致了跨理论分析的产生。跨理论模型综合了主要心理学理论的精华且又将这些理论有机地结合成一个改变行为的完整方法，因此，这一理论模型采用"跨理论"这一术语。

跨理论模型是一个有目的的行为改变的模型，它把重点集中在行为改变方面的个体的决策能力，而非社会的、生物学的影响力。它是在综合多种理论的基础上，形成的一个系统地研究个体行为改变的方法。跨理论模型提出，个体的行为变化是一个连续的过程而非单一的事件，人们在真正做到行为改变之前，是朝向一系列动态循环变化的阶段变化过程发展。对所处不同阶段的个体应采取不同的行为转换策略，促使其向行动和保持阶段转换。该理论模型试图去解释行为变化是如何发生的，而不仅仅是为什么会发生。它描述了人们如何改变一个不良行为和获得一个积极行为的过程。

跨理论模型应用于健康行为领域主要包括两个方面的作用：一方面，用于改变人的不健康行为如戒烟、戒酒、戒毒、控制体重等；另一方面，用于帮助人们培养良好的、有益健康的行为，如定期锻炼身体、合理膳食、安全性行为、防止紫外线过度辐射、预防乳腺癌、压力管理、组织变革、合理消费行为等。

跨理论模型的内容架构分为四大部分：变化阶段、变化过程、自我效能、决策平衡。跨理论模型的 4 个组成部分结合了 3 个维度的变化：变化阶段、变化过程和变化水平。通过变化阶段反映了人们在何时产生行为改变；通过变化过程体现了人们的行为改变过程；通过贯穿于变化阶段和变化过程中的自我效能和决策平衡反映影响人们行为改变的因素，这些因素体现了不同的变化水平。

（一）变化阶段

变化阶段是跨理论模型的核心，指的是行为发生的时间，各行为变化阶段的划分参考了行为改变的时间性、动机和恒心层面。跨理论模型把人的行为改变过程分为 5 个主要行为变化阶段（如表 2.1 所示）：

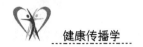
表2.1 跨理论模型的行为改变五阶段

前意向阶段	在未来6个月内没有采取行动的意图
意向阶段	准备在未来6个月内采取行动
准备阶段	准备在未来30天内采取行动，并且已经采取了异性行为准备步骤
行动阶段	行为改变已经发生，但少于6个月
维持阶段	行为改变已经发生，并超过6个月

前意向阶段（pre-contemplation stage）是指人们尚未意识到自己行为的问题点，在可预见的未来还没有想要采取行动的阶段，通常在进行测试的6个月以后。人们处于前意向阶段通常是因为他们对其行为的结果不了解或知之甚少，或者也许他们尝试过进行数次改变，却因为缺乏改变的能力而失败。

意向阶段（contemplation stage）是指人们在未来6个月想要有所改变的阶段。处于这一阶段的个体更加意识到变化的正面的积极效益，但也强烈地意识到负面的影响。行为改变的代价和利益之间的平衡能产生极深的矛盾情感，并使人们长时间地停留在这个阶段。如果个体通过决策判断认识到行为改变的利大于弊，并且行为改变的动机大于保持原状的动机，那么他将会进入下一个行为变化阶段。

准备阶段（preparation stage）是指人们在不久的将来想要采取行动的阶段，通常是指在接下来的30天内。这些个体通常已经试图进行改变，或者已经做出某种努力来为真正的改变做好准备。

行动阶段（action stage）是指人们在过去的6个月内在生活方式上已经有了显著的改变，但是行为改变仍然是新的、尚未稳定的变化，问题行为的故态复萌的风险性仍旧很高，需要行为改变者的注意和警戒，防止行为退回到前一阶段。

维持阶段（maintenance stage）是指人们的行为改变至少持续了6个月以上的时间，行为变化已经变成一种习惯，退回到前意向阶段的风险性降低，环境性诱因的影响逐步减少，对行为改变的信心在逐步增加。

（二）变化过程

变化过程包括内隐性与外显性的活动，是个人为修正其行为所运用的认知、情感、行为和人与人之间的策略和技巧，其为问题行为者提供了改变行为的重要策略，也提供了群体健康行为产生的介入方法和策略，促使问题行为者成功进行行为变化的关键，是了解个体处在哪个行为变化阶段，然后运用恰当的策略或变化过程来推进其行为转变。对大量问题行为的研究，已经发现了10个最常用的变化过程，如表2.2所示：

表2.2　跨理论模型的10个最常用变化过程

意识唤起	发现并且学习那些能够支持健康行为改变的新的事实、观念和技巧
生动解脱	体验伴随不健康行为风险而带来的消极情感
自我再评价	认识到行为改变作为人的个性的一个重要部分
环境再评价	认识到在个体最接近的社会或自然环境中，不健康行为的消极影响，或者健康行为的积极影响
社会解放	认识到社会规范在朝向支持健康行为改变的方向变化
帮助关系	寻求并且运用对健康行为改变的社会支持
反条件作用	用可供选择的健康行为或认识替代不健康行为
强化管理	增加对健康行为改变的奖赏，并且（或者）减少对不健康行为的奖赏
自我解放	做出一个决定进行改变的严格承诺
刺激控制	排除对从事不健康行为的暗示或 提示，并且（或者）增加对从事健康行为提示或暗示

跨理论模型指出，每个个体是否能从一个阶段过渡到另一个阶段取决于每个阶段的认知过程，认知过程和变化阶段的整合最终解释了个体行为的改变，如表2.3所示。

表2.3　认知过程和变化阶段的整合

前意向阶段	意向阶段	准备阶段	行动阶段	维持阶段
意识觉醒	意识觉醒	自我解放	帮助关系	反条件作用
生动解脱	自我再评价	社会解放	反条件作用	强化管理
	环境再评价		强化管理	刺激控制
			刺激控制	

（三）自我效能

自我效能（self-efficacy），指一个人在特定情景中从事某种行为并取得预期结果的能力，自我效能也是指人们对自己实现特定领域行为目标所需能力的信心或信念，简单来说就是个体对自己能够取得成功的信念。

跨理论模型中运用的自我效能结构，环境性诱因与自信心是自我效能中两个重要的伴随结构。其中，自信心代表了在特定情景下人们拥有的信心使能应对高危险而不是回退到不健康行为或者高危险习惯中。环境性诱因反映在中等困难情形下参与一个特定行为的欲望强度。

环境性诱因和自信心在变化阶段中的作用是相反的。对吸烟者的纵向研究发现，自

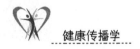

信心和诱因在变化阶段中同时发生改变，信心增加的同时诱因减少。在安全性行为的研究中发现，诱因和信心呈现出中等的、彼此相反的关系。此外，环境性的自信心在预测个体进入准备阶段和行动阶段的能力上胜过其他人口统计学变量。环境性诱因始终是预测行为的故态复萌和退回到早期变化阶段的最好变量。

（四）决策平衡

决策平衡（decision balance）描述了个体行为改变发生与否的原因及其重要性，它是跨理论模型的决策部分，来自于詹尼斯和曼恩的决策制定模型。经过对跨理论模型进行经验测试，逐渐形成了决策平衡的稳定结构，即正面因素和负面因素，也称为行为改变的知觉利益和知觉障碍，这是跨理论模型中两个重要的中间结果变量。知觉利益是行为改变的积极方面，或者是行为改变的益处和理由渐为改变的原因；知觉障碍是行为改变的消极方面，或者是行为改变的障碍。这两个维度已被许多以跨理论模型为基础对不同问题行为进行的研究所证实。

通过对 12 种不同的问题行为的研究表明，决策平衡与变化阶段有着强烈的、可预测的相关性。通常而言，个体决定从一个阶段发展到下一个阶段的行为变化，建立在对采取健康行为的知觉利益和知觉障碍权衡的基础之上。在行为变化阶段的早期，对健康行为的知觉利益较低，并且随着行为变化阶段的发展而增长；知觉障碍在行为变化的早期则较高，并且随着阶段的发展而降低。

跨理论模型最初应用于戒烟行为，在随后的 20 多年中，跨理论模型广泛应用于各种类型的健康行为改变研究中，包括戒除物质滥用、控制体重、减少饮食中的高脂肪摄入量、防止乳房癌变的 X 光照相、药物依赖、压力管理和紫外线过度照射等问题行为的改变。这些问题行为大都来自医学临床和公共健康立场上，因为这些健康问题行为都和不断增加的病态、死亡率以及生活质量降低等问题密切相关。跨理论模型为行为改变明确地提供了一个简明扼要的框架和一套行之有效的方法，推动了其研究范围从医学领域向社会其他领域的拓展，许多社会行为都可以运用这个模型。

跨理论模型作为综合性、组合性的健康行为改变理论模型，在广泛借鉴多种理论并不断进行优化和完善的基础上形成的，这一特点决定了跨理论模型的开放性，决定了这个理论模型必须不断地汲取各种新的、有前途的理论思想。健康行为改变的跨理论模型的研究从建立至今不到 30 年时间，其理论架构仍在不断的完善和发展，研究领域在不断拓展，研究方法需要不断探索和更新。因此，对于健康行为的跨理论模型研究需要采取更加开放的态度，更加广阔的研究视野，运用更加灵活的研究方法，为健康行为发展提供积极有效的理论模型。[①]

---

① 参见尹博《健康行为改变的跨理论模型》，载《中国心理卫生杂志》2007 年第 3 期，第 194 - 199 页。

八、计划行为理论

计划行为理论是从信息加工的角度、以期望价值理论为出发点解释个体行为一般决策过程的理论。其理论源头可以追溯到菲什拜因（Fishbein）的多属性态度理论（theory of multiattribute attitude）。该理论认为行为态度决定行为意向，预期的行为结果及结果评估又决定行为态度。后来，菲什拜因（M. Fishbein）和阿杰恩（I. Ajzen）发展了多属性态度理论，提出理性行为理论。[①]

理性行为理论（theory of reasoned action），又称合理行动理论，该理论强调认知因素在个体健康行为、道德行为和其他行为产生和改变中的重要作用。该理论认为人类的行为具有理性的特点，行为意图是影响行为发生转变的最重要的预测因素，是行为改变的直接决定力量。同时，行为意图又受到行为态度和主体规范的影响。其中，行为态度是个体对一种行为的总体评价，包括参与某种行为后的行为结果信念和对行为后果的评价两个成分。主体规范指个体感知到的重要他人（包括配偶、家人、最要好同伴等）对其行为改变的认可和倾向程度，由标准信念和遵从动机两个成分组成。标准信念表示个体感知到的重要他人对其行为改变的支持和期望程度，而遵从动机则表明个体对重要他人期望的遵从程度。以健康饮食为例，若个体抱着经常吃蔬菜水果可以使我更健康的态度，并认为自己的父母希望自己能吃更健康的食物，同时愿意遵从父母的意愿，那么该个体就会形成健康饮食的意图，进而在生活中真正做到健康饮食。

在合理行动理论的基础上，阿杰恩等人对理论加以扩展，增加了知觉行为控制变量，形成了在健康行为改变领域颇有影响的合理行动/计划行为理论。行为控制指个体对自我能在多大程度上成功地改变行为的能力进行判断和评价，即行为态度、主体规范和感知到的行为控制对行为意图产生预测作用，同时，行为意图和感知到的行为控制又直接影响行为的发生。阿杰恩的计划行为理论包含以下5个要素，如图2.3所示。

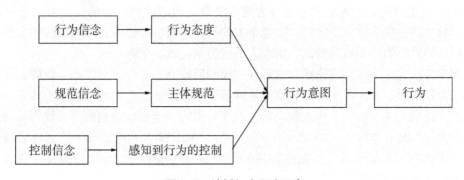

图2.3　计划行为理论示意

---

① Fishbein M，Ajzen I. Belief，attitude，intention，and behavior：an introduction to theory and research reading. MA：Addison-Wesley，1975.

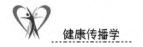

（1）行为态度（attitude）。指个人对该项行为所抱持的正面或负面的感觉，态度的组成成分经常被视为个人对此行为结果的显著信念的函数。态度乃个人对特定对象所反映出来一种持续性的喜欢或不喜欢的预设立场，也可说是个人实行某特定行为的正向或负向的评价，认为态度的形成可从个人实行某特定行为结果的重要信念和对结果的评价两个层面解释。

（2）主观规范（subjective norm）。指个人对于是否采取某项特定行为所感受到的社会压力，亦即在预测他人的行为时，那些对个体的行为决策具有影响力的他人或团体对于个体是否采取某项特定行为所发挥的影响作用大小。主观规范可以说是个体认为重要的他人或团体对自己应不应实行某特定行为的所持观点的感知。

（3）知觉行为控制（perceived behavioral control）。知觉行为控制表明，一个人的动机是在何种程度上受到其所知觉的行为难度的影响，以及一个人又是怎样成功地感知到，其能够执行或不执行某一行动。如果一个人持有能够促进行为的强控制信念，那么这个人就将具有高知觉行为控制。相反，如果这个人持有妨碍行为的强控制信念，那么这个人就将具有低知觉行为控制。知觉行为控制反映了人们过去的经验和对即将到来的情况的预期。

（4）行为意向（behavior intention）。指个人对于采取某项特定行为的主观概率的判定，它反映了个人对于某一项特定行为的采纳意愿。菲什拜因和阿杰恩认为行为意图就是个人想要采取某一特定行为的倾向，行为意图是任何行为表现的必需过程，对行为意图的测量，可用来预测实际行为的产生。

（5）行为（behavior）。指个人实际采取行动的行为。菲什拜因认为，所有可能影响行为的因素都是经由行为意向来间接影响行为的表现。而行为意向受到3项相关因素的影响，其一是源自于个人本身的"态度"，即对于采行某项特定行为所抱持的"态度"（attitude）；其二是源自于外在的"主观规范"，即会影响个人采取某项特定行为的"主观规范"（subjective norm）；其三是源自于"知觉行为控制"（perceived behavioral control）。一般而言，个人对于某项行为的态度愈正向时，则个人的行为意向愈强。对于某项行为的主观规范愈正向时，同样个人的行为意向也会愈强；而当态度与主观规范愈正向且知觉行为控制愈强的话，则个人的行为意向也会愈强。

迄今为止，计划行为理论成功地解释并预测佩戴汽车安全带、吸烟、饮酒、使用安全套、定期体检、使用牙线和自我检查乳腺等健康行为的发生。对过去二十几年基于此理论的实证研究进行的元分析发现，行为态度、主体规范和感知到的行为控制对行为意图的预测率保持在40%～50%之间；同时，行为意图和感知到的行为控制对健康行为改变的贡献率为20%～40%。而在控制了行为意图的作用后，感知到的行为控制仍然对行为产生积极且重要的影响。

尽管如此，该理论仍受到广泛的质疑。一些研究者指出，该理论仅是一种行为目标设置（goal setting）的模型，而不是目标实现的模型（goal pursuit）。也就是说，计划行为理论只解释了态度、主体规范、行为控制以及性别等变量对行为意图形成的预测机制，而没有直接说明这些认知变量如何真正促使行为发生变化，以及如何保持改变后的行为不再复发等。由于行为意图不是行为本身，因此很多个体只产生了较强的改变不良健康行为的意图，却并不一定会真正付诸行动改变行为本身。

九、健康信念理论

健康信念模式是最早运用于个体健康行为解释和预测的理论模型，该模式诞生于20世纪50年代，由罗森斯托克（Rosenstock）提出并由贝克尔（Becker）和梅曼（Maiman）加以修订。研究者最初运用该模式解释个体不愿意参加各种疾病预防方案的原因。1953年美国政府为控制结核病开展免费肺结核 X 线筛查，尽管进行了宣传和动员但很多人仍然不愿意参加。心理学家霍克鲍姆（Hochbaum）发现，其原因来自 3 个方面的主观因素：不相信自己会得结核病、不相信感染结核杆菌后可能在很长时间内不出现症状、不相信早期筛查能避免结核病的危害。经过深入的研究，发现要说服人们接受并采取某种健康行为，不仅要让其知道健康威胁的存在，而且还要树立起相应的信念。当时美国脊髓灰质炎疫情控制方面也遇到了挑战，很多父母由于担心疫苗安全问题，拒绝给孩子接种疫苗，导致疫情死灰复燃。政府意识到，不能完全依赖技术手段预防疾病，而需要研究健康行为规律，才能达到干预目标。[①]

在此背景下，罗森斯托克提出了健康信念模式的原型，以解释公众的健康行为。他认为有两方面的因素决定着人们对预防接种的参与：一是个人准备因素，包括感知易感、感知严重、安全和效果；二是社会和情境因素，包括社会压力、方便程度。健康信念模式将心理学理论应用到公共卫生中，强调应该关注人们的主观"信念"，而不仅仅是从科学和流行病学角度的有关健康知识的"客观事实"。此理论对行为有很好的解释力，此后它被广泛地运用于各种短、长期健康危险行为的预测和改变上，随着影响的进一步扩大，健康信念模型已经成了公认的健康行为理论工具。

该模式从心理社会角度对健康行为的改变做了阐释和说明，强调运用个体的态度和信念来解释和预测各种健康行为，其核心部分包括 4 种与行为转变紧密相关的信念。

（1）感知到的疾病易感性。即个体认为不健康行为给他带来的总体危害，以及该行为导致其自身出现疾病的概率和可能性。

（2）感知到的疾病严重性。即个体认为不健康行为所导致的疾病会给他带来多大程度的身体、心理和社会危害。

（3）感知到的行为转变的好处。即个体对改变不良行为所带来的好处的认识和评价。

（4）感知到的行为转变的障碍。即个体感知到的行为改变可能带来的身体、心理和金钱方面的不良影响。当感知到的行为转变的好处大于坏处或障碍时，行为的转变成为可能；否则个体则可能依旧维持原有的不健康行为。

在以上 4 种信念的基础上，研究者进一步补充、发展和完善该理论，先后提出自我效能（self-efficacy）和行为线索（cues to action）的概念。

---

① 参见彭向东、褚勇强、萨支红等《健康行为理论：从健康信念模式到风险认知和健康行为决策》，载《中国健康教育》2014 年第 6 期，第 547－548、568 页。

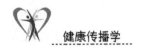

自我效能。指成功控制内在与外在因素而采纳健康行为，并取得期望结果的信念，即个体对自己能力的评价和判断。自我效能高，则更有可能采纳所建议的积极健康行为。

行为线索。指导致个体改变行为的"最后推动力"，指任何与健康问题有关的促进个体改变行为的关键事件和暗示，包括内在和外在两方面。内在线索包括身体出现不适的症状等，外在线索包括传媒有关健康危险行为严重后果的报道、医生的劝告、家人或朋友的患病体验等。[①]

正如该理论的创始人罗森斯托克所说："感知到易感性和严重性确实为行动提供了动力，但只有当公众感知到利益，并能先了解困难再决心并有能力克服之，才算真正找到行为改变的道路。"

在过去的几十年，健康信念理论被广泛地运用于个体健康行为改变以及是否愿意参加健康体检的预测上，如戒烟、锻炼、调整不良饮食、安全性行为、乳腺健康检查、监测和管理慢性非传染疾病等（见图2.4）。

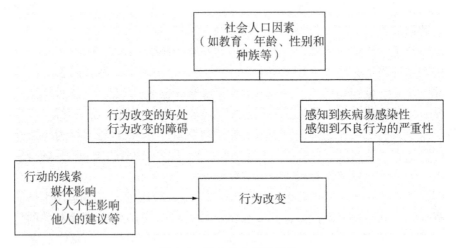

图2.4 健康信念理论示意

尽管健康信念模式试图从态度和信念的角度来分析行为转变的机制，但作为一种社会心理模式，它未充分考虑到环境和社会准则等因素对行为转变的作用。因此，研究者对该理论提出不少质疑，这些批评集中在以下3个方面。

首先，有研究发现感知疾病的严重性与健康信念模式的理论假设相矛盾。例如，对于艾滋病来说，个体越感知到其严重性，则越不愿意接受艾滋病病毒抗体检测，由此使该因素在行为改变中的作用受到质疑。其次，健康信念模式假设所有的个体都具有自由选择特定行为的机会，但其有一定的适用范围，例如，在妇女的安全性行为上即不适用。由于男女关系的不平等，妇女的安全性行为（如使用安全套）更多地受到社会环

---

① 参见林丹华、方晓义、李晓铭《健康行为改变理论述评》，载《心理发展与教育》2005年第4期，第122－127页。

境因素的影响，并非所有的妇女都能自主决定自己的安全性行为。① 最后，健康信念模式的 4 种认知因素被看作同一范畴下对行为的预测变量，4 种因素呈简单的线形关系，由此使一个复杂的问题过于简单化，这是研究者对健康信念模式提出最多质疑所在。

十、卫生服务利用行为模型

1968 年美国芝加哥大学教授安德森博士提出了卫生服务利用行为模型（the behavioral model of health services utilization，简称 BMHSU），又称安德森模型（Andersen Model）。该模型旨在阐释为什么家庭利用卫生服务，以及界定和衡量卫生服务的公平可及性。该模型是卫生服务利用三大经典模型之一，被广泛应用于卫生服务研究和卫生体系评价中。

卫生服务可及性是衡量与评价卫生服务系统公平性、效率和质量的重要指标之一。卫生服务可及性通过将卫生服务、人群、健康结果联系在一起，从而达到分析卫生服务的公平性、效率和质量的目的。因此，卫生服务可及性往往成为制定公共卫生政策的关键因素之一。2004 年版的美国健康学会卫生保健术语词汇表则把卫生服务可及性定义为："个人获取适当的卫生保健服务的能力。"② 世界卫生组织对卫生服务可及性的定义为：居民去初级医疗卫生服务机构的方便程度（在空间上满足居民最基本的医疗卫生服务需求的难易程度）。③

针对卫生服务可及性问题，安德森将其分为潜在的、实现的、公平的、不公平的、有效的、有效率的可及性。

潜在的可及性（potential access）是指卫生服务的组织、资源供给和影响服务消费者利用卫生服务的促进因素，常用评价指标是卫生服务或保险的覆盖率。实现的可及性（realized access）是真正实现的卫生服务利用，包括医疗技术人员和服务提供水平。公平的可及性（equitable access）是指人口特征、卫生服务需要等因素导致卫生服务利用的差异。如果社会因素或能力资源决定了能否利用卫生服务，则是不公平的可及性（inequitable access）。有效的可及性是指将实现的可及性和健康结果（健康状况和患者满意度）相联系，通过改善健康结果评估医疗服务的效果。有效率的可及性是评价卫生服务消耗的资源与健康结果的关系，健康结果的极大化应以消耗资源（成本）的极小化为代价。④

安德森卫生服务利用行为模型是卫生服务利用和可及性研究的理论基础，近 40 年

① 参见靳雪征《健康信念理论的建立和发展》，载《中国健康教育》2007 年第 12 期，第 945 – 946 页。

② 参见王伟、任蒋《卫生服务可及性概念与研究进展》，载《中国卫生经济》2011 年第 3 期，第 47 – 49 页。

③ 参见吴长玲、方鹏骞《中国西部地区农村居民卫生服务不平等与潜在的可及性状况分析与对策探讨》，载《中国卫生事业管理》2007 年第 8 期，第 560 – 562 页。

④ 参见王懿俏、闻德亮、任苒《Andersen 卫生服务利用行为模型及其演变》，载《中国卫生经济》2017 年第 1 期，第 15 – 17 页。

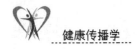

来，各国学者不断对其发展和完善。健康服务利用模型经过了4个发展阶段，1990年后形成的第四阶段模型已趋于完善和成熟。模型通过多次扩展延伸，形成包括反馈回路在内以健康结果为卫生服务利用终极目标的最新模型。

卫生服务利用模型包括四个重要组成部分：环境因素、人群特征、健康行为、健康结果（见图2.5）。它还包括了反馈回路，即环境因素和人群特征决定了健康行为，健康行为决定健康结果，环境因素和人群特征直接影响居民健康结果，而健康行为又反过来影响人群特征。

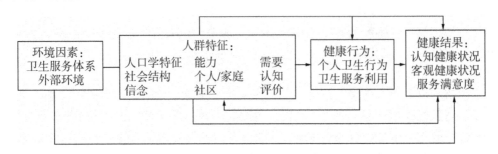

图2.5　安德森卫生服务利用模型示意

卫生服务利用模型发展的主要目的是改善卫生服务的公平可及性。模型界定了公平可及性和不公平的可及性的概念，提出公平的可及性由人口和需要决定，不公平的可及性则是社会结构、健康信念和能力资源共同作用的结果。经过近50年的发展，安德森卫生服务利用模型已成为国际上分析卫生服务利用与卫生服务可及性影响因素公认的理论模式。许多研究应用卫生服务利用模型作为理论框架，通过人群特征中的倾向性特征、能力资源和需要因素，分析卫生服务利用、患者满意度与健康结果差异的原因。

十一、详尽可能性模型

详尽可能性模型（elaboration likelihood model，简称ELM），又称精细加工可能性模型，是由社会心理学家理查德（Richard E. Petty）和约翰·卡西奥普（John T. Cacioppo）于20世纪80年代提出，是消费者信息处理中最有影响的理论模型。它为研究用户对劝服的感知信息可信度的影响因素研究提供了坚实的理论基础，因此详尽可能性模型被广泛应用到传播学、管理学以及市场营销等领域中（见图2.6）。

详尽可能性模型区分了人们信息加工的两种模式，它认为在决策和推理的过程中个体常常会体会到理性和情感的冲突，因为信息加工是经过两种不同的系统：一种为有意识的、推理性的、基于逻辑和认知努力的加工，另一种为自动化的、前意识的、基于感性和启发式的加工。在此基础上，详尽可能性模型提出人们对劝服的行为与态度变化存在两条路径——中心路径（central route）和边缘路径（peripheral route）：中心路径把信息接收者的态度改变看作对接收到的信息进行认真考虑和逻辑分析的结果，而边缘路

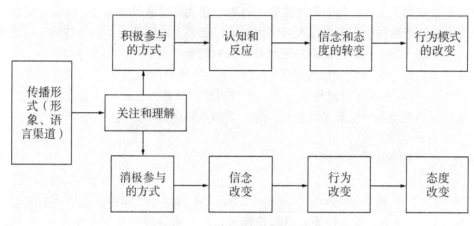

图 2.6　详尽可能性模型示意

径则是考虑与信息相关的其他因素的结果。①

（1）采用中心路径的个体会主动地搜寻信息并且有能力投入更多资源来对信息进行综合性、精细化的加工，这个时候信息的说服效果来源于内容的理性和逻辑程度的高低，通过中心路径影响态度的形成和改变，这个过程中需要个体投入较多的认知资源。

（2）采用边缘路径的个体评估刺激信息的动机不高，会避免付出过多的认知资源进行深层次的加工，仅仅依赖一些简单的边缘线索（如信息传播者的专业性和权威性、发布信息数量的多寡等）来对信息做出判断，此时信息通过边缘路径对态度产生影响，而这个过程对个体投入的认知资源要求不高。

许多因素会影响到个体对信息精细加工的过程，比如个体的参与度、专业化水平、认知能力等。比如，当用户具有较高的专业知识能力和动机时，用户更会主要通过中心路径去评价信息；当用户具有较低的专业知识能力和动机时，用户则更会通过边缘路径去评价信息。两路径相比之下，中心路径产生的态度行为相对更持久。由于用户的能力和动机存在差异，一个影响因素会通过不同的心理过程影响用户的态度。②

详尽可能性模型被一些学者用于健康信息的处理过程和传播效果研究。如美国开展的"无烟儿童"项目，通过反吸烟社会化来帮助父母预防孩子吸烟。其干预的关键假设是父母可以从事一系列反吸烟社会化的活动，并且孩子接触反吸烟社会化活动可以降低吸烟风险，从而推迟儿童及青少年开始吸烟的年龄和减少吸烟率。在这一项目中，父母与孩子的沟通是十分关键的环节。详尽可能性模型提供了关于说服力沟通的有关设计。

"无烟儿童"项目主要的亲子互动形式是母亲与儿童的沟通，因此，如何提高沟通的有效性从而让儿童保持无烟行为显得尤为重要。根据详尽可能性理论模型，要说服儿

---

① 参见耿协鑫《在线评论特征对大学生购买意愿的影响：有中介的调节模型》，华中科技大学2015 年硕士学位论文。

② 参见刘子溪、朱鹏《基于详尽可能性模型的微博话题可信度影响因素研究》，载《情报科学》2017 年第 8 期，第 94－100 页。

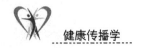

童维持不吸烟的态度和行为需要在说服的过程中让儿童遵从核心途径，这样才能使其形成的不吸烟的态度和行为更为持久和牢固。这需要努力做到两点：一是调动儿童参与的兴趣，即提高分析信息的动机；二是提升儿童对吸烟有关信息的认知能力。只有这样，才能提高儿童对干预信息做精细加工的可能性，使其趋向于遵从核心途径。因此，在"无烟儿童"项目采取了通过提供儿童礼品和组织竞赛的方式激发儿童参与的热情，通过传授母亲相关知识和技能来提升儿童对吸烟的认知能力的方式。①

十二、"知信行"模式

"知信行"模式（knowledge attitude belief and practice model，简称 KABP Model/KAP Model）被认为是健康传播经典理论模式，最早由英国健康教育学家柯斯特提出，在 19 世纪 70 年代美国开展的"斯坦福心脏病预防计划"中得到初步总结，在 19 世纪 80 年代美国主导的全球艾滋病预防控制运动中被进一步应用和实践。这一范式由"知识传递""态度转变""行为改变"三要素构成，用以说明知识、信念、行为在促进健康改变过程中的关键步骤。"知信行"模式认为：健康知识和信息是人们形成积极、正确的健康信念和态度的基础，而正确的健康信念和态度则是行为改变的动力。"知—信—行"三者之间是逐个递进的，但是在实践过程中这种递进关系并不是必然存在的，受到多方面的影响，包括对"知"的影响、对"信"的影响、对"行"的影响（见图2.7）。

知，即知识、信息，是健康传播的认知层面，也是首要环节。影响这一环节的因素包括信息的有效性和针对性、媒介的传播能力与方法、个人媒介接触习惯和媒介素养。

信，即信念、态度，是健康传播的态度层面，也是行为改变的前奏。影响态度转变的影响因素包括信源的权威性、媒介的传播效能、健康诉求的紧迫性、行为效果的显著性。

行，即行为、行动，是健康传播的行为层面，是健康传播的质变结果。影响行为改变的影响因素包括行为改变的基本条件与相关因素、环境的一致性、行为成本。

知识是基础，但知识转变成行为尚需要外界条件，而健康教育就是这种促进把知识转变成行为的重要外界条件。例如，健康方面的信念如"我确信吸烟是有害的""只要下决心戒烟肯定是可以实现的"，这种信念会影响他们采纳戒烟的行为。如坚持错误的信念就不会改变其错误的行为。态度通常以好与坏、积极与消极加以评价。如关于戒烟，为了达到戒烟的目标，对吸烟者而言，吸烟行为是社会行为，是通过学习得来的，要改变它、否定它，也得学习教育者或社会给予的知识。健康教育者必须通过多种方法将有关烟草的有害性、有害成分、戒烟的益处以及如何戒烟的知识传授给吸烟者。具备了知识，只有采取积极的态度，对知识进行有根据的独立思考，对自己的职责有强烈的责任感，就可以逐步形成信念，知识上升为信念，就可以支配人的行动。当吸烟者采取

① 参见藏福运、冯永辉《无烟儿童：原理、效果及其应用前景》，载《中小学心理健康教育》2016 年第 23 期，第 4 – 12 页。

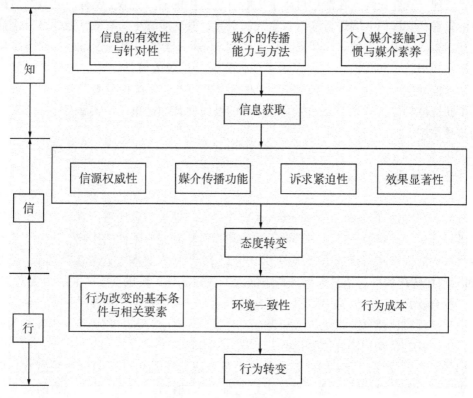

图2.7　"知信行"模式示意

积极的戒烟态度，相信吸烟有害健康，并相信自己有能力戒烟时，戒烟就可成功。

但是，要使人们从接受转化到改变行为是一个非常复杂的过程：信息传播→觉察信息→引起兴趣→感到需要→认真思考→相信信息→产生动机→尝试行为态度坚决→动力定型→行为确立。其中关键的主要有两个步骤：信念的确立和态度的改变。在信念确立以后，如果没有坚决转变态度的前提，实现行为转变的目标照样会招致失败。所以，在实践中要使40%的人发生行为转变，就要有60%的人持积极的态度参与改变行为实践，这样就要有80%的人相信这种实践对其健康是有益的，要达到这个目标就要使90%以上的人具有改变这种行为所必须具备的知识。根据图2.7可知，从信息（知识）获得到确认行为，每一个内化环节都会同时受到自身和外界因素的影响。媒介接触的方式、信息来源权威性、传播效能、诉求的紧迫性、效益预期和行为成本等，都会影响到健康知识获取、健康态度转变、健康行为的产生和保持产生。

目前知信行已被广泛用于多种疾病的健康教育、护理管理，以及日常的健康行为干预之中。例如，有学者研究表明，采取知信行的模式引导高血压患者树立健康观念方面十分有效，让患者更加了解自己所患疾病可能造成的危险，尽可能地安抚其对治疗风险

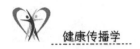

的恐惧心理，这会让病人在治疗过程中更能听从医生的有效建议。[1] 有研究者则对患乳腺癌的患者和其配偶共同进行知信行模式的引导，发现能够更为有效地改善乳腺癌病患的生活状态，改善病人的焦虑现象和压抑心理。[2] 还有学者根据知信行理论对青少年开展艾滋病知识普及和预防研究，以培育他们积极、正确的健康信念，改善个体健康行为，从而提高生命质量。[3] 知信行理论在疾病预防、老年人自我健康管理、职业安全防护、不同群体的健康观念引导和树立等众多的健康教育和健康促进实践活动中起到了重要的指导作用。

十三、社会认知理论

社会认知理论（social cognitive theory）是社会心理学的重要理论之一。传统的行为主义学习理论，即刺激—反应理论由于受到动物实验研究局限性的影响，忽略了人类行为中最重要的因素和人格的重要来源。20世纪70年代，美国心理学家班杜拉（Albert Bandura）在传统的行为主义人格理论中加入了认知成分，将重点放在人的主观意识上，形成了社会认知理论。它是一种用来解释社会学习过程的理论，主要关注人的信念、记忆、期望、动机以及自我强化等认知因素，着眼于观察学习和自我调节在引发人的行为中的作用。社会认知理论的主要包括以下几方面内容。

（1）相互决定论。行为到底是由外部力量所决定还是由内部力量所决定？长期以来心理学家都侧重单向决定论。个人决定论强调人的内部心理因素对行为的调节和控制，环境决定论强调外部因素对行为的控制。班杜拉对以上两种论点进行批判，提出了相互决定论，即强调在社会学习过程中行为、认知和环境三者的彼此联结，相互决定。

（2）观察学习。班杜拉认为观察学习是指一个人通过观察他人的行为及其强化结果而习得某些新的反应，或者对其已具有的某种行为反应特征进行矫正。并按信息加工的模式对观察学习进行了分析，认为观察学习是由4个相关联的子过程组成的，即注意过程、保持过程、产出过程和动机过程。注意过程是在观察时将心理资源开通的过程，它决定着观察者选择什么样的示范原型。保持过程即对示范活动的保持，要对示范活动进行保持就必须以符号的形式将其表象化，从而保留在记忆中。产出过程即把符号表象转换成物理形式的外显行为的过程。动机过程即观察者在特定的情境条件下由于某种诱因的作用而表现出示范行为的过程。

（3）自我效能感。自我效能指的是个体对自己能否在一定水平上完成某一活动所具备的能力判断、信念或主体自我把握与感受，从理论上讲，自我效能是人们从事某一

① 参见李益民、陆骏、宁丽等《应用知信行模式提高高血压患者治疗依从性的研究》，载《中国农村卫生事业》2010年第3期，第174－175页。

② 参见伍萍《配偶同步知信行教育模式干预对乳腺癌患者生活质量和心理应激的影响》，载《当代护士》2016年第3期，第83－84页。

③ 参见王继承《中美大学生艾滋病知－信－行健康教育模式比较及其启示》，载《现代预防医学》2015年第15期，第2757－2759页。

活动所表现出的能力。自我效能感强的人能对新的问题产生兴趣并全力投入其中，而且在这一过程中自我效能也会不断得到强化与提高；相反，自我效能差的人遇到困难时会一味地畏缩与逃避，他们的目标往往很低，也无法在动态影响下得到改进。

（4）预期结果。预期结果指的是要学习一种特定行为，人们必须了解重复此种行为的潜在结果是什么。当人们模仿行为时会产生预计类似的结果，这就是为什么被观察目标会影响到认知和行为，这些预期深受观察者所处环境的影响。比如，酒后驾车在美国的最严重的预期结果是牢狱之灾，但在另一个国家该罪名将导致死刑。

自班杜拉提出社会认知理论后，该理论的应用范围便从教育领域扩展至大众传播、公共卫生等多个领域，与健康传播的联系尤为紧密。如米勒（Miller）在其 2005 年的研究中便发现，选择适当的性别、年龄和种族作为榜样，可以确保艾滋病宣传运动得以成功接近城市内部的青少年。[1] 这是因为参与者可以识别出同龄人，自我效能感更加强烈，同时也能通过模仿行为来学习适当的预防措施。阿扎·艾哈迈德（Azza Ahmed）在 2009 年的研究也表明，接受了社会认知理论指导的早产儿母亲会更加倾向于母乳喂养。[2]

第三节 批判、诠释与文化范式下的健康传播理论

批判、诠释与文化范式下的代表性健康传播理论主要包括结构功能主义与冲突理论、新马克思主义、女性主义、符号互动论等。这些理论取向的共同之处在于：第一，批判、诠释与文化范式下的健康传播研究者认为不存在超个体的普遍规律，传播世界是一个人的世界和"意义"的世界，只能通过人们的相互理解、沟通和教化来把握；第二，强调人类社会中健康传播现象的特殊性，倡导传播研究中的价值非中立性、情感性、个体性、体验性等非认知性和理性方面；第三，在研究方法上重视"价值介入"式方法论，轻视或否定了科学方法在社会科学运用中的可能性和有效性。批判、诠释与文化范式下的研究主张在健康领域融入对政治与批判文化理论的探讨，并加强对话语的分析，以了解在医疗与卫生保健的过程中语言与信息的使用，是否仅反映了某些特殊族群的利益；谁的利益经由信息传播被推广了；以及何种价值、信念与观点被发扬了，而又是哪些被刻意淡化与忽略了？

---

① Miller, Katherine. Communication theories: perspectives, processes, and contexts (second edition). USA, New York, Published by McGraw-Hill, 2005.

② Ahmed A. Effect of breastfeeding educational program based of Bandura social cognitive theory on breastfeeding outcomes among mothers of preterm infants. Midwest Nursing Research Society Conference, 2011.

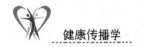

一、结构功能主义与冲突理论

结构功能主义（structural functionalism）认为，社会是具有一定结构或组织化手段的系统，社会的各组成部分以有序的方式相互关联，并对社会整体发挥着重要功能。整体以平衡的状态存在着，任何部分的变化都会趋于新的平衡。奥古斯特·孔德和赫伯特·斯宾塞提出了功能主义的最基本原则。

第一，社会与生物有机体一样都具有结构。一个动物由细胞、组织和器官构成；与其类似，一个社会由群体、阶级和社会设置构成。

第二，与生物有机体一样，一个社会要想得以延续就必须满足自身的基本需要。例如，一个社会必须要有能力从周围的环境中获得食物和自然资源，并且将它们分配给社会成员。

第三，与构成生物有机体的各个部分相似，社会系统中的各个部分也需要协调地发挥作用以维持社会的良性运行。社会是由在功能上满足整体需要从而维持社会稳定的各部分所构成的一个复杂的系统。

从结构功能主义的视角来看，人体的健康、疾病及治疗是相互关联的一个整体，人们对患病认知以及医疗体系的功能就是要满足患病不同的生理、心理需要。病态则是一种功能失调，因为病态影响社会系统的稳定性。医学界的任务是通过治疗和预防疾病，并开发让残疾人自我维护和获得社会系统维护的技术，来抵消病态的功能失调。结构功能主义研究者认为，人体所投射的许多现象值得思考，如体液、生理组织、器官、性别以及性行为等，在所有文化和部族中均会作为特定社会现象和文化表征。人体符号所象征的文化建构现象，使人们可以从特别视角审视整个人体与社会的关系。无论是古代中国、希腊、印度和波斯的医学体系，还是现代北美本土文化所倡导的健康运动，均持以下观点，即无论是个人健康还是社会健康，均取决于二者间的平衡与和谐程度；人群发病率与死亡率是社会冲突、压力以及社会结构失调的综合反映。比如，当今世界在诸如传统与现代、科学与宗教、主流社会与亚群体等方面的冲突皆能出现在艾滋病的文化隐喻中，如表达为"道德病""西方富贵病""非洲贫困病""同性恋者的病"或"宗教惩罚病"等。①

20 世纪 40 年代中期以后，以帕森斯为代表的结构功能主义，强调社会成员共同持有的价值取向对于维系社会整合、稳定社会秩序的作用，将冲突看作健康社会的"病态"，努力寻求消除冲突的机制。但到了 50 年代中后期，随着第二次世界大战后短暂稳定的消退和冲突现象的普遍增长，一向强调稳定与整合的结构功能主义已无法解释社会现实，于是，作为结构功能理论对立物的社会冲突理论在美国应运而生。随后，由于西方社会各种冲突凸显，社会冲突日益受到社会学家们的重视，以率先反对当时占主导地位的结构功能主义而著称的社会冲突理论开始流行于美国和部分西欧国家，并逐渐发

---

① 参见张实《当代医学人类学理论体系及其流派》，载《西南边疆民族研究》2012 年第 2 期，第 167 - 173 页。

展成为西方重要的社会思潮或理论流派。西方社会学家们将社会冲突理论作为分析社会变迁和社会进步的主要理论依据，其中代表性的理论包括达伦多夫的"辩证冲突论"、李普塞特的"冲突一致论"、柯林斯的"冲突根源论"、科塞的"安全阀理论"等。关于社会冲突的论述颇多，总结起来可以分为3个流派：

第一，辩证冲突论，认为社会内部权力分配不均是产生冲突的根源，冲突是社会生活中自发的、普遍的、基本上不能消除的因素，它应得到国家和社会的承认，并使其制度化。

第二，积极功能冲突论，认为冲突对社会的组合、保持群体团结、巩固人际关系、控制社会变迁等有重要的积极作用，具有促进相互理解的功能。

第三，一般冲突论，认为冲突是由财富的匮乏和道德的沦丧引起的，主张克服和限制冲突，并把克服冲突的希望主要寄托于对抗各方的理智、道德和相互谅解上。

在健康传播领域，冲突理论主要被用于分析医疗卫生体制的矛盾以及医患关系问题。有学者指出，从社会学的角度来看，医患纠纷是一种典型的社会冲突。这种社会冲突本来是社会运行中不可避免的常态，并且低烈度的冲突对社会系统的运转不但不会造成太大冲击，反而释放了适量紧张而有利于社会系统的稳定和发展。但如果社会冲突的激烈程度超过了社会系统的忍受限度，将会导致社会系统的失衡甚至瓦解。而医患矛盾的根源是体制机制缺陷、医患信任下降、双方沟通不当等原因，导致了本来在社会地位、资源占有、利益分配和思想观念等方面差异较大的医方和患方之间的严重失和。[①]

二、新马克思主义

"新马克思主义"是对那些在后期资本主义社会的条件下重新思考和解释正统马克思主义学说所做的学术尝试的总称。[②] 新马克思主义流派众多，但都以人的存在和人的命运为自己的哲学主题，致力于批判和超越现代人的文化危机和生存困境，以马克思的异化理论为依据，建立起关于现代工业社会的独特的文化批判理论。

新马克思主义者认为，马克思的异化理论在 20 世纪非但没有过时，反而具有更重要的价值和意义，这是因为在发达工业文明条件下，科学技术的高速发展和人对自然的征服并非如人们所预期的那样导致人从异己力量中解放出来和人的自由与全面发展。相反，人陷入了更深的异化之中，几乎一切人造物都在特定条件下成为统治人的异己力量，由此而形成人的异化的生存状态和文化模式，新马克思主义理论家在文化层面上批判了现代社会各种有影响的社会力量和文化力量，如官僚体制、意识形态、科学技术理性文化、日常生活等。[③]

① 参见覃国慈《社会冲突理论视角下的医患关系研究》，载《江汉论坛》2014 年第 3 期，第140－144 页。

② 参见李忠尚《新马克思主义论》，中国人民大学出版社 2011 年版。

③ 参见衣俊卿《新马克思主义的文化批判理论及其启示》，载《中国社会科学》1997 年第 6期，第 1－8 页。

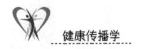

新马克思主义者延续了马克思对资本主义的政治经济学批判逻辑，把当代医疗作为实现资本主义生产循环过程的一种工业来批判，认为资本原则主导之下的医疗使得健康成为一种幻象，医疗的本质是生产疾病，疾病的本质是消费医疗。对医疗治愈疾病的任何幻想都无一例外地落入了资本主义意识形态同谋的陷阱中。医疗作为维护人的健康及公共卫生的领域，从本质上看，是保持和恢复个人的感性生命的健康状态的神圣职业。它的目的应是"确定健康和疾病的动因，促进前者的最大化和后者的最小化"。它不应以追求利润为目的，是不应被商业化的。但由于资本的侵入，使其性质发生了改变，治疗不再是一对一的了解，不再是对病人身体整体和变化的把握，而是流水线式的、程式化的治疗方案。于是，"医疗致病的人比它治愈的人还要多。它已经变成了最浪费、最污染、最易致病的产业。医疗的工业化并未使疾病更少、更易治愈，反而使自身具有了工业所有的一切弊端，使健康问题变得更加严重。医疗在治疗疾病方面不再扮演一个决定性的角色，走向了其自身的反面，成为致病的病原"。

此外，医疗还导致了疾病的传播。医疗作为一种社会机构，其职责是减少那些不符合社会作用的疾病的症状。社会通过怂恿人们有病就求医，使人们不再责问那些导致人们患病的根本的和长期的原因。同时，医疗凭借迎合"完美健康"的虚假观念，令人们相信健康可以购得。器官、生物血亲、生命阶段、传染病和死亡必须拥有专门医师。健康要依赖于药物的消费和专门的护理。通过鼓励不论是健康还是患病的人们都保持对药物的依赖性，医疗降低了患病的底线，而且增加了其自身对于工业的生活方式的毒害。医疗和药物的侵蚀毁坏了我们健康的根基。医药将疾病作为偶然的和个人异常来治疗，这就遮蔽了人们罹患疾病的更为隐秘的经济、政治和文化方面的原因。[①]

三、女性主义

女性主义又称女权主义、性别平权（男女平等）主义，这一词汇最初源于法国，英文表述为 feminism，词义与妇女解放同义。在 19 世纪 80 年代开始进入英语词汇，其核心解释为由天赋人权产生的男女平等的思想观念。女性主义泛指妇女要求平等权利的社会思潮，是近代资产阶级启蒙思想运动和妇女解放运动的产物。女性主义的基础观念认为现时的社会建立于一个男性被给予了比女性更多特权的父权体系之上，因此，该理论提倡妇女在人类生活所有领域应与男子具有同等权利。

进入 20 世纪，女性主义的重心从批判男权社会与父权制做斗争开始，转向了涉及女性受到歧视的根源，即以男性为中心的社会制度和文化体制。直到 20 世纪后半叶，女性主义理论有了更为宽泛的理解，而女权主义也开始向"女性主义"转变。女性主义实则强调女性的个体特质，并更加充分地尊重两性平等，追求女性的自身价值，进而以女性性别视角从根源上分析男权社会男女不平等的源头所在和解决办法。

女性主义理论的目标在于揭开现代社会的生产结构、生育结构以及两性标准，最终

---

① 参见温晓春《资本、生态与自由：安德烈·高兹生态马克思主义思想研究》，复旦大学 2010 年博士学位论文，第 54 – 55 页。

探求女性解放的路径。女性主义行动则挑战诸如生育权、堕胎权、教育权、家庭暴力、孕妇留职、薪资平等、投票权、性骚扰、性别歧视与性暴力等的议题。女性主义探究的主题则包括歧视、刻板印象、物化（尤其是关于性的物化）、身体、家务分配、压迫与父权等。①

在国际上，女性健康运动发端于 20 世纪 60 年代末的美国。随着女性解放运动的兴起，女性发现医疗权威以家长式的态度对待女性，不合理的医疗制度侵害了妇女的权利，因此女性健康运动就要求自己学习健康知识，掌握对身体的主动权。她们发展了一系列健康传播运动，包括集体撰写妇女健康手册《我们的身体，我们自己》，开展自助医疗活动和传播自我检查方法，利用媒体来宣传批判医学权威的观念。女性健康运动促进了美国妇女医疗状况的改善，更重要的是提高了妇女健康"觉悟"和参与反对性别歧视斗争的意识。1994 年国际人口与发展大会和 1995 年第四次世界妇女大会的召开，让中国的女性健康研究进入了"国际话语体系"，包括女性健康权利、以女性为中心的生育健康、社会性别、健康促进等。② 由此大量的研究开始关注妇女健康赋权、知情选择、服务可及性，以及促进社会性别主流化和男性参与。③

女性主义的健康研究强调以女性为中心，从女性的健康权利出发，关注妇女的健康需求、健康经验，并对生物医疗模式进行有力的批判，从关注个人的行为和责任转向进行"社会诊断"，探讨社会结构因素特别是传统文化观念对女性健康的影响，分析全球化背景、社会经济、国家政策、健康资源、保健服务等多层次、多方面的问题。④

四、符号互动论

符号互动论（symbolic interactionism）又称象征互动论，是一种主张从人们互动着的个体的日常自然环境去研究人类群体生活的社会学和社会心理学理论，由美国社会学家米德（G. H. Mead）创立，并由他的学生赫伯特·布鲁默（Herbert Blumer）于 1937年正式提出。符号互动论认为，社会现象与社会行为只有通过人际间的互动和相互影响才能得到解释，而人际互动是以运用符号解释和确定相互间行动的意义为媒介的，因此，社会是个人借助符号互动的产物。符号互动论强调社会是一种动态实体，是经由持续的沟通、互动过程形成的。作为符号互动论的核心概念——符号，包括语言、文字、记号等，甚至个体的动作和姿势也是一种符号。通过符号的互动，人们形成和改变自我

---

① 参见乔巍琳《女性主义的后现代转向与新型女性文化的建构》，黑龙江大学 2014 年博士学位论文。

② 参见王金玲《1995—2009：中国妇女健康状况与发展总报告》，社会科学文献出版社 2010 年版。

③ 参见肖扬《近 20 年中国妇女健康研究的本土化探索》，载《妇女研究论丛》2012 年第 3 期，第 104 - 112 页。

④ 参见曹昂《流动女工健康话语的建构与传播研究》，中国社会科学院研究生院 2017 年博士学位论文，第 13 - 14 页。

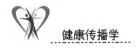

概念，发展相互关系，处理和应对外在变化。①

布鲁默对符号互动论的本质做了概括：首先，人们根据他们赋予客观事物的意义来决定对其采取的行动；其次，人们所赋予事物的意义源于社会互动；最后，人们在应付他所遇到的事物时通过内部解释去运用和修改这些意义。符号互动论的主要观点包括：

第一，人类最本质的特征是用符号表示各种体验的能力，人是符号的使用者。

第二，人类运用符号彼此沟通，符号在人们的社会互动中发挥着中介作用。

第三，人们通过解释他人行动中所具有的符号意义进行交流和互动。

第四，互动过程中由于互动情景的变化，人们也在不断地修改对事物的定义。

第五，角色扮演是最基本的互动方式，在角色扮演中不断进行内部解释，即想象站在对方的角度去理解其行动的意义。

在健康传播领域，研究者主要关注这一理论对于医患沟通和医患关系的意义。有学者根据符号互动论指出医患沟通过程主要包含3个步骤（见图2.8）：一是医患双方社会角色的扮演，二是医患双方对互动情景的判断，三是医患双方符号信息产生与传递的过程。②

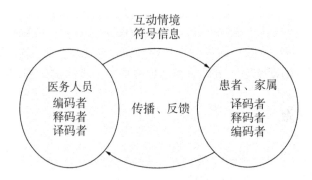

图2.8　符号互动论中的医患沟通示意

医患互动是医患双方基于病人的健康和利益，通过语言、行为、心理互动的方式所形成的一种人际传播关系。医患互动可以分为技术型和非技术型，技术型互动是一种专业互动，以诊治疾病、恢复身体健康为目的，医患双方围绕疾病诊疗的措施、方案开展、共同讨论、决策；非技术型互动主要是一种情感的互动，是从尊重关爱病人、保护病人隐私、关注病人舒适度出发，开展的医患双方心理、情绪的交流。医患双方交流主要包括语言符号和非语言符号两种，语言符号是指医患双方的口头语和以书写符号、文字形态出现的书面语，如告知病情进展和预后，解释治疗方案，签订知情同意书等。非语言符号是指医患双方在交流中所表现出来的仪表、体态、声调、手势、表情、目光、

---

① 参见甘开鹏《现代社会学教程》，厦门大学出版社2012年版。

② 参见冯玉波、冷明祥、刘平等《基于符号互动论视角的医患沟通分析》，载《医学与社会》2014年第9期，第49－51页。

距离等。语言与非语言沟通在医患信息交流过程中相互渗透，相互结合，共同发挥作用。①

医患双方互动的过程及特征，往往取决于医方和患方对自身角色、沟通情境的判断和理解，有学者归纳和描述了医患互动关系的不同模式，其中比较有代表性的是托马斯·萨斯（Thomas Szasz）和马克·赫郎德（Mark Hollender）的3类模式和伊曼纽尔（Emanuel）等人提出的四分模式。

托马斯·萨斯和马克·赫郎德发展了帕森斯的病患角色理论。根据症状的严重程度，将医患角色关系分为三种模式②：

一是主动—被动模式。病患到医院就诊，寻求医生给予治疗，处于被动地位；医生接诊，其自身专业技术的自主性和权威性确立了医生的主动地位。比如，病患处于休克昏迷、精神异常或难以表达主观意志，丧失了对疾病的负责能力；医生只能依靠其专业知识和专业技能迅速处理这种情况。因此，这一模式非常契合急性病患的处理情况。

二是指导—合作模式。这一模式是现代医患关系的基本模式。病患是有意识和思想的人，在诊疗过程中主动陈述病症、病史，配合检查和治疗，及时反馈诊治中的问题和疗效。但是这种积极的合作是建立在对医生专业知识和技术充分信赖的基础上的，医生具有专业技术的自主性和权威性，依然处于主导地位。这一模式比较适用于非急性病的处理情况，但无疑比主动—被动型的医患关系更能促进治疗效果，减少误诊。

三是相互参与模式。患者在诊疗过程中积极参与，主动跟医生合作。患者利用自身的文化知识，结合自身的病症、病史和家族病史和医生一起探讨治疗措施，帮助医生做出正确诊疗，共同促进患者康复。在这个过程中，病患充分发挥自己的主观能动性，医生充分运用自己的专业知识和技术，双方处于基本平等的地位，这是当代医患关系的一种发展模式，比较实用于慢性病以及心理疾病的诊疗。

1992年，伊曼纽尔等人基于医患关系的目的、医生的义务、病人的价值观和病人自主权提出了4种医患关系的模式③：

一是家长模式（the paternalistic model），病患确定要治疗疾病，医生竭尽全力治愈病患，但是病患在诊疗过程中没有选择权，医生处于主导地位。

二是信息模式（the informative model），病患明确自己的患者角色，医生根据病情提供相关的信息并且确保患者选择的治疗方案生效。病患运用自主权选择和控制诊疗过程。医生是一个称职的技术专家。

三是解释模式（the interpretive model），病患出于对病情不了解，或者有矛盾的认识，需要医生说明；医生向患者解释清楚病患的实际情况和要采取的治疗措施，并确保

---

① 参见雒保军《非语言沟通在医患沟通中的作用及技巧》，载《医学与哲学（人文社会医学版）》2010年第9期，第28－29页。

② 参见路瑾《基于社会角色理论的医患关系研究》，西北师范大学2013年硕士学位论文，第15－17页。

③ Emanuel E J, Emanuel L L. 4 Models of the physican-patient relationship. Jama-Journal of the American Medical Association, vol. 267, issue. 16, 1992, pp. 2221-2226.

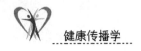

患者选择的治疗方案生效。患者的自主权在于能够理解治疗过程。医生是一个顾问或指导专家的角色。

四是协商模式（the deliberative model），医患双方进行对话，不仅告诉病患怎么治疗，还要让患者明白哪种治疗能获得最好的期望结果。病患在被赋予前所未有的选择权的同时也了解了不同治疗方案的可能效果，医生更像是朋友或者老师的角色。

【知识点回顾】

（1）从认识论的角度，可将健康传播研究区分为4种理论取向：后实证主义取向、诠释取向、批判取向以及文化取向。后实证主义范式的理论共同点在于认同健康传播的目的，是创造或维持行为改变。这一取向的研究，大多采用定量研究的方法。批判、诠释与文化范式关注健康信息传播、健康行为背后更深层的原因和社会问题，常常采用质化研究方法。

（2）健康信念模式是指个体为维持或促进健康，达到自我满足、自我实现而采取的行为与信念方式，包括疾病知识知晓程度、健康知识掌握程度等几个方面的行为，健康信念模式对人们的健康状况有重要的影响。健康信念模式由3部分组成：个体的健康信念、行为的线索或意向以及行为的制约因素。

（3）计划行为理论，又称合理行动理论，该理论强调认知因素在个体健康行为、道德行为和其他行为产生和改变中的重要作用。该理论认为，人类的行为具有理性的特点，行为意图是影响行为发生转变的最重要的预测因素，是行为改变的直接决定力量。同时，行为意图又受到行为态度和主体规范的影响。

（4）跨理论模型是一个有目的的行为改变模型，它是在综合多种理论的基础上，形成的一个系统地研究个体行为改变的方法。跨理论模型提出，个体的行为变化是一个连续的过程而非单一的事件，人们在真正做到行为改变之前，是朝向一系列动态循环变化的阶段变化过程发展。对所处不同阶段的个体应采取不同的行为转换策略，促使其向行动和保持阶段转换。

（5）卫生服务可及性模型旨在阐释为什么家庭利用卫生服务，以及界定和衡量卫生服务的公平可及性。针对卫生服务可及性本身，安德森将其分为潜在的、实现的、公平的、不公平的、有效的、有效率的可及性。卫生服务利用模型包括4个重要组成部分：环境因素、人群特征、健康行为、健康结果。

（6）恐惧诉求是健康传播中一种常用的策略，通常是运用具有威胁性的信息内容唤起人们的危机意识和紧张心理，促成他们的态度和行为向一定方向发生变化，从而形成健康的行为习惯。随着对"恐惧"与行为之间关系的心理机制研究不断深入，学者提出了保护动机理论、平行反应模式和平行过程的扩展模式。

（7）创新扩散理论是从群体层面分析和解释创新被传播和采纳过程的一种理论模式。在健康传播领域，创新扩散理论被用于研究公众接受医学知识、新药物和新诊疗技术的过程和影响因素。

（8）"知沟理论"（knowledge gap theory）是关于大众传播与信息社会中的阶层分

化理论。在健康传播研究中，知沟理论常被用于研究社会背景因素造成的群体接受健康信息和其他健康资源使用的差异。

（9）从结构功能主义的视角来看，人体的健康、疾病及治疗是相互关联的一个整体，人们对患病认知以及医疗体系的功能就是要满足患病不同的生理、心理需要。病态则是一种功能失调，因为病态影响社会系统的稳定性。医学界的任务是通过治疗和预防疾病，并开发让残疾人自我维护和获得社会系统维护的技术，来抵消病态的功能失调。

（10）新马克思主义把当代医疗作为实现资本主义生产循环过程的一种工业来批判，认为资本原则主导之下的医疗使得健康成为一种幻象，医疗的本质是生产疾病，疾病的本质是消费医疗。由于资本的侵入，使医疗的性质发生了改变，治疗不再是一对一的了解，不再是对病人身体整体和变化的把握，而是流水线式的、程式化的治疗方案。于是医疗致病的人比它治愈的人还要多。它已经变成了最浪费、最污染、最易致病的产业。

（11）女性主义的健康研究强调以女性为中心，从女性的健康权利出发，关注妇女的健康需求、健康经验，并对生物医疗模式进行有力的批判，从关注个人的行为和责任转向进行"社会诊断"，探讨社会结构因素特别是传统文化观念对女性健康的影响。

（12）在健康传播领域，研究者主要关注这一理论对于医患沟通和医患关系的意义。有学者根据符号互动论指出医患沟通过程主要包含3个步骤：一是医患双方社会角色的扮演，二是医患双方对互动情景的判断，三是医患双方符号信息产生与传递的过程。

【思考题】

（1）后实证主义范式与批判、诠释与文化范式的主要区别是什么？

（2）在健康信念模型中，健康行为的改变设计到哪些因素？

（3）计划行为理论如何解释人们健康行为的改变？

（4）为什么跨理论模型被称为健康行为改变的综合理论？它与别的健康行为理论主要有哪些不同？

（5）哪些因素造成了人们利用卫生服务资源的差异？

（6）健康传播中的"威胁性"信息是如何发挥作用的？恐惧诉求理论与保护动机理论、平行反应模式和平行过程的扩展模式存在什么联系？

（7）请分析结构功能主义对疾病和医疗的理解。

（8）新马克思主义批判医疗体系的"异化"是否有事实根据？请列举一两个例子说明。

（9）如何从符号互动论的视角理解医患双方的角色及其对医患关系的意义？

中　编
媒介技术与健康传播

第三章　传统媒体与健康传播

　　随着技术的进步和人类社会的发展，媒介已然成了人们日常生活中不可或缺的一部分。人们通过各种媒介获取信息，监测周围环境，保持与外部世界的联系。在健康信息方面，人们对于健康和卫生政策的大部分理解并不来源于他们的直接经验，而是媒介化的。[①] 媒介对于健康和疾病的再现（media representations）塑造了人们关于疾病、健康和医疗卫生保健的理解，影响了人们的健康观念与健康行为、医疗卫生实践和政策制定。[②]

　　在媒介多样化的时代，传统大众媒体在健康传播中仍然扮演了重要角色。传统媒体不仅能实现健康信息的大规模传播，还能在大众层面上影响人们的健康行为，[③] 甚至影响公共健康政策。[④] 例如，普通公众关于艾滋病的了解主要来源于传统媒体，它们对于艾滋病的建构很大程度上影响了受众对艾滋病的认知和行为。国外许多以改变公众健康行为和促进疾病治疗为目的的项目，已经证实了传统媒体在健康促进和疾病预防方面的成效，如反对酒精和控烟、警惕饮食失调症、加强体育运动、倡导负责的性行为决策等。本章将介绍和分析传统媒体领域内健康传播的特点、传播者、主要渠道、健康信息和传播效果五个方面的内容，总结传统媒体健康传播活动存在的主要问题，并阐明传统媒体在健康传播中的责任与伦理。

第一节　传统媒体与健康传播：概述与理论

　　"传统媒体"与"新媒体"是一组相对的概念。在本章节中，传统媒体主要指传统意义上进行组织化大众传播的媒体，主要包括报纸、杂志、电视和广播四类大众媒体。第二次世界大战以来，以电视为代表的传统媒体取得了迅猛的发展，成了人们日常获取

---

① Bates B R, Ahmed R. Health communication and mass media: an integrated approach to policy and practice. Gower Publishing, Ltd. , 2013, p. 3.

② Seale C. Health and the media. Blackwell, 2004, pp. 23 – 24.

③ Pierce J P, Gilpin E A. News media coverage of smoking and health is associated with changes in population rates of smoking cessation but not initiation. Tobacco Control, vol. 10, issue. 2, 2001, pp. 145-153.

④ Tong A, Chapman S, Sainsbury P, et al. An analysis of media coverage on the prevention and early detection of CKD in Australia. American Journal of Kidney Diseases, vol. 52, issue. 1, 2008, pp. 159-170.

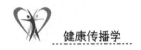
外部信息的主要来源。同时，国外政府卫生机构开始关注公众的健康行为，人类社会从"急性传染性疾病占主导"向"慢性行为性疾病占主导"的转变，凸显了大众健康传播在疾病防治和提升公众健康方面的重要性。因此，健康议题越来越受到大众媒体的关注，传统媒体上的健康传播活动也日趋频繁，成了在大众层面普及健康知识、影响健康行为、提升整体健康生活水平的重要手段。

一、传统媒体健康传播活动的总体特征

美国传播学者罗杰斯认为，凡是人类传播的类型涉及健康的内容，就是健康传播；与健康相关的内容通过自我个体传播、人际传播、组织传播和大众传播4个层次传递和扩散出去。大众传播，指的是某个组织采用一项技术作为媒介与大规模的受众进行沟通。[①] 一般而言，大众传播活动主要由传统媒体来进行。广义上，电视养生节目、纪录片、报纸的公共健康报道、公益广告等均属于传统媒体健康传播活动的范畴。传统媒体健康传播活动是大众传播的内容分支，既具有大众传播的一般特征，又表现出其独特性。

1. 组织化传播

大众传播是一种组织化传播，主要表现在传播主体的组织化和传播过程的组织化。媒体机构有特定的人员组织和分工方式，其中的新闻从业者如记者、编辑、摄像等均经过专业化的训练，体现了传播主体的组织化。同时，信息采集、写作、编辑、发布等一系列流程都是组织化的过程。因此，传统媒体所进行的健康传播活动，如电视养生节目、公共健康报道等，具有组织化传播的特征。

2. 大规模受众

大众传播一般以大规模的普通公众为传播对象，具有广泛的影响力。区域性的传统媒体能够触及所覆盖区域的大量人口，而全国性媒体更能触及海量受众。作为大众传播的内容分支，传统媒体的健康传播活动也能有效触及大规模的受众，例如，在汶川地震后全国人民都能通过电视、报纸等媒体来实时了解当地灾后重建的状况。

3. 依托产业化的技术和手段

大众传播是借助先进的传播技术和产业化手段来进行的信息生产和传播活动。与其他渠道的健康传播活动（如学校健康教育、医患沟通等）相比，传统媒体的健康传播活动离不开产业化的技术和手段。

4. 传播内容具有公共性、双重专业性和更高要求的准确性

与私有性相对，大众传播的信息内容具有公共性和公开性，关注公共事件和公共利益。涉及公共医疗卫生和民众健康水平的健康议题自然能够引起传统媒体的关注。同时，传统媒体健康传播的内容不仅具有公共性，还具有新闻与医学、公共卫生学知识的双重专业性，对信息的准确性也提出了更高的要求。这也是传统媒体健康传播与一般大

---

① 参见［美］巴兰·戴维斯《大众传播理论——基础争鸣与未来（第3版）》，曹书乐译，清华大学出版社2004年版，第10页。

众传播的重要区别。比如，"非典"报道中不仅体现了记者和编辑专业化的新闻采编，还包含了与"非典"有关的专业的医学知识。

5．信息流通的单向性

与新媒体相比，传统媒体的大众传播活动或健康传播活动互动性较弱，受众只能通过热线电话、读者来信等方式进行反馈，难以与传播主体进行即时的、直接的互动。尽管数字技术的发展催生了微信"摇一摇""扫一扫"等允许受众与传统媒体实时互动的手段，传统媒体的健康传播活动依然以单向的信息告知、受众被动接受为主，主要表现为单向的信息流通。

二、健康信息传播者

传者（communicator）是传播活动的发起者，也是传播过程的起点。健康传播中的传者即健康信息传播者，是向传播对象传递或沟通健康信息的人或组织。在传统媒体健康传播活动中，传者一般指制作健康信息并借由大众媒介发布健康信息的组织机构或个人。传者根据社会需求，将所掌握的信息素材通过传播技能或技术编辑、整理和转化为一则健康信息，再通过特定的大众媒介将信息发布和传递出去。可以说，传者在很大程度上控制了传统媒体健康传播活动的整个过程。

在基于大众媒介的健康传播活动中，除了少量代表作者个人观点的信息外，大多数情况下传者以组织机构的形态存在，最典型的3类组织机构是媒体、各地各级健康教育机构、其他组织（以非政府组织为主）。这3类传者在特征、传播目的、信息性质、信息内容等方面都有所区别，总结它们的异同有助于我们从传播伊始厘清传统媒体健康传播活动。由于一次传播活动可能涉及几个组织，我们将健康信息传播者狭义地界定为传统媒体健康传播活动的主要发起者。

1．政府部门

政府在健康传播中作用巨大。它可以统筹规划传播的目标，组织具体传播过程，协调传播过程中各种利益关系。政府中的卫生部门既是健康传播的管理者又是实施者，政府的健康传播行为是其管理行为的自然延伸。政府作为健康信息的传播者，其作用主要体现在3个方面。[①]

第一，政府职能的内在要求是普及健康知识，维护社会公众的健康权益，提高全民族的健康水平，是各级政府义不容辞的责任和义务，健康传播是政府工作的重要组成部分，既是一种管理行为，也是一种传播行为，或者说是管理行为的自然延伸。

第二，政府是健康资源的占有者，政府是健康信息的管理者，拥有丰富的健康信息资源；有一支专业人才队伍，他们是健康传播的主力军，也是最重要的人才资源；对信息传播渠道资源特别是大众传播媒体拥有管理权、控制权。

第三，政府的重视是顺利开展健康传播的重要保障，政策、法律法规的制定，财政

---

① 参见陈小申《中国健康传播研究：基于政府卫生部门的考察与分析》，中国传媒大学出版社2009年版，第168页。

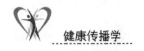

的投入、健康传播的组织协调、实施及社会动员，等等，都离不开政府的参与。

2. 医疗卫生机构及医务人员

医疗卫生机构在健康传播中发挥着独特的作用。它不但是向社会宣传普及健康知识，同时也承载着向政府和媒体解释社会健康状况，说明有关的疾病预防治疗方法，改变政府和公众在疾病问题上的态度等。由于医疗卫生机构处于医疗卫生事业第一线，医务工作者对各类疾病和健康问题有丰富而科学的认识，因此，其在健康传播方面具有专业性强、科学严谨等特点。

作为传播者，专业医疗机构最突出的优势是权威性。健康信息与每个公民的生命健康密切相关，因此，人们对于这些信息的可信性和科学性有很高的要求和期望。医疗卫生机构作为专门从事健康事业的组织，其工作人员入行门槛高，一般具有全面而深入的医学知识，能够严谨、科学地阐述相关健康问题，正确地指导信息接受者的健康实践活动，使其取得相对好的效果，因此容易获得信任。

3. 健康教育机构

由健康教育机构发起的健康传播活动一般以科普、健康教育为主要的传播目的。我国的健康教育机构以卫生系统中的卫生宣传机构或部门为主体，主要分为中央和地方两个层级。隶属于卫生部中国健康教育研究所是典型的中央级健康教育机构，下设 11 个业务处室，如学校与心理卫生研究室、控制吸烟与疾病预防研究室、中国卫生科普音像出版社、《中国健康教育》杂志社等。地方健康教育机构主要包括各地防疫站的卫生宣传科、妇幼保教育的健康教育科、各类医院设置的担任健康教育工作的宣传科等。

这类传者进行的大众健康传播活动一般分为两类：基于传统媒体和自有媒体。一方面，一些健康教育机构以传统媒体为媒介，向大众传递健康科普信息；另一方面，一些健康教育机构自己创立或发行一些大众媒介来进行定期、稳定的健康科普活动，例如，地方性健康教育机构创办的在小范围内发行的健康类报纸、杂志等。在健康教育机构发起的大众健康传播活动中，传统媒体是信息传播的媒介和工具，起到连接传受双方、流通信息的作用。

另外，健康教育机构一大职能是将深奥难懂、专业性强的医学知识和健康知识通俗化，以易于理解和易于记忆的方式传播给公众，从而促进社会健康卫生素养的普遍提高。

4. 媒体机构

在基于大众媒介的健康传播活动中，媒体机构同时具有媒介属性和组织机构属性。这里的媒介属性指的是媒体具有承载信息的媒介功能，几乎在每次健康传播中都有所体现，而组织机构属性指的是记者、编辑、策划等信息采编人员构成了作为传者的媒体这样一个有机整体。但在不同的具体传播过程中，组织机构属性的相对重要性不同。

一般而言，在媒体自身发起的健康传播活动中，媒体的组织机构属性较强，在其他传者借由媒体进行的健康传播活动中，媒体的组织机构属性较弱。例如，在突发性公共卫生事件的新闻报道中，媒体不仅是承载公共卫生信息的媒介，更重要的是，媒体机构成员如记者、编辑等在整个健康传播过程中进行了专业的信息收集、信息整理与编辑和信息发布。又如，卫生部通过大众媒体发布医疗卫生工作指示，在此过程中媒体主要体现了媒介属性，而组织机构属性不明显。综上所述，在媒体发起的健康传播活动中，媒体机构自身作为主要的传者，主要体现出媒体的组织机构属性，传播目的以信息告知、获取公众注意力为主，主要表现形式是新闻和专题（如报纸健康养生版面、电视养生节目）。

媒体机构及其成员不仅进行了专业的信息采编制作工作，同时也担任了"把关人"（gate keeper）的角色，决定着信息的取舍和流向。记者对健康信息的选择和报道，编辑选用哪些稿件以及版面编排，电视节目剪辑决定保留和删减哪些镜头等，都体现了媒体及其成员在健康传播过程中起到的把关人作用，影响着健康传播活动的呈现和效果。总的来说，在传统媒体健康传播活动中，媒体体现了健康信息传播者和把关人的双重角色。

此外，新闻媒体组织在诸如流行病、突然公共卫生事件、灾害防疫等健康传播领域具有显著的时效优势。医学卫生相关信息通常蕴藏在新近发生的与疫病相联系的新闻线索中，新闻媒体第一时间将相关的疫病议题传播开来，并与专业的医疗卫生机构合作，快速获取有价值的健康信息，依托新闻媒体强大的传播能力和广泛的影响力来达到向全社会公众传播的目的，以期取得最佳传播效果。

5．其他机构组织

在传统媒体健康传播活动中，还有一类主体也不容忽视，即与卫生、健康等有关的一些机构组织（以非政府组织为主），如中国红十字会、中国残疾人联合会、北京市孤独症儿童康复协会等。这些公益组织一般借助传统媒体向大规模的受众传递健康观念和行为理念，如中国红十字会通过中央电视台发布倡导无偿献血的公益广告；或者通过媒体报道组织活动来提高组织曝光度和知名度，维系与公众之间的联系。公益组织所进行的大众健康传播活动，一般以影响受众健康观念甚至形成或改变受众健康行为为主要传播目的，主要表现形式是公益广告和新闻。

三、信息性质和核心议题

信息，是讨论传统媒体健康传播活动不可忽视的要素之一。广义上，信息是事物运动的状态和方式；狭义上，凡是在一种情况下能减少或消除不确定性的任何事物都可以称为信息。笼统来说，传统媒体上出现的与健康有关的完整信息都可以纳入健康信息的范畴。下文将从信息性质和信息内容（核心议题）两方面展开讨论。

1．信息性质

在传统媒体健康传播活动中，根据信息性质的不同可以划分为新闻、教育、劝服、商业、娱乐五种信息。

（1）新闻性健康信息。新闻一般指新近发生的事实的报道。新闻性健康信息即媒体关于近期发生的、有新闻价值的、涉及健康内容的事件的报道，例如，关于突发性公共卫生事件的报道、关于医学科技重大突破的报道等。这类健康信息具有一般新闻信息的基本特征，如客观性、时效性、公开性等，传播的主要目的和效果是告知，例如，受众可以通过新闻性健康信息跟进突发事件的进展，了解医学前沿和疾病疗法的最新信息。

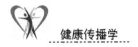

（2）教育性健康信息。教育性健康信息指的是系统地传授健康知识、健康技能、健康观念的健康信息。典型的教育性健康信息有电视（或广播）健康养生类节目和科学教育类节目、报纸（或杂志）的健康养生版面、专业的健康类杂志等。

（3）劝服性健康信息。劝服性健康信息指的是通过理性或感性的方式，向受众输入健康知识与观念，并试图影响受众态度和信念，甚至形成或改变受众健康行为的健康信息。公益广告就是典型的劝服性健康信息。例如，倡导控烟的公益广告一般通过强调抽烟如何危害身体健康（理性诉求），或者通过呈现令人恐惧的吸烟者肺部图像（感性诉求），以促使受众形成吸烟有害健康的观念，达到减少吸烟或者（甚至）戒烟的行为效果。

（4）商业性健康信息。商业性健康信息主要指传统媒体上刊登或播出的与健康有关的商业广告，以药品广告和医疗器械广告为主。商业机构组织以付费的方式，借由大众媒体向受众推广所售商品，以提升产品销量和品牌知名度、好感度等。广义上来说，这类商业信息也属于传统媒体健康传播活动的范畴，但与其他性质的信息不同的是，商业性健康信息最终以营利为目的。

（5）娱乐性健康信息。娱乐性健康信息即"寓教于乐"，一般指将教育性或劝服性健康信息以娱乐化的形式呈现，或者将娱乐元素融入其中。例如，将健康知识融入一些知识竞赛类电视节目、通过动画片的形式普及艾滋病知识等。在娱乐性健康信息传播时，受众在轻松的氛围下无意识或者非目的性地接受健康信息。

2. 核心议题

大众健康传播不同于一般的社会新闻报道，传统媒体对于议题的选择既要权衡其新闻价值，又要考虑公共利益价值。有学者将公共健康报道分为四个基本的内容类别：健康服务信息类、医药科技类、卫生政策及其贯彻情况类、医疗卫生界人物类。具体而言，传统媒体健康传播所涉及的议题主要包括以下几类。

（1）生命健康。广义上，传统媒体上有关生命健康议题的内容也属于健康传播的范畴，通常与一些危害人们健康乃至生命的事故相关，例如，媒体关于交通事故的报道、警醒人们酒驾危害生命的公益广告、提醒人们行车系好安全带的公益广告等。

（2）生活保健。生活保健议题涉及日常生活中的健康保养知识、健康饮食、体育运动等内容，通常表现为科普类的文章或视听节目，如《新京报》2013年的文章《冬季养生：加强保暖锻炼"腰杆子"才硬》、北京卫视《养生堂》节目、控烟公益广告等。

（3）疾病知识与防治。疾病知识与防治议题涉及关于某种疾病的介绍、预防和治疗等方面的信息。根据疾病种类的不同可以细分为3类。第一类是重大疾病知识与防治议题，主要包括艾滋病、结核病、血吸虫病等卫生部定义的重大疾病；第二类是重点慢性疾病知识与防治，主要包括心脏病、脑血管病、糖尿病等；第三类是普通疾病知识与防治，主要包括除上述两类疾病之外的其他疾病知识与防治。

（4）公共卫生事件。公共卫生事件是指突然发生的，可能造成或已经造成严重的公众健康损害或威胁到公共健康的重大事件，例如，重大传染性疫情、食品安全、环境污染等。2014年媒体关于H7N9禽流感疫情的报道、南京鼓楼区居民饮用水中检出残留维生素的报道、江西高安病死猪流入七省市的报道等，均属于公共卫生事件议题的健康传播。政府的组织传播、媒体的大众传播和受众自发的人际传播相互作用和交叉，共同影响着突发性公共卫生事件中的健康传播。

（5）心理健康。健康不仅包括身体层面的健康，心理层面的健康也不容忽视，尤其是在当今的社会环境下，都市人普遍容易陷入心理亚健康的状态。媒体中的心理健康议题通常涉及心理健康知识和一些常见的精神性现象、精神性疾病，例如，媒体关于某些明星曾患抑郁症的报道、关于家庭冷暴力的报道等。

（6）医患关系。简单来说，医患关系指患者与医生在诊断、治疗或缓解疾病过程中所形成的一种特殊的人际关系。近年来，医疗行业恶性暴力事件屡见不鲜，医疗纠纷事件和医患矛盾问题引起了社会的广泛关注和热议，医患关系议题也成了媒体报道的热点议题之一。根据受害者的不同，医患关系议题的媒体报道一般可以分为以患者为受害者或以医务工作者为受害者两大类，前者如 2013 年北京天坛医院输液错误致死案，后者如 2016 年广东省人民医院口腔科主任医师被砍死案。

（7）医疗科技。随着时代的发展，医疗技术也在不断进步与革新，对于疾病的治疗方法、治疗成效等都在发生变化。大众对于医疗技术的了解通常来自于媒体关于医疗技术突破和医学发展的报道。例如，媒体关于试管婴儿的报道、电视节目中关于某项技术的介绍等。

（8）医疗政策。医疗政策议题涉及我国的一些医疗政策、法规、医疗体制等问题。例如，媒体关于我国计划生育政策调整的报道、关于医疗卫生改革的报道等。

（9）医疗卫生界人物。医疗卫生界人物议题主要涉及关于人物经历、成就等方面的介绍，一般以专题或人物特写的方式呈现。例如，媒体关于诺贝尔医学奖得主的专题报道等。

（10）特殊议题。除了以上 9 类议题外，传统媒体健康传播还涉及一些特殊议题，难以纳入上述的议题范围中，例如，媒体关于同性恋群体的报道、关于变性手术者心理历程的报道等。

四、大众传播媒介

传统媒体健康传播的过程实质上是健康信息从传者到受者的位移，而连接二者的桥梁即为大众传播媒介。一般而言，大众传播媒介主要包括电视、广播、报纸、杂志，一些学者也将电影、书籍等纳入其中。其中，报纸、杂志属于印刷媒介，具有可再现性和可复制性的特点；电视、广播属于电子媒介，主要依靠电磁波来传递信息。下文将对这4 种媒介的特点进行简单总结。

1. 电视

电视是我国覆盖范围最广、覆盖率最高的媒体类型之一，具有以下特点。首先，电视节目结合声音和图像，调动受众视听觉，信息呈现方式直观、生动；其次，电视的覆盖面较广，在城镇和农村地区都有很高的覆盖率；最后，电视对受众的文化程度要求较低。例如，《养生堂》《健康之路》等电视节目在一些农村地区也有较高的收视份额。

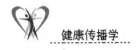

相比其他大众媒体，电视节目的制作成本较高，固定的播放时间使得受众的选择余地较小。

2．广播

广播是通过无线电波或导线传送声音的传播媒介，具有以下特点。首先，广播传播迅速，覆盖面广，能接触广泛的受众；其次，随着广播接收终端的发展，移动化收听打破了空间限制，手机电台、车载广播等极大地扩大了听众群体；再次，对受众的文化程度要求较低；最后，广播节目制作流程较为简单，成本较低。广播的缺点主要表现在口语化造成的内容浅显不深入、稍纵即逝、难以记录、只能顺序收听、选择空间较小等。

3．报纸

与电子媒介相比，报纸受众的主动选择性较强，读者可以根据标题来自由选择阅读哪些内容，跳过不感兴趣的部分，也不受时间和空间限制；同时，报纸承载的信息量较大，信息比较完整和全面；可重复阅读和传阅，有利于加深记忆和扩大受众群；受众阅读时的注意力比较集中。而与杂志相比，报纸的流通周期更短，信息更新频率更高。然而，报纸对受众的文化水平有一定的要求，因此，覆盖群体不如电子媒介广；印刷、发行等环节也限制了信息传递的迅速和及时性；还有，以图文为主的信息呈现形式比较单一、枯燥。

4．杂志

与报纸类似，杂志承载的信息量大，可重复阅读和传阅，受众对于内容、阅读时间、阅读地点都有较大的自主选择权，受众的注意力也比较集中。同时，杂志的专业性和市场分化使得杂志的信息传播更具有针对性，对采编人员专业知识的要求更高，受众阅读的目的性也更强。与电子媒介相比，杂志也具有对于受众文化水平要求较高、信息传递的及时性较弱等缺点。

五、传统媒体健康传播的理论路径

先前的章节已经介绍了健康传播的基本理论与模式。大众传播学和社会学的许多理论（例如，创新的扩散理论、议程设置理论、社会学习理论等），均能一定程度上应用于大众健康传播，分析和解释传统媒体健康传播活动的某些侧面。尽管这些具体理论在研究问题、分析视角、对象等方面有所区别，学者们在传统媒体健康传播研究中主要采取3种研究路径。[①]

1．媒体倡议路径

媒体倡议路径（media advocacy approach）通常用于讨论公共健康促进活动，涉及在推广社会政策或公共政策倡议的过程中策略性地使用传统大众媒体。传统媒体被认为是一种强有力的传播策略，在引起人们参与养生与疾病预防讨论、促进社区组织健康服务和潜在影响公共健康议题的政策制定等方面扮演了重要角色。在媒体倡议路径下，研

---

① Bates B R, Ahmed R. Health communication and mass media: an integrated approach to policy and practice. Gower Publishing, Ltd., 2013, p. 4.

究者通常采用来源于修辞学、公共关系学和议程设置的传播学理论。

2. 社会营销路径

社会营销路径（social marketing approach）通常用于讨论健康知识、观念和行为的推广策略，涉及利用营销理念、策略和手段来设计和实施健康项目，以促进有益于社会的行为改变。社会营销路径假设，知识和信念的改变能够影响个体行为的改变，正如理性行为理论、健康信念模式所阐述的个体认知、信念与行为之间存在某种关系。社会营销路径是在策略层面研究如何让传统媒体健康传播活动更好地形成受众认知、态度、行为改变的理论工具。在社会营销路径下，研究者通常采用来源于决策制定心理学和消费行为学理论。

3. 娱乐教育路径

娱乐教育路径（entertainment-education approach）强调健康教育与娱乐的结合，涉及以娱乐和教育为双重目的来设计和执行媒介信息，增进受众对于所教育议题的了解，形成良好的态度和行为。一些研究已经表明，结合娱乐和教育的大众媒体策略有助于预防艾滋病和安全套使用的行为改变。[①] 娱乐教育路径强调娱乐性媒体从业者、公共健康专业人员以及设计健康促进和疾病预防干预活动的学者三方的合作配合。研究者采用的理论大多来源于社会学习理论、社会心理学等范畴。

第二节　传统媒体健康传播的效果及影响因素

尽管当前的媒介环境已经发生改变，传统媒体仍然是人们获取健康信息的重要途径之一。传统媒体能够以较低的成本和非刻意的方式，在短时间内将健康信息单次或重复地传递给大范围、大规模的受众，最终达到健康知识或健康信息普及、态度及行为形成或改变的目的。然而，关于传统媒体强效果论的观点可能过于理想化。在实际的传播过程中，许多因素会影响和削弱传统媒体健康传播活动的效果。例如，与新媒体相比，人们对于传统媒体中健康信息的接收是比较被动的（passive）。分裂式的媒体环境和受众碎片化的阅读习惯也可能分散受众注意力，降低传播效果。另外，健康信息与受众需求的匹配情况、健康信息的呈现形式等诸多因素也不容忽视。

大众健康传播媒介与效果研究是当今健康传播研究主要的 9 个方向之一。这一方向的研究通常采用问卷调查、访谈、焦点小组访谈、内容分析等研究方法，对大众媒体健康传播的信息形式、内容、技巧，健康信息的传播效果，以及受众的接触模式和反应模式等问题进行探讨。涉及的理论有议程设置理论、涵化理论、使用与满足理论、社会学习理论、沉默的螺旋等。

---

① Kennedy M G, O'Leary A, Beck V, et al. Increases in calls to the CDC national STD and AIDS hotline following AIDS-related episodes in a soap opera. Journal of Communication, vol. 54, issue. 2, 2004, pp. 287-301.

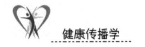
一、大众健康传播效果理论的嬗变

20 世纪初，大众媒介蓬勃发展，深刻影响了人们的政治、经济、文化、军事和社会生活，大众传播被认为具有极其显著的影响力。魔弹论（或子弹论）是这一时期大众传播效果研究的代表理论，该理论认为，媒介对受众的刺激就像魔弹渗入大脑，并迅速促使受众将特定的概念与强烈的情感联系起来，影响受众的想法和行动，而且普通民众难以抗拒这种影响。尽管一些欧洲国家的战时宣传案例似乎印证了魔弹论，这种过于简化的效果论暴露了对个人因素、受众主动性、信息内容等因素的忽视，也因此在 40 年代左右逐渐没落。

国外关于大众健康传播效果的研究主要关注健康传播运动（health communication campaign）的效果。罗杰斯和斯托里将传播运动（communication campaign）定义为"为了达成特定的目标或效果，在特定的时间段内，通过一系列有组织的传播活动，来影响一个相对大型的目标群体的行为"①。麦奎尔将健康传播运动定义为"通过大众媒体等传播渠道，说服个体对自己的健康负责，改变生活形态以过着更健康的生活"②。罗杰斯和斯托里将学界关于传播运动效果的研究成果划分为有限效果论时代、运动可成功时代、适度效果论时代，而后诺尔在此基础上补充了条件效果论时代。

（一）有限效果论时代（era of minimal effects）

20 世纪 40 年代到 50 年代，大众传播研究转向客观经验主义范式，以拉扎斯菲尔德、霍夫兰等为代表的学者采用心理学、社会学领域早已发展的经验主义研究方法（如调查、实验）来测量媒介的影响力。与许多假设媒介强效果的学者不同，他们希望通过经验主义研究来评估这一假设。例如，拉扎斯菲尔德于"二战"期间进行的追踪调查显示，大众媒介最重要的影响是强化既有的政治倾向，10 多年后，他与卡茨的迪凯特研究更揭示了两级传播现象和意见领袖的影响力。这些学者的研究发现大众媒介对于公众舆论或受众态度的影响力是难以确定的。大众媒介很少直接有力地影响个人，其效果十分有限，可能仅仅影响少部分人或者对个体态度和行为产生微小的影响。媒介仅拥有有限效果的观点被称为有限效果视角。

（二）运动可成功时代（campaigns can succeed era）

有限效果论的缺陷在于，经验主义方法论的局限性使得研究结果可能低估了大众媒介的影响力，而且过于关注即时的、可观测的"效果"使得一些可能更为长远、重要的影响被忽视。罗杰斯和斯托里将 20 世纪 60 年代至 70 年代期间称为运动可成功时代，

① Rogers E M, Storey J D. Communication campaigns//Berger C R, Chaffee S H, Beverly Hills. Handbook of communication science. California, Saye, 1987, pp. 817 - 846.

② McGuire W J. Public communications as a strategy for including health-promoting behavior change. Preventive Medicine, vol. 13, 1984, pp. 299-319.

这一时代的基本观点认为，如果根据恰当的传播策略来设计和执行传播运动，则可能取得良好的效果。代表学者门德尔松（Mendelsohn，1973）总结了传播运动的成功经验和策略：①在设计传播运动的阶段利用形成性评估（formative evaluation），以便在事前调查的经验积累中包含前馈（feedforward）受众信息；②设定合理的传播目标，鉴于仅有很少的受众会因此改变他们的外显行为；③对受众进行细分，将异质的大规模受众区隔为相对同质的子群体；④考虑人际传播的影响，包括由大众媒介信息所触发的网络。①

　　总的来说，这一时期的传播运动效果研究认为，策略性地设计和执行传播运动，能够提高运动成功的可能性，达到更好的传播效果。这一转变使得传播学者的角色除了进行事后评估，同时也参与设计和执行传播运动，从总体上看，传播运动的成功率似乎得到了提高。始于 1971 年的"斯坦福心脏病防治计划"（the stanford heart disease prevention program，简称 SHDPP）是这一时期典型的健康传播运动，也是美国历史上著名的健康传播运动。此次健康传播运动由心脏病学家和传播学者共同完成。研究者在加利福尼亚州的两个社区中开展大规模的干预活动，成功促进了人们采纳体育锻炼、健康饮食、戒烟等行为来预防心脏病。这一运动被一些学者视为健康传播系统性研究的开端和美国乃至世界健康传播的里程碑。

（三）适度效果论时代（moderate effects era）

　　20 世纪 80 年代至 90 年代年间被称为适度效果论时代。早期的传播运动往往只依靠大众媒介来实现传播目标。而这一时期传播效果的概念化转变使得学者们逐渐认识到，传播的运作无法脱离其所处的复杂的社会、政治、经济和文化矩阵，换言之，传播无法自己独立地产生效果。尽管许多健康传播运动取得了成功，但失败的案例也屡见不鲜。随着学者们对于传播运动效果的深入理解，他们更加关注传播运动是如何发生作用、哪些因素使得它们产生良好的效果、这些运动存在什么局限性。

　　一个显著的理论转变在于，人际网络对于态度和行为影响的潜在力量得到证实。同时，多渠道传播对于实现传播目标的重要性也被认可。多渠道的传播活动表现出协同作用，而且受众行为改变的效果比单一渠道受众行为改变效果之和更显著。不同渠道倾向于强化彼此的作用，每种渠道携带不同类型的信息。总的来说，大众媒介在触及和告知更广泛的受众方面表现出更好的效果。人际传播则更能强化既有态度和外显行为，也更能促使行为的改变。

　　尽管学者们对于大众媒介的效果有了更客观、保守的认识，这一时期的健康传播运动似乎比以前更容易取得成功，原因在于技术的发展允许人们对于已经成功的健康传播运动有更深入的了解。例如，SHDPP 计划中研究者通过监测食品商店的销售数据来反映特定食品类别的营养需求变化。

---

① Mendelsohns H. Some reasons why information campaigns can succeed. Public Opinion Quarterly, vol. 37, issue. 1, 1973, pp. 50 – 61.

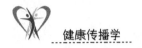

（四）条件效果论时代（conditional effects era）

学者诺尔认为，1996—2006 年可以被称为条件效果论时代。这一时期的大众健康传播研究不一定发现新的传播设计原理或策略，但先前时期的一些研究成果在这一时期的诸多案例中得到了有效的、创新的实践。随着大众健康传播活动设计者更加注重传播策略和原理，越来越多的大众健康传播活动取得了显著的效果。①

二、"知信行"：传播效果的 3 个维度

前面的章节已经介绍过健康行为改变的"知信行"模式。该模式认为，健康知识（或信息）、态度和信念的形成、健康行为的形成或改变是一个渐进的、逐渐深入的过程，但三者的递进关系并非必然存在。在考察传统媒体健康传播活动的效果时，我们亦可借助这一模式来剖析传播效果在多个维度上的表现，以及不同维度的效果有何分析视角，表现出怎样的特性。现有经验研究对于健康传播活动效果的探讨也一般着眼于这 3 个维度，从知晓、态度/信念、行为三个方面测量传播效果。例如，在一次地方性糖尿病知识科普项目前后，分别调查该地区居民对于糖尿病预防、治疗知识的了解情况；艾滋病公益广告播出前后调查受众对于艾滋病及其患者的态度；性教育活动前后调查受众的安全套使用态度和行为；等等。

（一）知晓维度

知，即知晓维度。传递信息是传统媒体的基本功能，受众的知晓是传播活动的基本效果。知晓维度的效果一般表现为告知公众关于某事件的信息、提高受众某方面的健康知识水平、引起受众对特定行为后果的注意、传递和凸显某些健康理念等。

传统媒体健康传播活动在知晓维度的效果有广度和深度两个面向。在广度的方面，媒体的覆盖区域、能触及的受众规模等能够反映其健康传播活动能在多大范围内传递知识、告知信息。比如，仅仅被地方性媒体报道的食品安全事件仅在当地小范围内传播，仅有本地人知悉；省级非上星电视频道播出的科普节目也仅供该省份的观众收看；电台养生讲座只能将知识传递给频率覆盖区域内的广播听众。在深度的方面，知晓的深度即指受众对于特定议题的了解程度。由于传统媒体一般传递整体化的信息，承载了较大的信息量，受众通常表现出部分吸收。信息的针对性和有效性、信息的表现形式、重复率、个人的媒介接触习惯与信息素养等因素都会影响到知晓的深度。值得注意的一点是，不同的健康传播活动，对于广度和深度的着重点不同。例如，媒体对于突发性公共卫生事件最初的报道可能更注重短时间内对事件进行传播，实现大范围的告知。而一档针对老年人的养生类电视节目则更追求知晓的深度。

---

① Noar S M. A 10-year retrospective of research in health mass media campaigns: where do we go from here? . Journal of Health Communication, vol. 11, issue. 1, 2006, pp. 21-42.

（二）信念和态度维度

信，即态度和信念维度。信念和态度是比知晓维度更高层次的效果，一般情况下也是行为改变的前提。信念和态度维度的效果一般表现为受众对于某些健康理念的认可或反对、对于某些健康行为持有支持或反对的态度、对事物或事件持有的看法等。例如，受众接触到大众媒介上投放的控烟公益广告，了解到吸烟对于身体健康有哪些危害（知晓维度），对吸烟产生抵触、恐惧情绪和反对态度（态度维度）。

不过，受众的态度并不一定朝着传播者设想的方向发展。一方面，有研究表明，公益广告中过度的恐惧诉求可能引发受众的抵触情绪，启动选择性信息处理过程，逆向解读信息内容，这样反而会使得受众态度朝着相反方向发展。例如，过度呈现吸烟危害的公益广告可能会引起部分受众的反感，促使他们产生"吸烟尽管对身体不好但不会危害生命"的想法；反对酒后驾驶的公益广告如果过分展现车祸事故现场的恐怖画面，也可能适得其反，让部分受众回避信息。另一方面，传统媒体的健康传播活动可能会产生传播者无法预料的效果。例如，对于食品安全的公共卫生报道可能造成受众的担忧，进而造成销量的下滑，甚至可能影响公众对于政府、国家和社会的信任程度。

（三）行为维度

行，即行为维度。行为的形成或改变是传统媒体健康传播活动最高层次的效果维度，行为的形成指受众养成或采纳一种新的行为（例如晨跑），行为的改变指受众对原有行为进行调整（例如戒烟）。值得注意的是，传统媒体健康传播带来的积极行为效果有两种表现形式：促进积极的改变和预防消极的改变。换言之，媒体的健康传播活动可以促进人们形成健康的行为或（和）放弃不利于健康的行为。行为维度的效果是最高层次的效果，是许多劝服性健康传播的最终目的。然而，传统媒体上的信息纷繁复杂，受众接触传统媒体并不意味着一定会形成积极的行为结果。例如，青少年有可能效仿电视剧中的人物吸烟，儿童可能因长期观看含有暴力内容的动画片而做出伤害行为。

许多经验研究也已证实了传统媒体健康传播活动可以产生行为维度的效果。斯奈德和汉密尔顿（Snyder & Hamilton, 2002）对 48 项美国的健康传播研究进行了元分析（meta-analysis），结果显示，大众媒体健康传播运动对于行为改变的平均影响的相关系数为 r = 0.09；在影响人口占比的方面，大众媒体健康传播运动平均能促使 8% 的人口在健康行为方面朝着传播者所期望的、积极的方向改变。[①] 德宗和利普西（Derzon & Lipsey, 2002）关于 72 项反对青少年毒品滥用的研究之元分析也发现了大众媒体健康

① Snyder L B, Hamilton M A. A meta-analysis of U. S. health campaign effects on behavior: emphasize enforcement, exposure, and new information, and beware the secular trend//Hornik R C. Public health communication: evidence for behavior change , 2002, pp. 357-384.

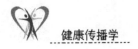

传播运动在提升知识水平、形成积极态度和促进积极行为改变方面的作用。[1] 正如前文所述，传统媒体的健康传播活动是否能达到行为维度的效果、效果表现如何会受到许多因素的影响，需要视具体情况而论。

三、个体、群体与社会：效果的分析层次

在考察传统媒体健康传播的效果时，学者可以从不同的分析层面进行研究，这些分析层面可以简化为个体、群体和社会3个层面。从传播目的来看，不同的传播活动可能针对个体、群体或整个国家/社会等不同的层面，相应地，效果也可能表现为不同的层面。例如，公共卫生事件报道向不同的受众个体告知信息，个体知晓事件即为个体层面的效果，民众的总体知晓度即为社会层面的效果。

（一）个体层面

个体层面的效果是研究者首要关注和最容易测量的分析层面。不论从哪个层面入手，探讨传统媒体健康传播效果的经验研究都不可避免地以个体为单位来进行测量，再将结果推及至研究的分析层面。知信行模式、认知—情感—行为、信念—态度—意向—行为等模式都着眼于微观的个体层面，从受众的心理和行为探讨传播活动的效果作用机制。

（二）群体层面

群体层面的传播效果一般表现为个体层面效果的累积。例如，某健康教育机构利用地方性大众媒体开展艾滋病知识和安全套使用的科普活动，就可能在该特定区域、特定的受众群体中产生传播效果；对于大众媒介的策略性选择可以有针对性地对老年人进行慢性病的科普活动。

（三）社会层面

一般而言，传统媒体健康传播效果的最高层次即为社会层面，即在社会或国家层面形成知晓、信念/态度甚至是行为改变的效果。例如，呼吁人们多采用公共交通工具的大众传播活动可能在个体层面产生知晓、信念/态度和行为改变的效果，促使一些受众个体减少开私家车的次数，在某个区域的群体层面表现为交通状况的改善，而在国家层面则可能降低能源的使用和二氧化碳的排放量，长此以往可能将改善空气质量。

综上所述，将效果维度和分析单位两方面进行整合可得到传统媒体健康传播效果的分析框架（见图3.1）。此分析框架有助于我们将每个研究对于效果的探讨放置在不同的位置，也为未来的传播活动设计或研究方案制定提供了参考。

---

[1] Derzon J H, Lipsey M W. A meta-analysis of the effectiveness of mass-communication for changing substance-use knowledge, attitudes, and behavior// Crano W D, Burgoon M. Mass media and drug prevention: classic and contemporary theories and research. 2002, pp. 231-258.

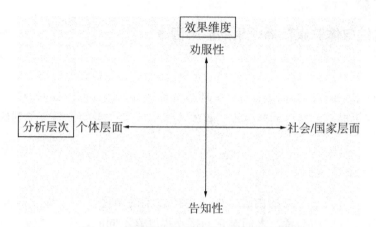

图 3.1　传统媒体健康传播效果的分析框架

四、直接路径和间接路径：效果的两种作用路径

传统媒体健康传播活动主要通过直接和间接的两种路径产生效果。直接路径指的是受众直接接触到传统媒体中的健康信息，达成信息沟通或态度和行为改变，例如，通过直接阅读报纸来关注某个公共卫生事件的最新进展，通过看电视节目了解某种疾病的预防知识，或者受到控烟公益广告情感诉求的影响决定戒烟并采取行动等等。传统媒体在设计健康传播活动时，主要考虑经由直接路径形成的影响，比如，在针对某种疫情的报道中，新闻工作者对信息的准确性需要一再核实，以防因信息不准确对公众形成误导；再如在倡导无偿献血的公益广告中，要考虑通过怎样的信息设计和诉求来传递献血有益于个人和社会的理念，唤起受众的共鸣，形成信念并促成献血行为。对媒体而言，直接路径的效果更容易通过信息内容、信息形式、传播时间、传播地点等方面来主动控制，其效果也比较容易借助收视率、发行量等数据来评估。

间接路径主要指传统媒体健康传播活动也可能间接作用于那些并未直接接触的人。首先，在健康议题中，传统媒体依然具备为公众设置议程的功能和能力，换言之，传统媒体能够提高个体的社会网络对于特定议题进行讨论的频率、深度，影响讨论的方向。其次，传统媒体健康传播活动可能借由意见领袖或朋友、同事等人际网络的二次传播，将健康信息扩散到没有直接接触过该媒体该健康信息的人。同时，由媒体促成的态度、信念或行为也可能在一个朋友圈子中传递和扩散。例如，有些人受到公益广告的影响而加入了聋哑儿童支教团队，周围的朋友也可能随其一起加入；再如，有人养成了良好的体育锻炼习惯，健康状况明显改善，周围的朋友受其影响也形成了适量运动的好习惯。最后，传统媒体的健康信息也可能通过新媒体的传播，触及更广阔的受众，形成间接影响。与直接路径相比，间接路径更加依靠人际网络发挥作用，可对直接路径的效果进行补充和扩大。

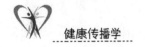

五、传统媒体健康传播效果的影响因素

健康传播效果的产生是一个十分复杂的社会过程，从发出信息到受众接收信息，中间存在着许许多多的环节和因素，每个环节或因素都可能对效果的形成产生重要的影响。因此，要想提高传播活动的效果，首先应该对效果产生的机制及其制约因素有一个清楚的认识。

（一）传播者属性

传播者决定着健康信息的内容，但从传播效果的角度而言，即便是同一内容的信息，如果出于不同的传播者，人们对它的接受程度是不同的。因为受传者首先根据自己对传播者的评价来判断健康信息的真伪和价值。亚里士多德曾用"信誉证明"（伊索思）的概念阐述传播者在演讲中凭借个人品格来影响听众。也有学者提出类似的概念——可信度，用以解释传播者属性对传播效果的影响。霍夫兰等人通过实验证明，信源的可信度越高，其说服效果越大；信源可信度越低，说服效果越低。一般认为，可信度包括两个要素：一是传播者的信誉，包括是否诚实、客观、公正等品格条件；二是传播者的权威性，即对特定问题是否具有发言权和发言资格。

在传统媒体的健康传播活动中，传播者通常是指健康信息的制作者和发布者。在我国，政府部门、医疗卫生机构和大众传媒是最主要的健康传播者。

政府部门既是健康传播的管理者又是实施者，政府的健康传播行为是其管理行为的自然延伸。在我国公民的认知上，人民政府具有良好的信誉，作为健康信息的信源能够获得人们充分的信任。而对于政府来说，保证信息的透明度和时效性则是保障传播效果的最好方法。如果政府部门和医疗卫生机构都没有及时向社会传播健康问题的相关信息，就会缺乏权威声音，公众就容易受到各种传言的暗示，从而造成失真信息泛滥。

医疗卫生机构在健康传播中发挥着无可替代的作用，由于医疗卫生机构处于医疗卫生事业第一线，医务工作者对各类疾病和健康问题有丰富而科学的认识，因此，他们在向公众解释健康问题、疫病防治方法、普及医学知识等方面具有高度的权威性。

大众媒体则发挥着健康环境监控、健康信息扩散的重要社会职能。与医疗卫生机构相比，大众媒体的健康信息相对没有那么专业、科学和规范。但是医疗卫生机构的传播形式不够生动活泼，传播范围不够广泛，传播时效不够高，也缺乏专业性的传播人才。而大众媒体注重健康信息的新闻性，形式比较活跃，生动通俗，传播时效高，重视渲染吸引公众眼球，影响社会范围广，容易引起即时的传播效果。

虽然不同的健康传播者在信誉和权威性方面存在差异，高可信度高传播者通常而言比低可信度低传播者有更显著的即时传播效果，但由于"休眠效果"的存在，使得可信度对传播效果的影响随着时间的推移而逐渐消失。也就是说，不管健康信息传播者的可信度高还是低，受众对健康信息的主观评价和接受程度会逐渐趋于一致，因为受众会随时间推移，淡忘不同传播者可信度的差异，而使得健康信息本身的说服力凸显出来。因此，在考察健康传播的效果时，我们不仅要考虑传播者的可信度，还需要结合健康信息的属性来考察。

（二）内容属性

健康内容的属性是决定传播效果的关键所在。传播者制作的内容是否为受传者所关心、感兴趣，是否重要、新鲜，是否可靠、可信等是受传者价值判断的核心。除去内容自身的要求外，内容的表现方式同样对传播效果有重要影响。形式、方法不当，再好的内容也难以传播出去，可能还会引起误解甚至反感。健康内容影响传播效果的因素主要包括符号使用和表达形式两方面。

1. 符号使用

健康内容主要由语言符号和非语言符号构成。语言符号是人们进行健康信息交流的主要工具，包括声音语言（有声符号）、文字语言（写作符号）两部分。语言符号的传播特征是清晰明了，陈述按照时间顺序，推理合乎逻辑规范，富有抽象概括性。非语言符号是指在声音语言和文字语言以外的人类器官接收的各类表征符号，例如，色彩、距离、图像、表情、姿态、病症、气味等。非语言符号的表象是具体的，但含义往往模糊容易产生多义性。因此，非语言符号的传播往往无秩序，不如语言符号便于控制。语言符号和非语言符号可以相互补充，充实单方面符号在传播信息时的某些损失或缺欠。

使用语言符号要准确、适合受传者理解和媒介采用。不同的媒介信息传播方式不同，印刷媒介是写作符号、广告是声音符号，电视则两者兼具，因此要针对媒介裁量适用的语言符号。另外，不同的群体对文化水平不同，对健康知识的理解和实践能力也有很大差异，这就需要充分考虑受传者特点，采用合适的语言符号，才能实现传播的目标。

在健康传播中还会大量运用各种非语言符号，比如，关爱残疾人的手势、关爱艾滋病的"红丝带"标记等。这些非语言符号表达生动容易吸引受众注意力，同时因为其直观性，可以通过感觉器官直接接受。

2. 表达形式

（1）"一面提示"与"两面提示"。"一面提示"即一面之词，是指在健康传播中只对受传者阐述的好处，而不是展现可能的负面后果。"两面提示"即在健康信息的诉求中不仅说明信息的好处，也将其所有的副作用展现给受传者。两种方法各有利弊。一般来说，"一面提示"能够对己方观点做集中阐述，论旨明快，简洁易懂，但同时也会给人一种"咄咄逼人"的印象，可能使传播对象产生怀疑和抵抗的心理。"两面提示"由于给对立观点以发言机会，给人一种"公平"感，可以消除说服对象的心理反感，但由于同时提示对立双方的观点，论旨变得比较复杂，理解的难度增加，在提示对方观点之际如果把握不好分寸，反而难以实现良好的传播效果。

（2）恐惧诉求。诉诸恐惧是健康内容中比较常见的一种传播技巧，一些健康议题通过运用诉诸恐惧唤起人们的危机意识和紧张心理，传播健康知识的同时，让受众的态度和行为在恐惧心理的诱因下，向一定方向发生变化。

研究者发现，恐惧信息给接收者制造了一种不愉快状态，而人们本能地想摆脱恐惧带来的不愉快，于是传播者在传递的信息中就为人们提供了一种特殊的行为方式，比如

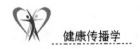

说告诉人们照此行为准则去做，就会消解威胁和恐惧。早期的学者认为，恐惧诉求对健康信息传播效果的影响起到积极作用，随着恐惧程度的上升，信息的传播效果也得到明显的加强。不过，在随后开展的恐惧诉求实验中，詹尼斯与费什巴赫以牙齿保健为主题，将3种不同的牙齿保健信息，设计了高、中、低3种不同强度的恐惧诉求。实验结果显示，恐惧诉求强度最低的说服效果是最佳的，被试对牙齿保健的态度改变显著，而恐惧诉求强度最高的广告，反而没有达到说服效果，詹尼斯得出结论是，当恐惧诉求的强度过大，刺激太过强烈，可能唤起某种形式的干扰因素，以致降低传播效果。即二者存在负相关关系，随着恐惧程度的上升，广告的说服力反而降低。于是，学者提出了恐惧程度与传播效果之间存在着一种倒 U 型曲线的关系。即恐惧诉求强度与传播效果存在曲线相关关系，具体而言，即较高或较低强度的恐惧诉求都将导致轻微的态度改变，而中等强度的恐惧诉求才能达到最大程度的态度改变。

（3）诉诸幽默。诉诸幽默同样也是健康传播中受欢迎的内容形式。在严峻，甚至痛苦的健康问题面前，适当的风趣和乐观精神能够鼓励人们更多地接受相关健康知识，更多地采纳战胜疾病的行为方法。

有不少学者对幽默与传播效果之间的机理进行了研究，其中比较有代表性的是心境一致性假说（mood-congruent hypothesis）和分心假说（the distraction hypothesis）。心境一致性假说认为，在信息的解码过程中，受传者会对那些与当时心境相一致的信息进行优先处理。也就是说，当个体心境不佳时，他所加工或回忆的信息多是负性的；而积极心境下的个体则会贮存或提取更多积极性的内容。[1] 幽默的主要作用之一是"逗乐"（joke），因而，健康传播中引进幽默内容很可能诱导出受众较佳的心境，良好的心境便会易加深其对健康信息的理解和记忆。分心假说则认为，当人们遭遇到与其已有观点存在差异的说服性信息时，内心会产生一些对抗性思维。这种思维过程存在的目的是降低既有态度改变的可能性。因此，若所呈现的视听信息想要克服受众的内心阻抗提高其说服效果，方法之一便是采取分心策略，对受众自动产生的对抗性思维进行干扰。[2] 比如，在传播吸引有害健康的信息时，吸烟者可能对这一信息存在对抗性思维，从而拒绝接受。如果采用幽默的方式表达同样的意义，将有助于提高受传者的接受程度。

由于文化背景的差异，西方健康传播者比我国健康传播者更多地使用幽默诉求。我国的健康传播中使用诉诸幽默要张弛有度，在亦谐亦谐中带给人们希望和欢笑，避免不适宜的幽默形式引起受众的反感。

（三）传播对象属性

对于不同的传播对象，即便是同一个传播者，运用同一种方法传达同一内容的信息，引起的反应都是不同的。因为，传播效果的形成是一个多种因素交互作用的过程，

---

① Cline T W, Kellans J J. The influence of humor strength and humor-message relatedness on ad memorability: a dual process model. Journal of Advertising, vol. 36, issue. 1, 2007, pp. 55-67.

② Duncan C P. Humor in advertising: a behavioral perspective. Academy of Marketing Science Journal, vol. 7, 1979, pp. 285-306.

不仅传播主体、内容和技巧会对效果产生影响，传播对象自身的属性也起着同样重要的制约作用。

传播对象的属性通常包含以下几个方面：①性别、年龄、文化程度、职业等人口统计学上的属性；②人际传播网络；③群体归属关系和群体规范；④人格、性格特点；⑤个人过去的经验和经历等。所有这些属性规定着传播对象对媒介或信息的兴趣、感情、态度和看法，同时对传播效果产生重要的影响。

人口统计上的属性是影响传播对象健康信息接收活动的基本因素。比如，中老年人身体机能下降，他们通常会比青少年有更强的健康信息需求，更多地关注某些领域或疾病的信息；不同文化程度的传播对象对健康知识的获取和理解能力存在差异，导致传播效果不一。

除了人口统计学的属性外，传播对象所处的群体和人际传播网络对健康传播效果有很大的影响。实证研究表明，人际传播比大众传播有更强的说服力，因为人们更愿意相信自己熟悉的人。其中，"意见领袖"在扩散传统媒体的健康信息传递范围，提高说服力上面发挥着重要作用。此外，个人所处的群体，比如家庭、同事、亲友等，其成员的多数意见所产生的群体压力也对个人的言行具有重要的制约作用。特别值得注意的是，非健康人群往往会形成比健康人群更为密切的群体，他们拥有明显的群体特征，获得更强烈的群体认同感。一方面是由于他们对于疾病所带来的生理和心理的痛苦的感同身受；另一方面是因为他们受到了异样的社会信息反馈，这使得他们在接受某些健康信息时，更倾向于参照"同病相怜"的群体成员的观点。

第三节 传统媒体健康传播存在的问题与伦理规范

现阶段，我国居民的健康知识知晓率低，吸烟、酗酒、缺乏锻炼、不合理膳食等不健康生活方式比较普遍，不良行为习惯和生活方式成为引起疾病的重要因素。从社会角度看，社会结构急剧变化和职业分化，竞争日趋激烈，生活节奏加快，导致人们精神压力增大、行为模式失序，直接损害身心健康。随着我国经济的发展和人民生活水平的提高，民众的健康意识逐渐回归，健康成为人们越来越热衷的话题。为适应这一广泛的社会需求，健康传播也就顺理成章地成为媒体的热门栏目，报纸杂志、广播电视等传统媒体以高昂的热情、积极的态度开展了不同形式的健康传播。但是，很多媒体工作者对健康传播缺乏较充分的认识，草率行事，更有不少唯利是图者利用管理的缺失，打着健康的名义，损害群众健康利益。因此，准确认识当前传统媒体上的不良健康传播现象，规范健康传播活动，是关系到人民的健康素质、生活水平的大事。

一、我国传统媒体健康传播存在的问题

国家卫生计生委出台的《全民健康素养促进行动规划（2014—2020 年）》明确提

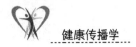

出，2020 年城乡居民健康素养要达到 20%。媒体要积极参与到健康素养促进行动项目中来，探索中国特色健康干预模式，引导群众树立健康观念，倡导健康生活方式，提高群众健康素养和自我保健意识。因此，传统大众媒体肩负着提高民众健康素养的使命，是推进"健康中国"建设的强大动力。

然而，根据国家新闻出版广电总局 2014 年下发的《关于做好养生节目制作播出工作的通知》，省级卫视的 103 档节目仅有 9 档"合格"，省级台地面频道、城市台和市县台这方面的情况更严重。某些电视健康类节目打着"健康"的名义，传播"不健康"的信息，挣不该挣的钱，损害了中国电视媒体的公信力和美誉度。2015 年，各级电视台进行整改调整后，电视健康类节目回落至 120 多档，整改率达 80%。作为传统媒体的电视尚且如此，其他媒体如果疏于监管，情况将有过之而无不及。[1]

电视、广播、报纸和杂志四大类媒体中健康栏目众多，内容制作主体鱼龙混杂，导致栏目品质参差不齐。这不仅误导了电视观众，损害了公众的利益，还严重影响了媒体的形象。具体而言，传统媒体的健康传播活动主要存在以下问题。

(一) 健康内容缺乏科学性和严谨性

健康传播活动的目标是提升人们的健康水平，对观众的健康养生和疾病诊疗起着重要的引导作用。科学性是健康信息的重要特征，健康传播的最起码要求，但是在许多健康节目中，时常能见到一些不科学的健康信息，这些信息不但不能提高人们的健康水平，反而会损害人们的健康，严重的还有可能危及生命。有的栏目过于片面判断事物的好坏，而且缺乏针对性、指导性，使人们不能正确地认识健康问题。有的栏目制作有低俗化倾向，部分节目选材偏重"鲜""奇"，那些罕见病、怪病、绝症成了节目内容的重点，通过奇闻怪谈的形式，以求猎取人们的同情心、好奇心、窥伺欲从而达到提升收视率的效果，这实则走入了传播误区。还有的节目随意选择信源，让"伪专家"大行其道。比如，某地方卫视《百科全说》曾一度是全国收视率第一的电视健康类节目，但嘉宾选择方面存在不少问题，给诸如张悟本等"神医专家"提供了可乘之机，他们打着传播养生的幌子，大肆宣传伪科学。

(二) 广告类伪健康栏目误导受众

广告类伪健康栏目从形式上看似是在传播健康信息，但实际却是在内容上对观众进行潜移默化的影响，因为广告的内容传播不仅包括产品本身，而且也包含着健康观念的植入，容易使观众错误地理解某个健康话题或是健康观念。一些医药类的广告会经常改头换面，用一些不切实际的承诺性语言，用毫无科学的理论夸大产品的疗效，或以专家、医生、患者的名义和形象来证明产品质量，提出一些让人容易混淆的概念来骗取观众的注意力和信任度。总之，此类伪健康广告总是以各种形式来蒙蔽观众的眼睛，进而达到获取利益的目的。

---

① 参见胡智锋、姚宏文《中国电视健康传播报告 2016》，中国传媒大学出版社 2017 年版，第 4 - 7 页。

（三）健康传播资源分布失衡

1978 年，《阿拉木图宣言》提出："健康是一项基本人权，达到最可能的健康水平，是世界范围内一项重要的社会性目标。"如果将健康当作一项基本的人权，那么电视健康节目的传播便是实现健康人权的一项基本手段。但是，我国的健康传播资源分布失衡，呈现出强烈的都市化分布倾向。由于市场经济的发展，媒体越来越注重收视率和收益，在这种情况下，传统媒体总是将目光集中于收入水平高的城市居民，更多地关注城市疾病和针对白领及办公人群进行节目定位。有调查表明，传统媒体在制作和传播健康信息时很少把注意力集中在农民受众身上，健康传播栏目往往只根据城市居民的健康情况进行策划。由于农民常年从事艰苦的体力劳动，生活条件和身体素质与城市居民都有很大的区别，而且农村人口文化水平相对较低，对于健康信息的理解能力与城市居民存在差异，而绝大部分健康栏目并没有考虑到农民的切身情况，导致农民对于健康传播的相关内容失去了兴趣，不利于农村人口健康素养的提升。①

（四）造成不利于医患关系和谐的信息环境

我国医患问题由来已久，医患事件千姿百态。随着公众对医患纠纷投以越来越多的注意力，部分媒体为适应社会热点，迎合受众眼球，热衷于炒作或夸大医患冲突来博取阅读率。而传统观念下医患双方社会地位的悬殊造成了现代社会中医患纠纷事件里患者及其家属极易是弱者的角色设定，媒体本着伸张正义的立场，先入为主地将矛头指向医院，把自己的思想、偏好、推断、情绪强加于事实的本来面目中，一边倒地支持患者。但事实上，医患纠纷事件结果的背后，隐藏着复杂的原因，而对于纠纷的责任鉴定也是属于医学领域的专业问题，不能由新闻媒体妄下评论。可是现今的媒体，对于各式各样的医患关系进行格式化处理，通常展示给受众的都是弱势无辜的患者形象和德行欠佳的医生面孔。

媒体作为社会的瞭望塔和温度计，通过发布报道来展现客观事实，受众通过接收信息形成主观概念，以此为依据产生医患关系现状的认识。但是媒体有失公正的传播行为，将本有裂痕的医患关系再次撕裂，在损害和谐医患关系的过程中充当了加速扩大的推手角色。

二、传统媒体健康传播活动的伦理与责任

媒体组织通过占有和使用传播资源，行使其参与权、话语权、知情权和监督权，成为社会中极其重要的团体。在生活水平提高的今天，公众对生命健康的关注程度越来越高，大众媒体的健康传播活动对受众的健康影响更加明显，不仅影响受众的生活方式，也影响他们的健康意识与健康理念，在发生重大公共卫生事件时，还担负着守望健康环

---

① 参见陈露《大众传媒在农村健康传播中的社会责任与行动策略研究——四川省部分农村乡镇的实证调查》，成都理工大学 2010 年硕士学位论文。

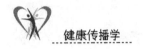

境的重要作用。因此，健康传播中媒体更需要严格遵守伦理规范，承担相应的社会责任。

（一）科学严谨原则

媒体是公共利益的代言人和社会正义的守望者。媒体掌握着传播的话语权力，相对于受众而言，媒体总是处于强势地位。受众的文化素质是参差不齐的。对于多数受众而言，他们的健康知识十分有限。在受众的心理预期中，很多人都把电视、报刊等传统媒体作为真理与正义的化身，期待从媒体获得正确的健康知识。媒体在健康传播中必须切实对受众负责，新闻传播的生命力和道德底线是真实准确的，健康传播更应客观中立、严谨负责、科学专业。首先，要确保各类信息要素准确，资料来源和专家观点真实可靠。其次，议程设置时应挑选代表性事件而非离奇个案，避免小概率医疗新闻放大成公众健康议题。再次，在争议问题上应引用正反双方观点，避免因偏颇之词、道德批判引发的公众负面情绪。最后，力求信息能够经受时间检验和舆论质疑，达到长期真实准确。

（二）不伤害原则

生命健康权是公民最根本的人身权利，是享受其他权利的基础。不伤害是医疗卫生活动的最低要求，是医学伦理评价的底线标准。违背这一原则就意味着医疗卫生活动彻底背离其增进人的身心健康的根本宗旨。生命健康的价值远高于信息传播等其他社会活动的价值，不伤害健康无疑是一切行为的道德起点，也应是健康传播的伦理起点和首要原则。其一，媒体开展健康传播的出发点应是反映并改善现状，而不是单纯性批判曝光；其二，内容措辞应严谨、理性、克制，而不能为了吸引公众关注而煽情；其三，信息采集应合理合法，尽量避免"钓鱼采访"等争议方式；其四，案例选取应保护隐私，不能以牺牲当事人的权益来博取大众的眼球；其五，应尽力预见传播后果，有条件时提醒受众预防不良反应。

（三）公利优先原则

医疗卫生行为以保护病患的利益、促进病患健康、增进其幸福为目的。大众媒体开展健康传播活动同样必须考查行为是以增进受众健康为主要目的，还是以获取媒体和传播者私利为主要目的。在商业利益与公共利益产生冲突时，媒体必须始终把公共利益放在第一位。在健康传播中，媒介的信息传播不仅直接影响着受众的身心健康，引导着全社会受众的健康意识与健康理念，甚至与特定受众的生命质量与生死观念息息相关。媒体所担当的更广泛和特殊的社会责任决定了其不能像一般企业一样以追求经济利益为己任，而应该把人民群众的利益放在首位，使经济利益服务并服从于公共利益。

（四）公平公正原则

医疗卫生事业秉持公平公正原则，核心是保证每一个人平等合理享受卫生资源或享有合理平等分配卫生资源的权利。大众媒体的公共属性同样要求媒体机构追求人人平等享受信息资源的目标，避免加剧"知沟"矛盾。以公平公正原则评价大众健康传播，不但要评价所有公民享有同等地接受和合理分配健康信息资源的权利，还要评价媒体是否尽可能消除传播者与受传者以及受传者之间的信息不对称，保证社会公众获得全面的健康信息。[1] 因此，传统媒体的健康传播活动应以促进"人人健康"为目标，在保持严谨科学格调的基础上，充分考量不同受众群体的知识背景、生活习惯、健康水平等因素，根据目标受众多元化健康需求提供更具指导性、亲和力和通俗化的内容。同时，要评估可以及时修正健康传播计划，改进健康传播渠道，使健康传播活动达到更广泛、更全面的效果。

【案例分析】

中国健康养生电视节目第一品牌——《养生堂》

《养生堂》栏目是北京电视台科教频道 2009 年推出的一档健康养生类节目，节目以"传播养生之道、传授养生之术"为栏目宗旨，秉承传统医学理论，根据中国传统养生学"天人合一"的指导思想，按照二十四节气来安排节目内容，每天既系统介绍中国传统养生文化又有针对性的介绍实用养生方法。节目中，国内顶级中医养生专家以浅显易懂的方式，传递最实用的养生知识。《养生堂》自开播来，收视率不断攀升，屡创新高，成为北京电视台最具影响力的养生节目。2010 年，《养生堂》将在原有基础上推出周日加长版，以进一步扩大节目的服务性和影响力。《养生堂》循四时节气，遍请名家高人开讲养生之道，荟萃茶饮药膳传授养生之术，弘扬国医国学。

栏目开播不久，即受到观众的认可，2009 年第一季度月平均收视率约为 0.8%，5 月上升到 1.58%，到 7 月则为 2.15%，9 月将近 3%，首播全年实际平均收视率为 2.69%，当年单期节目最高收视率为 4.68%。2011 年，该栏目进行了全新改版，并移至北京卫视播出。节目持续得到广大受众的认同，其收视率、影响力、美誉度也迅速提升。2015 年，《养生堂》栏目累计收看人次达到 7 亿。不仅是全国健康类栏目的收视冠军，同时也稳居含央视在内的，全国所有上星频道傍晚时段的收视冠军。

据央视索福瑞数据显示，全国 60 岁以上老年人中近 80% 的观众看过《养生堂》，《养生堂》已经与全国大部分中老年观众形成了紧密而牢固的连接。随着《养生堂》知名度的提升和影响力的扩大，大量中青年受众也渐渐成为《养生堂》的忠实受众，成为拉动栏目收视增长的重要动力，2015 年，《养生堂》25～55 岁的受众比重超过了 30%。现在《养生堂》的受众结构进一步优化，呈现出了全龄化的新趋势。

据《养生堂》2016 年的观众调查问卷显示，观众认为栏目的品牌价值在于"权威""科学""易懂""接地气"。超过 82.4% 的观众表示，自己关注心脑血管病方面的

---

① 参见王勇安、张建耕、吴洁《论大众健康传播医学伦理评价的四个关键问题》，载《中国医学伦理学》2011 年第 6 期，第 767－785 页。

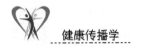

健康问题，其次是食疗食补、四季养生、胃肠道健康方面的话题。[①]

　　北京卫视的《养生堂》栏目作为国家新闻出版广电总局健康养生标杆栏目和北京电视台王牌栏目，成功传播促进了我国中医健康知识的传播和中医药文化的发展，它在一定程度上改变了人们对中医药的认知和日常的养生保健行为，影响、引领和改变了亿万中国人的健康观念和生活方式，成为中国最大的全民普及健康课堂，并对我国中医养生电视节目的发展具有借鉴意义。

　　健康类电视栏目以寓教于乐的传播形式使电视成为大众乐于接受健康养生信息的重要渠道，《养生堂》等一批优秀的健康养生栏目都以养生定位，采用多层次的互动形式，进行健康传播，深受观众的喜欢。这些电视节目成为推动健康传播、促进健康素养、提升养生观念、提高传统媒体健康传播生态环境的重要手段。《养生堂》之所以能够取得如此成功，原因主要有以下几个方面。

　　第一，栏目选题多元化和内容形式多样化。纵观健康类电视栏目，之前的多是采用宣讲式的单向灌输传播机制，而《养生堂》采用的是宣讲式和现场互动相结合的传播形式，包括专家讲解、现场诊断、模型展示、养生厨房等形式，目的是传播多角度的健康信息，传达锻炼、文化、饮食、养生等多角度的行为与观念。自开播以来，《养生堂》共邀请权威医学专家上千人，制作节目 2000 余期，观众已经不满足于单一内容，节目内容从预防"三高"、糖尿病等常见病选题，到关注抑郁症、老年痴呆等；从饮食、营养，到运动保健，涉及百姓关注的方方面面。

　　第二，健康知识传播方式互动性强，对话语境有感染力。《养生堂》现场构成了多种对话语境：主持人单独和观众对话的语境、专家嘉宾单独和观众对话的语境、专家嘉宾和主持人与现场某几个观众交谈的语境、整个栏目现场与电视观众对话的大众传播语境。多重语境下进行的是多层次的交流，构成了一个具有多重意义、多重阐释可能性的"话语建构"。《养生堂》在健康传播的过程中通过多方面传达了价值共同体的建构。例如，2015 年 9 月《养生堂》录制了一期关注阿尔茨海默症的特别节目。为了怀念因阿尔茨海默症去世的姥姥，主持人悦悦特意把老人留下的戒指戴在了自己手上，而这一期所请专家的母亲，也因身患阿尔茨海默症去世，这让这位专家一生致力于对这项疾病的研究。情感的共鸣让这期节目在知识传递中，融入了浓浓的爱与思念。

　　第三，健康知识可视化、通俗化，易于观众理解。为了把高深莫测的医学知识转化为通俗易懂的健康道理，力求对复杂抽象的内容进行可视化的具象呈现，节目形态打破了主持人与专家一对一的访谈方式，在专家讲解中，融合案例分享、科学实证、动画演示、大型道具等多种手段，针对高血压、糖尿病这类已经涉猎过上百次的常见病选题，寻找新的切入角度和表达方式，真正让知识"显形"，让观众易懂。例如：在"肾陷绝望的转机"中医生现场模拟了一个手术过程，为了病人的美观问题，医生以打孔式手术替代了传统的开放式手术，利用道具直观地模拟了手术过程，将这种人文关怀通过现

---

　　① 参见田天《新媒体环境下电视健康栏目传播的创新模式——以北京卫视〈养生堂〉栏目为例》，载《今传媒》2017 年第 2 期，第 11－12 页。

场模拟示范的形式传达给受众。在节目类型多元化的今天，《养生堂》从多种类型的节目中汲取到观众喜闻乐见的方式，大量运用了剧情化、演绎化的呈现方式。此外，除了Flash动画等较为常规的呈现手段，真人秀节目中的很多新颖形式也被引入成为节目表达的辅助手段。

【知识点回顾】

（1）传统媒体健康传播活动的总体特征包括：组织化传播、大规模受众、依托产业化的技术和手段、信息流通的单向性、传播内容具有公共性、双重专业性和更高要求的准确性。

（2）传统媒体中健康信息的传播者主要包括：政府部门、医疗卫生机构及医务人员、健康教育机构和媒体机构。

（3）电视是我国覆盖范围最广、覆盖率最高的媒体类型之一，具有以下特点。首先，电视节目结合声音和图像，调动受众视听觉，信息呈现方式直观、生动；其次，电视的覆盖面较广，在城镇和农村地区都有很高的覆盖率；最后，电视对受众的文化程度要求较低。

（4）广播是通过无线电波或导线传送声音的传播媒介，具有以下特点。首先，广播传播迅速，覆盖面广，能接触广泛的受众；其次，随着广播接收终端的发展，移动化收听打破了空间限制，手机电台、车载广播等极大地扩大了听众群体；再次，对受众的文化程度要求较低；最后，广播节目制作流程较为简单，成本较低。

（5）报纸受众的主动选择性较强，读者可以根据标题来自由选择阅读哪些内容，跳过不感兴趣的部分，也不受时间和空间限制；同时，报纸承载的信息量较大，信息比较完整和全面；可重复阅读和传阅，有利于加深记忆和扩大受众群；受众阅读时的注意力比较集中。而与杂志相比，报纸的流通周期更短，信息更新频率更高。

（6）杂志承载的信息量大，可重复阅读和传阅，受众对于内容、阅读时间、阅读地点都有较大的自主选择权，受众的注意力也比较集中。同时，杂志的专业性和市场分化使得杂志的信息传播更具有针对性，对采编人员专业知识的要求更高，受众阅读的目的性也更强。

（7）大众传播效果的3个维度。现有经验研究对于健康传播活动效果的探讨一般从知晓、态度/信念、行为3个方面测量传播效果。知，即知晓维度。传递信息是传统媒体的基本功能，受众的知晓是传播活动的基本效果。信，即态度和信念维度，一般情况下是行为改变的前提。行，即行为维度，行为的形成或改变是传统媒体健康传播活动最高层次的效果维度。

（8）传统媒体健康传播活动效果的影响因素包括：传播者属性、内容属性和传播对象属性。

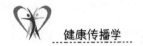

【思考题】

（1）你认为传统媒体健康传播最突出的特征是什么？为什么？

（2）你认为哪一类健康信息传播者在传统媒体的健康传播活动中最重要？为什么？

（3）在传统媒体健康传播活动中，根据信息性质的不同可以划分为哪五类信息？

（4）为什么跨理论模型被称为健康行为改变的综合理论？它与别的健康行为理论主要有哪些不同？

（5）传统印刷媒体在健康信息传播活动中有什么共同特点？

（6）广播和电视这两种电子媒体在健康传播活动中有哪些共同点？有哪些区别？

（7）大众健康传播效果理论经过了哪几个发展时期？

第四章 新媒体与健康传播

自 1994 年中国接入互联网以来，网民人数呈几何级数的增长。根据中国互联网络信息中心（CNNIC）公布的第 41 次报告显示，截至 2017 年 12 月，我国网民规模达到 7.72 亿，互联网普及率为 54.3%，其中手机网民 7.2453 亿，占网民总体的 97.5%。[①]正如麦克卢汉所说："媒介是社会发展的基本动力，同时也是区分不同社会形态的标志，每一种新媒介的产生与应用，都标志着我们进入一个新的时代。"人类传播发展史表明，每一种新的传播工具的出现都会对我们传播与接受信息的方式产生深远的影响。互联网的出现是人类通信技术史上的一次革命，颠覆了以往中心化、单向度的信息传播模式。而紧随互联网浪潮而来的是以手机为代表的移动互联网技术，使得信息网络渗透到了社会的各个角落，成为当今社会运作和进步最重要的基础设施之一。

在健康传播领域，新媒体提供给受众巨大的自主权，受众按需选择、按需定制的方式更大大地提高了健康信息的实用性和有效性。不断发展的网络媒体、手机媒体、网络电视等新媒体对我国健康传播影响深远。本章将介绍和分析新媒体领域内健康传播的特点、主要渠道、健康信息和受众四个方面的内容，并总结新媒体健康传播活动存在的问题，展望其发展机遇与前景。

第一节 新媒体健康传播的特点与主要渠道

学界习惯把互联网兴起之前的媒体，主要是电视、广播和印刷媒介称为传统媒体，而把互联网为基础的各类新兴媒介称为"新媒体"。新媒体这一概念最早是由美国哥伦比亚广播电视网技术研究所所长戈尔德马克于 1967 年率先提出。他在其发表的一份关于开发电子录像的报告中，他把电子录像称为"新媒体"。1969 年，美国传播政策总统特别委员会主席罗斯托在向尼克松总统提交的报告书中多次使用"新媒体"一词，由此，"新媒体"一词开始在美国社会流行并逐渐扩展到全世界。新媒体是一个相对的概念，是传统媒体以后发展起来的新的媒体形态。新媒体亦是一个宽泛的概念，泛指利用数字技术、网络技术，通过互联网、宽带局域网、无线通信网、卫星等渠道，以及电脑、手机、数字电视机等终端，向用户提供信息和娱乐服务的传播形态。

---

① 引自《第 41 次中国互联网络发展状况统计报告》，见中国互联网信息办公室网站：http://www.cac.gov.cn/2018-01/31/c_1122346138.html，2018 年 1 月 31 日。

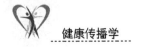

一、新媒体与新媒体健康传播的特点

（一）新媒体的传播特点

新媒体上的健康传播是基于新媒体技术而衍生出来的独特的传播活动，想要深入地了解新媒体健康传播的特点，就必须先认识各类形态新媒体在传播活动中的共同特征。与传统媒体相比，新媒体的信息传播主要有以下特征：

第一，超强时效性。任何传播都是在一定的时间和空间中进行的，时效性是新媒体传播最突出的特点。在互联网出现以前，传统媒体在传播的时效性方面虽然做了很多的改进，如尽可能缩短报纸的采写、编辑、印刷和发行的时间，电视上开办24小时滚动播出的新闻频道，等等，但传统媒体作为专业的传播机构，必须由专业人士来运作，采集、制作和发布信息的成本较高，而且有一套较为复杂的流程，因此要做到随时随地对新闻事件进行实时报道几乎是不可能的。而基于计算机技术、多媒体技术、网络技术的网络传播具有方便快捷，时效性强的特点，在任何地方、任何时间发生的事件，只要有一终端设备接通互联网络，就可以在第一时间内将"新近发生的事实"传播出去，实现"我见即你见"，大大加快了信息传播的速度。

第二，信息的海量性和开放性。具有超大储存能力的计算机与网络连接在一起，把人们带进了"信息爆炸"的时代。互联网技术使人人都可成为发布信息的信息源，无数的信息源就像涓涓细流汇集成信息的海洋。互联网上的信息，可以说包罗万象、应有尽有，有各种专业数据库和商业数据库的数据资料、各种市场信息、科技信息、社会政治信息等。网络传播这种海量性和开放性的完美结合，大大拓展了人们选择和利用信息资源的内容和范围，真正实现了在全球范围内的"信息共享"。

第三，各种信息形式和传播形态并存。互联网是各种电子信息设备的大熔炉，将文字、口语、音响、图表、图片、图像等各种传播形式汇于一体，而且可以根据需要自如地从一种形式转换到另一种形式，或者让几种形式并举，做到图、文、声、像并茂，真正实现多媒体的传播。另外，互联网集人际传播、群体传播、组织传播、大众传播等各种传播形态于一身。借助它不仅可以向全社会进行开放性的大众传播，而且可以做"点对点"的人际传播（如电子邮件、网上通话、网上短信）、小范围的群体传播（如讨论组、聊天室等）、组织机构或单位的组织传播（如群发电子邮件、各单位内部的局域网运作）。

第四，高度的交互性。传统媒体传播方式是一种以传播者为中心的单向线性传播。传播媒介的控制者，是传播内容的"把关人"。来自不同信源的信息总是首先汇集到他们的手里，经过层层把关，筛选、过滤和加工，制成符合他们标准的产品后再传输给受传者。而相对于传播者来说，受传者始终是被主体施控的客体，他们无法直接面对丰富的信息源，只能在传播者提供的信息范围内进行有限的选择。互联网出现后，"把关人"的地位受到极大的动摇。从技术上讲，互联网传播无非是将世界范围内属于不同群体和个人的计算机以及外设联结在一起，实现其相互间的通信。虽然网络可以被任何组织和个人所利用，但网络却不属于任何组织和个人，换句话说，网络属于整个的社会，任何组织和个人都只能参与而不能控制。在网络传播的过程中，传播者和受传者不仅完全处于平等的地位，而且可以意义互换，受传者可以成为传播者，传播者也可以是受传者。

第五，信息接收、信息再传播的便捷性和灵活性。一方面，网络传播允许实时同步和非实时异步的自由选择和转换。电视和广播是以共时性、同步性为特点的。人们在接受广播电视信息时必须与它的播送同步，要按照它们的节目播送时间来安排自己的时间。而在网络传播中，受众不是被动地接受传播者"推"来的信息，而是主动地从网上"拉"出自己需要的信息，进行自主的选择和组织。于是人们有了在使用媒介时自主安排时间的能力，人们的传播活动有了更大的自由度。另一方面，个体只需要一台连接网络的终端设备，就可以随时随地传送、转发信息，受传者也可以随时随地选择收看或调阅任何已进入网络的信息。这样，受传者就变成了信息的"再传播者"，众多的受传者实际上就成为新媒体信息不断扩散的"节点"。新媒体的信息传播方式真正实现了任何人在任何时间、任何地点都可以同其他任何人交流任何信息。

（二）新媒体健康传播的特点

每一种新的传播工具的出现都会对人类信息传播与接受方式产生深远的影响，新媒体具有与传统媒体迥异的传播特性，健康信息流动于新媒体上亦必然产生以往所未见的特征。基于以上五方面的特性，新媒体上的健康传播活动表现出与传统媒体截然不同的景象。

1. 健康传播主体多元化

在传统媒体时代，健康传播的主体主要是政府部分、医疗卫生机构和大众媒体，作为信源往往是"权威"的代名。报纸上或电视中的健康传播者通常以专家的角色出现，以教育和灌输的模式来进行健康传播。在新媒体时代，由于互联网的开放性和去中心化，信息采集和发布变得很容易，任何人都可以成为健康传播的主体。医疗机构纷纷建立自己的网站，开通微信公众号、手机 App（手机软件），不但提供挂号预约、候诊提醒、报告单查询等综合服务，也成为医院新闻、通知公告、健康科普的阵地。不少医务工作者则借助微博、微信打造自媒体平台，如北京大学第三医院运动医学科杨渝平大夫，在"好大夫在线"个人网站发布的文章《一个运动医学科大夫的自我疗伤经验》，3 天的阅读量超过 1.2 万次。互联网上不仅可以看到来自专业人士的健康信息，还能看到大量来自非专业个体的信息，如网民在健康网站、微信公众号、医药论坛、百度贴吧等平台上诉说自己的求医心得，分享健康经验，评论医疗卫生事件，等等。

2. 健康传播渠道复杂化

新媒体作为开放性媒体，不仅具有报纸、广播、电视等传统媒体的一般功能，还拥有自己得天独厚的优势，它融合了人际、群体、组织和大众传播于一体，是各种传播方式的综合体，是一种散布型网状传播方式。换言之，传统媒体是单向线性的"点对面"传播，新媒体则是兼具"点对面""点对点"和"多点对多点"的双向互动性传播。

新媒体健康传播充分结合了各种传播渠道的优势，在充分利用互联网大众传播能力

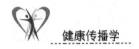

的同时，还在个体之间，群体和组织的范围进行传播。比如，有大量忠实用户的健康信息网站体现了"点对面"的大众传播特征，微信、QQ等即时通信工具则是实现人际健康传播的主要渠道，而微博、BBS、聊天室、在线讨论等平台形成了"多点对多点"的群体式传播。这些渠道都是双向传播，而且互相重叠，让健康传播参与者互相之间能够提供健康信息和情感支持，建构了不计其数的弱关系链，从而形成了盘根错节、异常复杂的健康传播渠道系统。

3. 健康信息海量化和细分化

海量的信息是新媒体时代的特点，报纸信息量受到版面篇幅的限制，电视和广播的信息量受到频道播出时间的限制，但是新媒体健康信息来源之多、覆盖面之广、信息量之大，是传统媒体所无法比拟的。互联网的超链接功能更是将信息的资源利用率扩大到最大限度，传统媒体中健康信息的背景资料需要中间插入，占用报纸、杂志版面或者广播电视的时间。而网络受众只要动动手指就能层层进入，环环相扣，由点及面地联结起无限庞大的健康信息文本。另外，随着现代人越来越注重个性化需求，健康传播主题也越来越注重小众化、分众化的趋势，把健康内容开始做深、做细，不再大而全，一味追求大众化。因而，新媒体健康信息的海量特征不但解决了信息的广度问题，而它的垂直分众化和知识专业化则解决了信息的深度问题。

4. 受众的控制力提高

在传统的大众传媒中，印刷媒介的受众只能是刊登什么就看什么，而广播和电视的受众由于有着特定的播出时间，受众必须遵照传播者的安排，定时守候才能接收到安排好的健康信息。得益于新媒体传播的互动性和信息检索技术，受众不满足于只是被动地接收健康信息，他们需要表达自己的意见和要求，需要与健康传播者对话，网络上的论坛、数据库搜索查询、疾病网上自测、在线问答、视频咨询等功能，为健康传播中的这种需求提供了有力的平台。

互动性使受众拥有信息选择的"自主性"，包括"时间上的随意性"和"内容选择的个体化"。健康信息的无限性和分众性特点，为受众选择个性化的传播、接收方式提供了可能。网络技术"同步"和"非同步"的兼容性，使得受众可以随意选择适合自己的时间收听、收看健康信息内容，主动搜寻信息。从心理学角度来看，受众主动地、有针对性地在互联网上搜索、询问来的信息，不是一般意义上的"强迫接收"的信息，受众控制力的提高可以增强其效能感，从而有助于实现更好的健康传播效果。

二、新媒体健康传播的主要渠道

（一）网站

新媒体健康传播依托的主要平台是网站，尽管也以社交媒体、公众号、新闻报道、论坛，甚至包括亲朋好友之间用聊天工具等多种形式渗透在互联网的各个角落。但是，由于网站中的健康信息具有相对固定性、集中性、系统性等特征，使得网站成为新媒体时代健康传播最主要的渠道。

互联网上林林总总的网站就内容性质而言，可以划分为门户网站和垂直网站。门户网站（portal site）是指网络大门、停泊站或入口。从提供的内容和服务上看，门户网站如果和传统媒体相比，它更像是综合性的信息大超市，内容从新闻到体育、从财经到娱乐，可以说无所不包。垂直网站也叫"垂直门户"（vertical portal），相对于门户网站内容广泛全面而言，"垂直门户"专注于某一领域，如健康、娱乐、体育等。[①] 因此，门户网站中的健康频道，以及专门传播健康保健类信息的垂直门户网站，成就了网站健康传播的两大发展模式，分别体现了健康传播的大众化和分众化两大发展趋势。[②]

1. 门户网站的健康传播模式

门户网站也分为两种类型，一类是综合性新闻媒体门户网站，以人民网、新华网等为代表；另一类是商业性的门户网站，如搜狐、新浪、网易等。在这些综合性的门户网站中，健康栏目只是其众多细分栏目中的一个模块。健康频道内部，按照受众不同的需要，也进行了栏目细分。受众只要点击每个板块就能进入相应内容。细分栏目多寡因网站侧重而异，有的相对细化，有的较为粗放。

如"网易健康"频道的划分就比较多样化，整个频道分为疾病百科、健康关注、美食公开课、身体课、身体密码、谣言止步、健康大家和大话食品圈 8 大栏目。每个栏目内又进行了细化，就"疾病百科"而言，就囊括了内科、外科、儿科、眼科等 15 个子栏目，每个子栏目内又有几种到几十种不同的病项，所有病项超过 200 个。点击进入某个病项，才是具体的健康内容，比如，进入心内科的高血压，里面有对这一疾病的症状、病因、预防、检查、治疗、护理和并发症的详细介绍，并且附有视频讲解。[③]

门户网站的健康传播模式的优势在于能够充分利用网站的"品牌"资源，借势发力，不论是传统媒体的网站还是商业综合门户网站，其在经营过程中，通过新闻或者其他各个频道信息资源的整合力量，已经形成了自己的品牌。通过品牌逻辑衍生，有利于扩大健康信息的传播对象。不足之处是，综合门户网站的细分信息以大众化信息居多，虽然类目繁多，但是随着网络的受众越来越多，不同的职业、不同年龄、不同文化层次的网民对网络健康信息的需求也日益多样化，越来越希望被个体化对待，需要健康信息的传播者向他们提供那些专为他们选择的、符合他们特殊兴趣的信息，大众化的信息越来越不能满足他们的需求了。

2. 专业网站的健康传播模式

专业性健康传播网站，专注于健康领域，栏目分得更细，更加具有分众化的特点。如果把综合性门户网站比作一个大超市，那么健康频道是里面的一个货架，能找到大众化常用的产品。而专业健康网站就好比专卖店，里面不同类别层次的货物更加多样、齐全，因此，相对于门户网站的健康频道而言，专业健康传播网站更符合不同层次受众的需要。另外，专业健康网站一般依托于相关企业或专业团队，有广泛的医疗行业资源，健康信息更专业和更实用。专业健康类网站发展时间不长，但目前已在数量上形成一定

---

① 参见张海鹰、腾谦《网络传播概论》，复旦大学出版社 2001 年版，第 92 - 93 页。
② 参见何静《网络健康传播研究》，浙江大学 2016 年硕士学位论文，第 18 - 21 页。
③ 参见网易健康：http://jiankang.163.com/special/jbbk/。

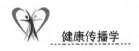

规模，依赖于网络的便利，也成了受众日常进行健康传播活动的重要渠道之一。

根据不同标准，可以将专业性健康传播网站划分为医疗机构网站、政府卫生部门网站、健康信息商业网站和个人网站。其中比较有代表性的是"39 健康网"，被称为中国第一健康网站。该网站拥有庞大的医学专业用户群，医院级企业会员超过 3600 家，注册医生人数超过 20000 人，并且与全国各个省市与各地知名医药专业机构存在合作关系，形成了健康网独特的专业资源优势。网站开通了就医助手、名医在线、药品通、39 问医生、疾病百科等十多个频道，这些频道以专业化、精细化，甚至定制化见长。比如，"就医助手"频道收录了全国 610 多个城市 31550 多家医院，超过 312000 名医生的资料。还能够根据 8972 种不同的疾病需求精准匹配到合适的医院、医生，并通过客观专业的医学逻辑排序与呈现，把医院、医生优质资源优化展现到网站访问者面前。"39 问医生"频道日均访客达 600 万，每天约有 10 万医生在线，为网站访问者提供快捷的线上健康咨询服务，平均回复时间为 10 分钟，是优质的网上健康问答平台。①

（二）社交媒体

社交媒体兴起于 20 世纪 90 年代初，源于英文"social media"，这一概念在我国有多种翻译，如"社会性媒体""社会化媒体"等。目前，大家比较认可的是"社交媒体"的译法，因为"社交媒体"体现了其基于社会交往建立起来的特点，同时反映出这类媒体功能的特性。无论用哪一种称谓，"social media"有其共同的特征：

第一，互联网 web 2.0 技术是社交媒体得以发展的基础，因为相较于下载速度快上传速度慢 web 1.0，它能够大流量且高速地上传数据，使得真正的交互式传播成为现实。

第二，普通用户是媒体内容的主要生产者和发布者。

第三，社交媒体按照某种方式将用户联系起来，为其用户提供信息交互的平台。

社交媒体的种类繁多，有专业的视频制作与分享媒体（优酷网、Bilibili 等）、综合类社交媒体（QQ 空间、博客、微博等）、即时通信工具（QQ、微信等）、社交型问答网站（知乎、百度知道等）、网络讨论社区（百度贴吧、天涯论坛等）。

我国的社交媒体发展历程与世界基本同步，大致分为四个阶段：

第一阶段，早期社交媒体雏形 BBS 时代，即"电子布告栏"，又被称为论坛。2007 年以前，论坛是主要的社交媒体类型，在这一时期，天涯论坛、猫扑、西祠胡同等是这个时间优秀论坛的代表。相较于 E-mail 的点对点交流形式，论坛将社交媒体演化为点对面的交流形式，降低了交流成本。

第二阶段，娱乐化社交媒体时代。Facebook 的发展给了人人网一个良好的启示，2007 年，人人网在大学生中迅速流传开，开启了中国社交媒体井喷式发展的新篇章。2008 年，开心网成立，其娱乐性、互动性广受白领阶层喜爱，在白领圈内流行开来。相较于论坛，人人网和开心网上的小游戏使社交媒体更加具有娱乐性和互动性，风靡一时的"偷菜小游戏"正是流行于此。

第三阶段，微信息社交媒体时代。2009 年，新浪微博的推出拉开了中国微信息社

---

① 参见 39 健康网：http：//www.39.net/。

交媒体时代的大幕。作为一种新的社交媒体形式出现，借助其简短、精炼的文字和良好的传播性，新浪微博现已成为中国最大的微博平台。2010 年，腾讯开了自己的微博平台，借助其大量的 QQ 会员，腾讯微博迅速成为中国第二大的微博平台。

第四阶段，垂直社交媒体应用时代。垂直社交其实就是在社交网络的基础上，按照某个维度对关系和功能进行细分，把过去大众化的社交发展到针对特定用户群体的社交。目前，垂直社交媒体主要是与游戏、电子商务、分类信息等相结合，预计垂直社交将成为社交媒体未来发展的主要方向。

1. 社交媒体的健康传播特点

正如上面所言，社交媒体的基础是 web 2.0 提供的高效数据上传技术，使互联网用户不再只是内容的浏览者，同时也可以是内容的制造者。因此，社交媒体模糊了传播者与受传者的界线，让"人人都能成为信息生产者"变成现实。具体而言，社交媒体传播的特征体现在以下几个方面：

首先，健康信息生产和发布的门槛低。在社交媒体中人人都可以是信息的制作者和传播者，以往昂贵的设备和稀缺的渠道资源只有大众媒体才能享有。而今，普通人只要一台手机或者一台电脑等电子设备就能进行健康信息的采集、制作。社交媒体则提供了内容发布和传播的平台，每个普通个体都可以"微型报社"或者"简易电台"。

其次，健康内容个性化和碎片化。社交媒体的内容生产以用户为核心，非医学专业传播者的健康内容往往表现出明显的个性化，他们根据自己的经验和视角制作健康内容，其内容脱离健康医疗的系统知识，细化为自身疾病遭遇、求医、用药或者保健养生的"细节"。信息个性化导致大部分健康内容很难全面地呈现一个健康议题，从而容易造成健康议题和健康知识的碎片化。

最后，健康信息链式扩散，传播效率高。社交媒体中的健康信息扩散大部分是"一点对多点"的传播方式。特定的健康文本，经过社交媒体账号传播后，其"粉丝"会对感兴趣的话题进行转发，之后他们的"粉丝"再继续转发。健康信息的传播是依靠已存在的弱关系扩散开去的，从一个节点到多个节点，再从多个节点扩散至更多节点，健康信息就像"滚雪球"一样，将会形成聚合效应，能够使信息在很短时间内获得巨大的转发量和阅读量。社交媒体中信息转发与分享成本较为低廉，受众获得信息的成本也很低，这就为健康信息高效传播提供了便利。

2. 健康信息传播的主要社交媒体平台

（1）以百度贴吧为代表的健康议题讨论社区。

网络讨论社区各板块通常根据兴趣点或者共同利益而形成，这种网络讨论社区以某些固定成员作为管理者，并且会有稳定的成员。他们往往具有较强的凝聚性、认同性和同质度。网络讨论社区也拥有流动成员，他们根据自身的兴趣来参与到相关的讨论社区中。

某个健康议题往往就是一个独立的讨论社区频道，大量的个体因为患有相同的疾病，或者对某个健康问题（如减肥、脱发等）有相对一致的信息需求，如此一来，在健康信息传播过程中，很容易形成集群性传播。网络讨论社区为这些群体提供了一个极其适合的交流平台，参与者以提问—回答、叙述经验和讨论辨析等方式为某个健康议题

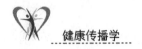

供给了大量的信息。以百度贴吧里的"近视手术吧"为例，该吧的关注者有 28081 人，帖子多达 257237 篇，既有咨询近视手术风险和效果的，也有记录做手术原因和经历的，还有分享手术成功或失败经验的。这些内容大部分都是参与者的一手信息，生动形象、充满个性。①

（2）以微博、微信公众号为代表的开放式弱关系链平台。

弱关系链的特点则是个人的社会网络异质性较强（即交往面很广，交往对象可能来自各行各业，因此可以获得的信息也是多样的），但是人与人的关系并不紧密，不会有太多的感情维系。社交媒体中的弱关系链，一般是指用户根据兴趣或者习惯对某个发布者进行关注，而形成的固定信息传递链。微博和微信公众号都体现了弱关系链传播特质，用户都是根据自己的兴趣，对感兴趣的内容发布者进行关注，两者之间的互动性相对较低。

在弱关系链的社交平台中，通常由信息源（微博中的"大 V"、微信公众号）向关注者进行传播。这种传播方式很像光源向四周发射，以这种放射状的传播模式无限循环下去，最终形成"点对面"的复合放射传播模式。典型的是新浪微博"大 V"和微信公众号等，这些平台的信息流具有粉丝聚合性质，它们形成了第一层级的信源，一旦通过自己的社交平台发布健康内容，就会很容易地被关注者接收；关注者会继续转发给自己的粉丝或社交好友，形成了第二层级的信源；再由第三层级的信源继续传播，直到分享停止而终结。复合放射传播模式是社交媒体独特的传播模式，在跨越时间、空间的分享机制下，可以在短时间内集聚关注，同样也可以大范围传播。② 例如，2015 年 4 月，山东省济南市破获了一起非法经营疫苗案，并在 2016 年 2 月 2 日，济南市公安局向社会通报最新案情及相关处理结果，央广网进行了相关报道。2 月 3 日，济南本地媒体《山东商报》同样就此案件写文报道，题目为《济南查获大宗非法疫苗，注射后可能丧命》。令人诧异的是，事情发生一个月之后，突然成为社交媒体上的热点话题，而其中一个主要原因是众多微博"大 V"（如贾乃亮、章子怡、佟丽娅、陆川等）纷纷转发或评论一篇名为《数亿元疫苗未冷藏流入 18 省份　专家：这是在杀人》的文章，一些娱乐明星还用非常情绪化的语言声讨"非法疫苗事件"。比如，拥有 5000 多万微博粉丝的贾乃亮，在 3 月 21 日发微博，呼吁公众关注疫苗事件，严查无效疫苗流向，这篇微博得到了约 55 万次赞，3 万次评论和 5 万次转发。③ 在微博的疯狂传播下，无效疫苗已经慢慢变成了"假疫苗"，造成了巨大的社会恐慌。4 月 13 日，国务院总理李克强主持召开国务院常务会议，专门听取了山东济南非法经营疫苗系列案件调查处理情况汇报，决定对一批责任人实施问责；通过《国务院关于修改〈疫苗流通和预防接种管理条例〉的决定》，强化制度监管。

---

①　参见"近视手术吧"，百度贴吧：http：//tieba.baidu.com/f?kw = % BD% FC% CA% D3% CA% D6% CA% F5&fr = ala0&tpl = 5。
②　参见杨静琳《社交媒体背景下健康谣言问题研究》，吉林大学 2017 年硕士学位论文，第 16 页。
③　参见常青《新媒体环境下的健康传播研究——以山东非法疫苗事件为例》，山东大学 2017 年硕士学位论文，第 16 页。

（3）以微信朋友圈、QQ 空间为代表的封闭式强关系链平台。

强关系链指的是人的社会网络同质性较强（即交往的人群从事的工作，掌握的信息都是趋同的），人与人的关系紧密，有很强的情感因素维系。社交媒体中的强关系链主要基于用户的"熟人关系"，成员彼此之间可能是现实中的"熟人"，也有可能是虚拟朋友，陌生人很难进入到"圈子"内。强关系链社交平台的内容主要是分享的个人动态，平台成员浏览信息的动机也主要是了解"熟人"的动态，而非获取信息。因此，强互动性是这类平台最主要的特点，比如，微信朋友圈主要的信息传播方式是点赞、评论和回复评论，对特定内容文本的转发频率比较低。另外，强关系链的社交平台难以产生新浪微博、微信公众号那样具有数以万计关注量的超级意见领袖，每个成员分享健康信息时，其覆盖面都比较小，一般很难超过千人。这就决定了单纯依靠微信朋友圈、QQ 空间难以就某个健康内容形成大规模的链式传播，必须有公众号，或其他"超级意见领袖"的介入才能产生较大范围的信息共鸣。

必须指出，封闭式强关系链的社交平台，虽然在健康信息扩散能力上不及开放式弱关系链社交平台，但是其健康信息的说服效果更强。换而言之，健康信息在开放式弱关系链的社交平台上，其认知层面的传播效果更好，而在封闭式强关系链的社交平台上，其态度和行为层面的传播效果更优。究其原因，相较于陌生人，个体更愿意相信熟人。例如，在微信朋友圈中，人们通过朋友圈炫耀健康饮食，通过微信群转发健康信息，大多数人并不关心自己转发的内容本身，也很少有人去求证转发的健康信息是否真实可靠，只是为了转发而转发，使得转发健康信息这一行为也成为一种追求健康生活方式的自我呈现。此外，通过分享健康信息，并且加上自己的点评和嘱咐，实现对于朋友圈内亲朋好友的健康提醒，往往被视作友情、亲情间的一种增益法则，从而获取他人的良好印象。这样的传播方式和关系特征就很容易成为健康谣言扩散的温床。"葡萄上的白霜是农药残留""无酱油代码的酱油产品容易致癌""榴梿和牛奶一起吃会中毒""电子烟无害且有助于戒烟"等谣言成为 2017 年度微信健康类谣言前十名，[①] 朋友圈中的这些谣言并不能提升人们的健康质量，反而给正常生活造成了不必要的困扰。

（三）搜索引擎

新媒体时代，信息无处不在，越来越多的人开始利用网络查询与自身相关的健康信息，而不必再通过新闻获得过时的消息，不必再翻阅厚重的纸质期刊来获取相关信息。但是，面对海量网络信息资源，用户如何才能够快速、准确地获取所需的健康信息又成为一个问题。对于从互联网上获取所需信息的众多方法来说，网络信息搜索引擎无疑是最主要的一种，它往往成为人们查询有关健康卫生信息以及疾病和药物基础知识的首选方式。

搜索引擎（search engine）是指根据一定的策略、运用特定的计算机程序搜集互联网上的信息，在对信息进行组织和处理后，为用户提供检索服务的系统。真正意义上的

---

① 参见韩元佳《2017 谣言治理报告发布 健康养生类是微信谣言重灾区》，见中国青年网：http://news.youth.cn/jk/201712/t20171221_11184840.htm，2017 年 12 月 21 日。

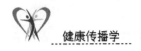

搜索引擎出现于 1994 年，当时米迦勒·莫尔丁将约翰·利密特的蜘蛛程序接入到其索引程序中，创建了 Lycos。1995 年，大卫·费罗和杨致远创建超级目录索引 Yahoo 成为搜索技术发展史上的标志性事件，搜索引擎的发展也从此进入了高速发展时期。搜索引擎的发展大致可分为 3 个阶段。

第一代搜索引擎出现于 1994 年前后，以 Altavista、Yahoo 和 Infoseek 为代表，注重反馈结果的数量，主要特征是"求全"。它主要依靠人工分拣的分类目录搜索，通常由网页制作人自行建立网站名称、网站内容的文字摘要，并将其加入到搜索引擎的资料库中。搜索引擎根据用户键入的信息，根据预先设定的规则进行简单的匹配、排序和显示。这种方法只能进行简单的字符串匹配，无法进行全文搜索。

第二代搜索引擎，利用超链接分析为基础的机器抓取技术，由搜索引擎使用一个程序在网络上撷取资料，并自动将得到的结果存入索引库中。搜索引擎根据用户键入的信息进行匹配、排序和显示。1998 年，以 Google 和 DirectHit 为代表的第二代搜索引擎出现在互联网上。这些引擎的主要特点是提高了查准率，可以用"求精"来描述它的优点，即需要网站制作人单独键入供搜索的信息，并且从理论上讲，可将任意网站的所有网页加入它的资料库中。第二代搜索引擎的大多数查询都会返回成千上万条信息，查询结果中无关信息太多，而且查询结果显示比较混乱，使用者仍然难以找到真正想要的资料。

第三代搜索引擎是对第二代搜索引擎的改进，相对于前两代，其更注重智能化和用户使用的个性化，主要增加了互动性和个性化等高级的技术，采用了中文自动分类、自动聚类等人工智能技术，而且使用了中文内容分析技术以及区域智能识别技术，增强了搜索引擎的查询能力。同时，搜索技术将更加智能化，可搜索资源将更加广泛，搜索方式也将更加便捷有效，让用户通过使用搜索引擎获取信息获得更好的体验。[①]

由于健康信息搜寻者在使用搜索引擎的时候不可能浏览所有的搜索结果，所以如何有效地对搜索结果进行排序，成为影响健康信息接收的关键。搜索引擎通常是将搜索结果以网页链接的形式返回给查询用户的，所以，搜索结果排序的主要任务就是网页的排序。根据网页排序方式的不同，网页排序大体主要分为：依据所属网站的排名，依据网页排序算法，搜索关键字竞价这几种方式，其中后两种是目前运营的搜索引擎服务提供商主流使用的网页排序方式。

1. 依据网站排名的健康信息页面排序

依网站排名的排序方法主要依靠专业网站排名机构公布的网站排名数据结果作为基础，对根据用户查询而检索到的搜索结果进行排序处理，再返回给用户。此种网页排序方式的核心依据是搜索结果网页所属网站的排名。举个例子，如果使用按此排序方法检索"高血压"，所得结果将是数以万计，哪个结果排在什么位置是根据其内容所属网站的排名。关于网站排名数据，业界最著名的是 Alexa 网站排名系统。Alexa 网站是成立于 1996 年的第三方网站流量统计机构，其排名系统的网站信息数据库收录了超过 350

---

① 参见张培军《网络搜索引擎的现状及发展》，载《科技情报开发与经济》2008 年第 9 期，第 156－157 页。

亿条的网页 URL 链接，但该排名系统只对安装了 Alexa 工具条客户端的网站进行统计。但是，无论哪种网站排名系统都无法客观、详细、即时、准确地反映互联网上众多网站的状况，因此它很少作为搜索引擎搜索结果排序的核心依据。

2. 依据网页排序算法的健康信息页面排序

HITS 和 PageRank 的网页排序算法是为当今各大主流搜索引擎的核心搜索结果排序技术。HITS 算法的核心设计思想是网页的重要程度是与所查询的主题相关的。该算法通过计算搜索引擎的信息检索结果与结果页面所相连接的所有页面之间的链接关系，来以此对搜索引擎检索结果页面进行质量评估。HITS 算法为每个网页设定两个评估指标，用以说明每个网页的页面质量，权威度（authority）和链接度（hub）。权威度取决于网页自身所含信息内容的质量，如果该网页所含信息质量越高，就会被越多的网页所引用，那么这个网页的权威度就越高。链接度取决于该网页所提供的链接的质量，如果该网页所提供的链接越多指向权威度高的网页，那么这个网页的链接度就越高。另一种常用的方法是谷歌的 PageRank 网页排序算法，其核心设计思想是网页的重要程度是与其所链接和被链接的程度相关的。该算法通过计算搜索引擎搜索到的网页中链接指向的网站和其被链接到的网站之间的迭代关系，来以此对所有被搜索到的页面进行等级评定。当用户进行信息搜索操作时，搜索引擎根据检索结果中所有页面的等级加以处理排序，再返回给用户。

举例来说，如果某个健康信息网页，被很多其他网页列为超链接对象，这就相当于肯定了这个健康信息页面的重要性。谷歌 PageRank 网页排序算法每月在所有网页中进行一次受欢迎程度的评估，以确定哪些网页最重要。因此，如果通过谷歌检索"高血压"，那么被"公认"为最重要高血压信息页面将排在最前面，认可度越高（即被其他网页引用越多）的健康信息页面排序就越靠前。

3. 依据关键字竞价的健康信息页面排序

关键字竞价排序，通常称之为竞价排名，从搜索结果排序的技术角度来说它并不是一种网页排序算法，但其操作模式和产生的效果已经对搜索引擎的搜索结果排序产生了直接的影响，可以说在使用竞价排名的搜索引擎所返回给用户的搜索结果的网页排序，在很大程度上是由竞价排名指标来决定的。竞价排名实际上是现在搜索引擎服务在运营中的一种商业手段，核心思想是对于搜索关键词的竞价拍卖，即出价较高的竞拍个体（通常为公司企业或者营利性网站等）可以获得其竞拍的关键词搜索结果的优先显示权。当用户输入关键词进行搜索引擎信息查询的时候，拥有该关键词所有权的个体所具有的网站或网页的链接将优先显示在搜索引擎返回给用户的网页结果列表中，使该个体的信息更容易被用户检索到。[1]

人们所熟知"魏则西事件"正是源于百度的关键词竞价排序，这一页面排序方法使很多不被大家所认可的健康信息内容能够呈现在搜索结果的前列，从而令使用者可能接收到质量低劣的健康信息。

---

[1]　参见王谬璞《基于用户体验的互联网搜索引擎医学信息检索可用性评估》，吉林大学 2010 年博士学位论文，第 77 - 78 页。

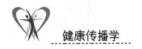

案例 4-1　英国 "NHS Choices" 搜索引擎是怎样提供健康信息的[①]

魏则西事件引发社会对医疗搜索引擎的关注。公众如何能够获得科学、安全、权威的健康信息，英国的 NHS Choices 网站可为我们提供一些值得借鉴的经验。

在英国，有超过 5 万个健康相关网站。由英国卫生部建立的 NHS Choices 网站已成为英国民众寻医问药最常用的搜索引擎。网站上的徽标上写着："你的健康，你的选择。"

NHS Choices 之所以成为公众寻医问药的主要选择，得益于其方便、实用和权威。概括起来，有以下特点和优势：

官方运营，可信度高网站由英国卫生部负责投资，由英格兰 NHS（独立机构，类似于事业单位）负责执行，具体由其下属的健康和社会保健信息中心（Health and Social Care Information Centre，简称 HSCIC）运营，这些机构都具有官方性质。在网站管理方面，有负责重要决策的执行董事会，有负责网站具体操作的运行董事会。值得一提的是，NHS Choices 管理机构中还成立了一个用户委员会（User Council），成员来自管理者、患者、用户、社会和卫生领域专家、信息技术人员、临床应用技术机构、政府和行业组织代表等，具有非常广泛的代表性，委员会每两个月开一次会，通过全面反馈，对网站信息进行完善。

NHS Choices 网站主要有 5 个大的功能模块：

（1）疾病查询（Health A～Z）。通过症状、疾病名称、药品、治疗等关键词进行查询，可以搜索到相关疾病的详细信息。

（2）美好生活（Live Well）。相当于健康促进和健康教育的内容，针对普通健康问题、健康生活方式等提供一些健康知识、技能和实用工具，如戒烟、限酒、肥胖、营养、睡眠、精神卫生等专题。

（3）保健和支持（Care and Support）。这部分内容主要根据 2012 年新的《卫生和社会保健法案》要求，加强卫生和社会保健融合，服务内容主要是由地方政府提供的、以社区为基础的老年照护、家庭保健等服务。

（4）健康新闻（Health News）。这部分信息不是 NHS 的工作动态，也不报道杀医事件，主要报道有关健康问题的研究进展、文献等，将专业文章"翻译"为公众能够看得懂的科普文章。例如，一篇在健康新闻栏目下的报道，标题是："在空气污染的城市运动也有益健康"，文章不仅仅告诉你结论，而且对文献的研究者、研究方法、结果等信息也做了说明，从而避免断章取义或以偏概全。

（5）身边的服务（Services Near You）。通过地址检索，为公众提供健康服务机构相关信息。提供服务的医疗机构主要包括：全科诊所、急诊、医院、口腔诊所和咨询热线，搜索到的每个机构都有具体的服务信息，也可以标注在地图上。对于全科诊所，网站可提供对比评价信息，供公众选择时参考。

---

① 引自国家卫生计生委基层卫生司刘利群《英国：搜索引擎怎样提供健康信息》，载《健康报》2016 年 5 月 23 日第 006 版。

通过 NHS Choices 网站的查询，公众基本可以了解到自身疾病状况相关信息，以及如何改善健康，能够获得哪些服务，在哪里可以得到服务等，这些信息能够为公众解决相当一部分健康问题。

NHS Choices 所发布的健康相关信息需要经过英国信息标准（The Information Standard）的认证，主要包括：信息准确性、可获得性、公正性、平衡性、询证、适宜的表达等，保证信息的科学性和权威性。在 NHS Choices 的运营管理体系中，设有专门的技术审查组织——临床信息咨询组（The Clinical Information Advisory Group，简称 CIAG），负责临床信息的审查。另外，网站的编辑人员都需要经过良好培训，具有独立性，并承诺不受任何组织和商业利益影响，信息编审过程也有明确的程序要求，以保证质量。

NHS Choices 的使用者主要定位于公众，所提供的医学专业信息尽量转化为非专业人员能够看得懂的语言。对于特定疾病，除了提供常规的概述、病因、诊断、治疗、并发症等基本医学知识外，还提供专业人员简短的视频介绍、真实的病例展示、临床试验等辅助信息，尽量让用户能够全面、客观、准确地了解疾病。视频一般都比较简短，只有 2～5 分钟，由全科或专科医生讲解，简单易懂。

NHS Choices 网站界面十分简洁，没有密密麻麻的条目，索引也比较清晰，易于操作。比如搜索疾病，可以通过关键字查询，也可以根据首字母索引查询。有趣的是，网站还提供一男一女人体图像辅助查询，用户可以直接点击身体部位进行查询。如果要查询医疗卫生服务机构，只要输入 6 位的邮政编码，一切尽可以解决。对于某个具体疾病相关信息，还会设有很多关键词的链接，如果需要，可以一步步深入查询。

在 NHS Choices 上进行健康信息搜寻，搜索结果的呈现方式科学可靠。例如，通过关键字"背部疼痛"查询结果，在该网站上有 15000 多条相关信息，排在前面的都是最主要、最基本信息，网站没有任何商业行为，绝不会有广告推销嫌疑。另外，还可以通过人体部位图查询疾病：选择男性人体模型，点击胸部，右侧会出现下拉框列出胸部的几个部位和器官，如继续选择肺部，则会出现一系列疾病和症状信息，可继续进行深入查询。

第二节 新媒体与健康信息

健康信息是健康传播中最重要的资源。健康传播的根本任务就是传递健康信息，增加人们的健康知识，建立健康的生活方式，提高人群整体健康水平。今天的健康信息远远超过医学知识的内涵，"它泛指一切有关人的健康的知识、技术、观念和行为模式"。作为人类社会信息的组成部分，"健康信息源于人们对生命科学的研究与实践，它具有客观性、科学性、可转换性、可识别性与共享性"[1]。

---

① 米光明、王官仁：《健康传播学原理与实践》，湖南科学技术出版社 1996 年版，第 69 页。

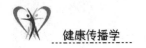

一、新媒体中健康信息的现状和存在问题

新媒体平台的信息产生方式和传播方式与人际传播、传统媒体存在较大差异，非医疗卫生专业的用户成为健康信息一大主要来源，而且信息生产成本低廉、缺乏有效的把关，形成健康信息总量庞大、增速快、重复冗余和质量参差不齐的状况。

第一，新媒体中健康信息的特质主要取决于信息生产者及其所使用的媒介渠道，信息来源复杂，缺乏有效管理。新媒体中的健康信息来源多样，一手信息的制作者难以寻觅，即使制作者已经注明，但内容的参考资料和审核机构常常无处可见。在网络共享环境下，由于网络传播的匿名性、交互性、开放性和信息可复制性，信息生产、制作、发布、传播、使用中缺乏一个统一、有效的组织和管理，缺少必要的类似传统编辑审核出版式的质量控制和筛选机制，信息发布自由，在极大地丰富了信息资源的同时，也使用户评判网络医疗信息质量的难度加大。

第二，新媒体健康信息主要是面向公众的信息资源，往往脱离特定的情境，难以理解。传统医学信息资源更多面向医生、学者、患者，需求明确、层次清晰，新媒体中的健康信息资源的受众多样，包括患者、家属、关注自身健康者、需要学习医疗知识者等。他们的年龄、性别以及知识水平都不尽相同，不同受众对信息的理解能力显然不同，直接影响了信息的发布。另外，很多医疗健康信息往往产生于特定的医疗背景或者疾病特征之下，需要结合具体的健康语境才能准确地理解，这一点经常在网络时代被忽略，导致公众对很多医疗信息断章取义。

第三，新媒体中的"用户生成类"（user generated content）健康信息数量庞大，质量参差不齐。一方面，大量的健康信息由非专业的网民所产生，导致这些信息失实、肤浅、相关性低。另一方面，不同地区和机构因为经济水平、信息的收集和使用习惯等种种因素导致不同信息源在质和量上均有较大差异。新媒体虽然生产和存贮了海量的健康信息，但并不一定就能提高人们对健康问题的认识，反而可能成为人们认知的障碍。由于大量健康信息被抄转、引用、复述和重复开发，造成多余重复无用的赘余信息。还有就是一些健康信息的效用受到时间的约束，网络上很多老化过时的医疗信息仍大量存在。健康信息的冗余和老化问题妨碍了人们对健康问题的有效认知（见表4.1）。[①]

表4.1　"用户生成类"健康信息类型

信息类型	特　　点	具有代表性的平台
共享文档	用户上传的可公开获得的文档资源	百度文库
长本文	用户创作并发表在网络上的文章	博客、微信公众号

---

① 参见侯筱蓉、陈俊羽、赵文龙《面向公众的网络医疗健康信息质量分析》，载《中国卫生信息管理》2014年第1期，第38－42页。

续表4.1

信息类型	特　点	具有代表性的平台
短文本 （意见与评论）	用户对商品或对事件发表的即时性的意见或评论	论坛、微博、新闻评论
协同知识	由一定用户针对某一主题进行的协同知识创造	问答社区、维基百科
图片	用户自己拍摄的或二次制作的图片或照片	Instagram、Flickr
音频	用户自己录制的、上传至公开网络的音频	荔枝FM
视频	用户自己拍摄制作的、上传至公开网络的视频资源，包括原创的和二次剪辑制作	YouTube、优酷

二、新媒体健康信息的评估与优化

新媒体为人们提供了一个畅所欲言的场所，使传受双方的即时互动成为可能，这种开放性和互动性扩大了受众接近媒介的权利，为人们获取、传播健康信息提供了一个开放自由的空间。同时新媒体特有的转发功能使网络信息具有极大的复制性，使得任何信息可以在短时间内大规模传播，而验证信息的真实性却需要大量的时间和精力。新媒体上健康信息发布的无序状态，使信息的筛选和把关难以实现。同时，用户身份的模糊性和信息发布的匿名性又有利于逃脱社会规则和道德约束，助长了不良健康信息的滋生泛滥。

许多人上网寻求健康信息，但时常找不到他们所真正需要的信息。虚假信息、劣质信息充斥网络，已影响到公众对健康信息的信任、利用，同时严重影响用户的健康行为决策。有研究发现，医疗健康领域信息质量的优劣与人的生命健康密切相关，对专业性和准确性要求较高，失真的信息会对健康产生负面影响。在信息大量涌现的同时，信息质量就成了影响信息有效性、信息价值最优化的重要因素。① 医疗健康信息的质量显得尤为重要。因此，如何对新媒体健康信息进行有效、准确的评估成为当前健康传播领域中一个重要且棘手的问题。

（一）新媒体健康信息质量评价

健康信息质量评估指相关单位或个人对依靠互联网所收集到的个体、群体健康或疾病相关健康信息的质量好坏进行系统、综合、连续的科学分析与评估过程。其目的是为诊断疾病、维护、促进和改善健康、管理和控制健康风险提供科学依据。西方国家在20世纪90年代末就开始着手研究互联网健康信息的质量问题，并建立了一些比较权威

---

① 参见孙丽、曹锦丹《国外网络健康信息质量评价系统的应用现状及启示》，载《医学与社会》2011年第7期，第15－17页。

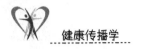

的健康信息质量评估工具。[①]

(1) 1996 年，联合国非官方机构网络健康基金委员会（HON）在其网站公布了网络道德准则 HON code。此评价准则共有 8 项，联系网站人员（包括文章作者和网站创办人）为该行为准则的核心。只有符合上述原则的网站才有权使用红蓝色的 HON code 认证标志，该准则已被翻译成多种语言版本。这 8 项准则如下：①信息的权威性：网站要指明作者及其所从事的领域。②网站的目的：即网站介绍信息的动机及目标人群。③保密性：网站要保护访客/病人的隐私。④信息属性：网站要注明文章来源、日期。⑤信息的合理性：依据第 4 项对网页内容能做合理的证明。⑥网站透明化：网站要提供用户与网站的联系方式。⑦网站资金透明化：网站指明资金来源。⑧广告政策：要提供网站的广告政策和广告类型。

(2) DISCERN 由英国国家卫生服务体系（NHS）资助，1999 年由英国牛津大学医学研究所公众健康和初级卫生保健部研发，是首个由用户评价网络健康信息的工具。共设有 16 个问题，涉及健康信息的可靠性、与治疗方案有关的信息质量，以及对健康信息的总体评价，评分采用 5 级量表。DISCERN 作为一项专门评价疾病治疗方案选择的工具，主要强调信息的可靠性，注重健康信息的内部特征且关注的层面更加具体，要求网站描述所有治疗的作用机制、疗效和风险，清楚地说明可能有的其他治疗选择，不治疗会发生什么，治疗选择对生活质量的影响等。16 个质量评价问题如下。

目的是否明确？是否达到目的？是否切题？信息来源是否清楚表明？是否标明信息产生的时间？是否均衡、公正？是否提供其他信息的来源？是否提到不确定的领域？是否描述了每一治疗的作用机制？是否描述了每一治疗的疗效？是否描述了每一治疗的风险？是否描述了如果不治疗会怎么样？治疗选择对生活质量的影响？是否清楚地说明治疗选择不止一项？是否列出需要考虑和与人讨论的问题？整体质量如何？

(3) 美国国家医学图书馆（NLM）和国家卫生研究院（NIH）也提供网络使用者如何找寻、选择优秀的健康信息网站的类似于 HON 评估原则的指针：①谁经营这个网站？（要认清信息总来源）。②网站的目的或宗旨是什么？（要认清网站是传递信息还是为商业性质）。③网站信息是如何被挑选的？（要清楚网站的编辑程序和方针）。④网站信息是如何被证明的？（要清楚信息的著者、更新日期和来源）。⑤网站如何和其他网站链接？（要清楚网站是否开放）。⑥网站如何与访问者互动？（要清楚网站的反馈方式）。⑦网站搜集你的什么信息，为什么？（要保护用户的隐私）。

(4) URAC 医学网站认证程序是美国卫生医疗水准鉴定委员会（URAC）下属的医学网站认证部门于 2001 年开发的医学网站认证程序。其首要服务宗旨是通过鉴定和认证过程，不断地促进医疗卫生服务质量的提高。其认证标准包括隐私和安全、合作者公开、链接政策、内容编审等，具体涉及 50 余项严格的质量标准。网站获准使用 URAC 标识的前提便是符合这些标准，继而才可以将 URAC 标识放到网站上。此外，对于那些申请资格鉴定的网站，URAC 可以给予有意义的反馈信息，以便于网站的不断改进和

① 参见魏萌萌、马敬东、夏晨曦《国内外网络健康信息质量评估工作研究综述》，载《中国卫生事业管理》2012 年第 7 期，第 551－553 页。

完善网站。

（5）为了对互联网上的健康信息质量进行公正、可接受的评估，美国卫生信息技术研究所成立了卫生高层工作小组（HSWG）。该小组对互联网上的健康信息制定了7项评估标准：可信性、内容、公开性、链接、设计、交互性、警告。其中，健康信息资源的更新问题为评估项目的核心。

（6）创建于2000年的美国医学会评估项目，是美国医学会为管理下属网站和Medem网站而制定的工作准则。该指南从上网内容原则、广告和赞助原则、保密性原则和机密性原则、电子商务原则四个方面提出了具体的指标。其中，上网内容原则为该评估项目的核心原则。医学会下属的网站都要遵循这些指标要求。

（7）就我国而言，除了少数几位学者从各自的角度出发，制定了不同的网络医学信息评估标准外，目前还没有政府行政部门和医学科研机构研发的有较高权威性和推广性的网络健康信息质量评估工具。中国台湾学者吴昭新参考台湾各种网医疗网站评估准则选择下列八项评价和认证依据：①主持者是否为医学专业人员，是否表明编辑或工作人员的资历，并表明设立网站的目的、宗旨？②是否表明文章著者的姓名、职位、资历、文章来源和更新日期？③是否表明与网站维护者或文章著者的联系方法？④是否有维护私人秘密的安全（隐私权）？⑤文章叙述是否平易？⑥是否表明所提供信息为一般性常识且有表示不能取代医师治疗的建议？⑦是否表明网站的经费来源和赞助者的财务支持关系？⑧广告是否与网站内容文章有所区别？

网络健康信息平台如果符合上述评估工具中的主要准则，就可以在很大程度上保证所提供的健康信息具有可信性、正确性、权威性、时效性。对新媒体健康信息的质量进行评价，除了需要全面、可信和有效的指标，还需要评价主体来施行。通常评价主体有3种类型，分别是健康信息用户、第三方认证机构和科学信息门户：①

第一，用户评价。用户可以根据健康信息质量评价系统预先设定的评价指标或问卷来评估健康网站的信息质量，检查网站及其内容是否与某些标准相符。如DISCERN和NetScoring系统。这种方法可以为用户评价网站健康信息质量提供一定的指导，但较占用时间。

第二，第三方认证评价。由中立、公正的第三方公司进行网络健康信息质量评估业务，如HON code和URAC。由非营利性的机构组织成立一个包括医学专家、用户、网站公司和其他受益者代表的网站质量工作组，制定出标准工作程序，确定评价标准。通过质量认证的医学网站可在其网页上显示质量和认证标签，质量和认证标签是由第三方授予的标识或符号，以告知用户该网站提供的信息符合当前的内容和格式标准。通常，认证需要进行年检，来保证网站信息能够持续符合相关标准。同时设有用户投诉渠道，对不符合标准的网站可以进行上报，重新评估。第三方认证评价收费不同，如URAC每年收费13000美元，而HON code则免费提供。

第三，学科信息门户。按一定的资源选择和评价标准，将医学方面的网络资源、工

---

① 参见孙丽、曹锦丹《国外网络健康信息质量评价系统的应用现状及启示》，载《医学与社会》2011年第7期，第15－17页。

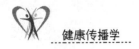

具与服务集成到一个整体中，对具有一定学术价值的网络资源进行搜集、选择、描述、组织和整合，并提供浏览、检索等服务的医学信息门户。如 OMNI 由"评价标准咨询委员会"制定出评价指南，依据事先设定的准则进行筛选，为用户提供经过评价的高质量互联网生物信息资源。

（二）新媒体健康信息的优化

对网络健康信息质量进行评价，其最终目的是提高医疗和健康保健效果，而影响传播效果的不是评价，而是信息本身，因此提高信息本身的质量才是最根本。新媒体上主流的、重要的健康信息绝大部分由各健康信息平台传播者产生或提供，因此，在全面准确评价的基础上，优化和规范主要网络信息平台健康信息质量，对于维护公众的健康权益、保障健康传播效果具有重要意义。优化新媒体上的健康信息质量，可以从以下 3 个方面展开。

第一，政府部门须发挥监督职能，优化新媒体中的健康信息传播环境。新媒体中健康信息存在的问题在很大程度上是由于"把关机制"的缺失。新华社曾多次发文，质疑一些社交媒体平台上伪健康信息泛滥，对信息质量管理不力。但事实上，健康内容在社交平台上相互转载、抄袭和篡改的情况十分普遍，伪健康信息、营销信息和"标题党"是顽疾。

因此，要想提高新媒体平台上所发布的健康内容的质量，政府部门要充分履行监管职责，创造良好政策环境，针对新形势，研究制定新媒体中健康信息的发布标准和监督机制，加大对主要健康内容发布渠道的审核力度，打击并关闭发布不良健康信息的账户，并明确对用户进行提示，建立良好的信息搜集操作指南和健康信息质量指标，等等，通过提高健康信息的质量来建立公众的认知信任。

第二，创新机制，激发医疗卫生机构参与新媒体健康传播的活力。近年来，虽然我国有部分医疗卫生机构参与到新媒体的健康传播中，为公众有效获取健康知识和信息做出了积极贡献，但目前的发展现状和发展水平难以适应新形势下公众对健康信息的发展需要。医疗卫生机构是我国面向公众的健康传播中最可信赖的力量，强化其在新媒体上的主体地位，能够建构起互联网中健康信息生产的中流砥柱，发挥标杆作用，从而有助于提高新媒体健康内容的标准和质量。在现有条件基础上，需要进一步对相关部门、人员、编制等方面加强制度保障，创新运行机制，特别是多种激励机制，激发医疗卫生机构在新媒体上开展健康传播的活力，在医疗卫生工作者队伍中培养出一批全面掌握新媒体传播理论和技术的复合型人才。

第三，提高新媒体平台编辑人员的健康信息素养，改善编辑方针。互联网的一大特点就是海量信息，因此，在新媒体时代，提供信息并不能成为新媒体平台的优势，如果只是堆积碎片化的、肤浅低劣的健康信息，会给读者带来寻找和阅读的障碍，不但影响了整个新媒体环境中健康传播的质量，也无益于各新媒体平台的长期发展。因此，高质量的健康信息应该是大部分新媒体开展健康传播活动的追求，并构成其竞争的核心力量。

编辑人员是健康信息的制作者和管理员，是代替受众寻找和处理信息的，他们要为用户搭建一个健康信息入口，帮助用户在繁杂的内容中获得所需要的信息。因此，编辑人员具备一定的健康素养是十分必要的。目前，新媒体平台大部分编辑都没有接受过基础医学教育，医学基础知识欠缺，因此，筛选和核对健康信息的能力相对较弱。为保证信息的专业和准确，首先要加强培养现有编辑的辨别健康信息真伪和处理健康信息的基本能力。编辑人员可以通过医学基础知识的自主学习，增加自身医学专业知识的储备，加强自身健康素养的内化。只有具有了专业领域的基础知识和了解领域的动态发展才能培养出辨别健康信息真伪的能力，才可以应对多种来源的健康信息，才能提高所编选健康信息的准确性。在提高编辑人员健康素养的同时，还要优化内容的编辑方式，新媒体平台有责任独立核实信息。在张贴的内容中应该尽量提供消息来源，明确作者信息，这也是考察信息是否准确的一个依据。

第三节　新媒体使用者与健康信息获取

信息接收者是健康传播活动的主要构成要素之一。作为健康信息的传播目标和作用对象，其在整个传播过程中的重要性不言而喻。在传播学的研究中，信息接收者及其接收、反馈行为一直是专家学者关注的热点。受众研究伴随着传播学理论与实践的不断发展而日益成熟，比如，受众的定位由最初被动的"靶子"变为"顽固的抵抗者"，再到现今的"受众中心论"，信息接收者的"角色"经历了从被动到主动的演变。如今，媒介技术的发展使健康信息的传播方式多样化、复杂化，对信息接收者的研究提出了更多要求。新媒体改变了传统的信息接触环境，要想了解信息接收者在媒介使用、健康信息接收和反馈、健康传播效果等方面呈现出的新特点，就十分有必要弄清他们在健康传播活动中扮演的角色及行动方式。

一、新媒体使用者：媒介技术视角下的受众角色嬗变

传统意义上，受众对于不同的媒体有不同的称谓，对于印刷媒体是读者，对于广播是听众，对于电视是观众，对于互联网是网民。但在新媒体环境下，这些对于受众的称谓已经难以体现信息传播的特点，因为一个报纸的读者也可能去浏览这家报纸的网站，一个电视的观众同时也会去看这家电视台的网络视频，甚至一些视频网站的网民也会忽然发现他们常看的网络视频在电视上播出了。因此，在新媒体时代，用"媒体使用者"来描述"受众"更为合适。新媒体技术给人们的健康信息获取方式带来了革命性的影响，尤其是健康信息传播的开放性和交互性使"受众"在新媒体的传播中显现出许多与传统大众传播中不同的特征。

首先，"媒体使用者"与"受众"的主要区别在于健康信息传播者与接收者的界线模糊，两个角色合于一身。Web 2.0 技术的出现和完善，使新媒体使用者能够像以往的职业编辑人员一样制作、发布和参与健康信息的传播，打破了职业传播者和大众传媒垄

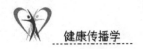

断健康内容制作和传播的特权。其角色的变化主要表现在以下两个方面：一是新媒体使用者不再只是健康信息的接收者，也可能是制作者和发布者。正如美国传播学者尼葛洛·庞帝所言："在网络中，每个人都可以是一个没有执照的电视台。"二是充当健康信息扩散的"中转站"，通过二次传播构建起健康信息的传递链。传统媒体的传播模式是传播者将信息传至受众，传播过程就基本结束。新媒体则不然，每一个个体不仅可以利用新媒体发布健康信息，还可通过复制粘贴或者"转发"实现二次传播。数以万计的新媒体使用者可以参与到同一个健康议题的信息扩散中，每一个使用者就是一个信息"节点"和"中转站"，不仅将健康文本引流至另一个群体，并且可以添加评论，甚至进行修改，从而就某一健康议题建构起信息流和意见流的盘根错节的通道，在持续的"传—受—再传"的过程中实现大众规模的健康传播活动。

其次，"媒体使用者"与"受众"的另一个主要区别在于健康信息获取的主动性和控制力。新媒体使用者不再是被动地接受信息，而是主动筛选、寻找信息。在新媒体的传播环境下，信息接收不再像过去一样处于受控状态，个体想知道什么，什么时候知道和通过何种渠道知道，不再完全由他者所控制，人们对于使用什么样的媒体、获取什么健康信息和如何处置信息有着极大的自主权。有调查显示，新媒体使用者主动获取健康信息的渠道十分多样，包括健康类手机客户端、健康类垂直门户、门户网站健康板块、网络论坛、微博、微信公众号、问答类网站、搜索引擎、百科类网站等。[1]"皮尤互联网和美国人生活项目"调查数据显示，61%的美国成年网民在互联网上主动获取与健康相关的信息，60%的受访者认为网络健康信息影响了自己的健康管理决策；人们在网络上获取的信息与健康保养、疾病病征、治疗选择方案等相关。[2]

二、新媒体使用者的健康信息行为

随着科技的发展以及网络的普及，越来越多的人通过网络获取、利用和传播信息。在信息时代下，社会经济的发展、人类生活质量的提高都需要依靠信息，同时信息也是知识生产过程中必不可少的原材料，如何有效获取并利用信息资源是一个国家、社会乃至个人发展的重要体现和保障。新媒体所具有丰富性、快捷性、广泛性、共享性和低成本等优势，为用户提供了更多选择和利用信息的机会，互联网已经成为人们获取健康和疾病信息最重要的途径之一。美国一项调查发现，健康信息在网民网络信息查询的目的中位列第五位。中国人民大学舆论研究所等单位开展的中国癌症健康信息调查显示，在北京、合肥两个城市中，有76.3%的居民常用计算机上网的被调查者表示会上网获取健康信息，经常使用手机和 iPad 等移动终端上网的被调查者中有68.8%的人有获取健康信息的经历。据中国公民科学素养调查报告显示，我国公民对互联网上的"医学与

---

① 参见张迪、古俊生、邵若斯《健康信息获取渠道的聚类分析：主动获取与被动接触》，载《国际新闻界》2015年第5期，第81-93页。

② Xiao N, Sharman R. Rao H R, et al. Factors influencing online health information search: an empirical analysis of a national cancer-related survey. Support Systems, vol. 57, 2014, pp. 417-427.

健康"信息最为感兴趣，占调查比重的 82.7%。[1]

世界卫生组织（WHO）在 20 世纪 90 年代末曾预言，"信息是通往健康的必经之路"[2]。现代研究也已经证明，个人健康水平的高低与其对健康信息的认识、理解、鉴别和应用能力有直接关系，个人在面对健康信息时表现出来的信息素养水平会直接影响其健康状况。有研究发现，获取的健康信息越多，对个人的健康的贡献也会越大。许多有利于健康的行为需要基于个人的健康知识多少而做出，健康信息获取行为影响着个人的就医决策。[3] 另外，获取健康的信息还会产生许多积极的效应，比如，增加健康知识的积累、改变健康观念、实现知识共享、学会控制和处理各种健康问题、减少对疾病的恐惧感和不确定感等。获取准确有效的健康信息，不仅对个体产生积极作用，还有助于改善医患关系，提高治疗效果，在掌握丰富疾病知识的基础上，病人可以根据自身状态特点与医生讨论病情，做出最有效的治疗方法。由于通过互联网获取健康信息的行为越来越普遍，学者们对"健康信息行为"（health information behavior）投入了越来越多的关注。

（一）健康信息行为

信息获取行为是个体为某一目的而主动地向环境中各信息源搜寻、索取某些需要的信息的行为。信息获取行为的发生受个体内力和外力的影响，内力是指个体的内在因素如健康条件、情绪、性格等影响行为的力量总和，主要表现为需求动机；外力是指个体周围环境中影响行为发生与发展的各个因素总和。[4] 人的行为由动机引起和支配，而动机则是由需求所引发，这一观点已被心理学所证明。研究人类信息行为的学者认为，信息需求是人的一种运动状态，科享（Kochen）曾将信息需求状况划分为 3 个层次："客观状态""认知状态"和"表达状态"。[5] 由于人对外部世界总是存在着未知，因此总存在着一定的信息需求，这被称之为"客观信息需求"。受到外部和内部因素的作用，人们认识到信息需求，使客观的信息需求进入"认知状态"，这成为个体启动信息搜寻行为的原动力。随后，个体可能进入"表达状态"，即尝试充分而准确地表达认识到的信息需求。个体形成信息需求的"认知状态"既受到自身内部因素的影响，也受到外部因素的影响。在今天互联网和各种电脑终端普及的社会条件下，人们搜索健康信息、获取健康信息的难度大为降低，让人们在弹指间就能够满足大部分的信息需求。

国外在研究信息行为整体过程的基础上，对健康信息行为进行了深入的分析，并指

---

① 参见梁蕊《健康信息平台，一座被忽视的在线医疗"小金矿"》，见网易新闻：http://news.163.com/shuangchuang/18/0205/16/D9T4NVGR000197V8.html，2018 年 2 月 5 日。

② Black C，Roos N. From health statistics to health information system：a new path for the 21st century//Friedman D J，Hunter E L，Parrish R G. Health statistics：shaping policy and practice to improve the population's health. Oxford：Oxford University Press，2005，pp. 1-5.

③ Atkin C. Instrumental utilities and information seeking// Clarke P. New models in mass communication research. Beverly Hills：Sage. 1973，pp. 205-242.

④ 参见黄黎光《信息搜寻行为的发生与终止》，载《情报学刊》1990 年第 6 期，第 432 – 440 页。

⑤ 参见胡昌平《现代信息管理机制研究》，武汉大学出版社 2004 年版，第 102 页。

出健康信息行为过程包括健康信息需求、健康信息搜寻和健康信息利用 3 个方面。①健康信息需求，它是健康信息搜寻行为的驱动力，是健康知识不充足的表现，[1] 健康信息需求包括认知需求（疾病预防和治疗需求）和情感需求（应对疾病的心理安慰）。[2] ②健康信息搜寻行为（health information seeking behavior，简称 HISB），指在某一具体情境中，用户在获取、澄清及确认与健康相关知识或信息的过程中表现出来的行为。网络健康搜寻行为是用户在健康信息需求的思想动机驱使下，利用网络工具检索、浏览、评价和选择与自身疾病相关的信息活动。[3] ③健康信息利用行为，是指通过对搜寻出来的健康信息在选择、获取的基础上进行的利用活动，是用户信息活动的最后一个环节。新媒体使用者面对所搜寻到的信息，需要在头脑中对其加以反应、识别、整理，选取所需的有价值内容，并完善或者重建自身的知识结构，这个过程是一个反复进行、逐步深化的螺旋上升动态变化的认知过程。[4] 健康信息的利用不仅是修正用户信息行为，更重要的是对用户日后的日常生活产生潜移默化的作用。

（二）影响健康信息行为的因素

国内外的研究者们为了发掘人们健康信息行为的规律，通过构建理论模型的方式详细分析和验证了影响人们健康信息行为的因素，比较有代表性的模型包括健康信念模型、使用与满足感理论模型、健康信息获取模型、信息查询行为通用模型。[5]

（1）健康信念模型。此模型是贝克等人提出的预测健康行为的理论模型，主要是针对人们的预防性保健行为。该模型非常重视健康行为的个体认知决定因素，主要包括个人疾病威胁、认知以及行为评估两个方面。威胁、认知由疾病或健康问题的易感性认知和疾病后果认知两个方面组成，行为评估由健康行为的利益或效能以及实施健康信息的成本或障碍两个方面组成。该模型认为，那些自认为健康状况很不理想并且认为行为收益大于成本的个人很可能会采取某种特定的健康行为。

（2）使用与满足感理论模型。帕姆格林提出的使用与满足感理论认为，行为的满意度以及态度有信念与评价的功能。该研究包括行为信念与控制信念两种类型，行为信念是指行为将会产生期望的结果，控制信念是指对促进或者阻碍行为发生的因素的感知。使用与满足感理论阐述了新媒体使用者根据自身需要和利益选择性查询相关健康信息或内容的过程，它非常强调评价用户偏爱某种特定媒体的动机，这种选择动机是指不同的信息媒介带给查询者不同程度的满足感。

---

① Griffin R, et al. Information sufficiency and risk communication. Media Psychology, vol. 6, 2004, pp. 23-61.

② Wilson. Models in information behaviour research. Journal of Documentation, vol. 55, 1999, pp. 249-270.

③ 参见魏萌萌、魏进《国外网络健康信息搜寻行为研究及其对我国的启示》，载《医学信息学杂志》2014 年第 3 期，第 12－16 页。

④ 参见邓小昭《网络用户信息行为研究》，科学出版社 2010 年版，第 29 页。

⑤ 参见刘小利、刘海通、张士靖《国外公众健康信息查询行为研究概述》，载《中华医学图书情报杂志》2014 年第 1 期，第 7－11 页。

（3）健康信息获取模型。弗赖穆特建立的健康信息获取模型详细描述了个人健康信息查询行为过程。该模型认为，个人健康信息查询过程主要分为以下6步：一是查询过程的激发，二是信息查询的紧迫性判断，三是成本效益分析，四是选择合适的信息渠道，五是评价检索信息，六是继续或终止信息查询。在这个过程中，信息查询者的查询行为受信息的可获取性、检索或运用信息技能、心理障碍、个人对资源的偏好、信息查询成本等多种因素的影响。

（4）信息查询行为通用模型。在众多研究健康信息获取行为的模型中，约翰逊（Johnson）建立的信息查询行为通用模型被视为迄今为止最有影响力的健康信息获取行为模型。这个模型是在健康信念模型、需求与满足理论和媒介接触与评价模型的基础上建立起来的，旨在研究某一特定传播渠道的健康信息主动搜寻和积极获取行为。其中，健康相关因素中包括人口统计特征、直接经历、重要性和信念四个组成部分，这些因素和信息载体特征认知会影响人们对于信息载体效用的认知，而信息载体特征和信息载体效用会最终作用于实际信息的积极获取行为（见图4.1）。

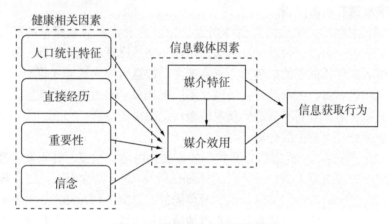

图4.1　信息查询行为通用模型

虽然在不同的研究中，学者根据实际需要采用不同的模型来探究影响人们健康信息行为的因素。但纵观大部分研究，所分析的变量还是比较相近的，在新媒体的健康信息获取行为方面，主要的研究变量包括：

（1）人口统计因素。包括年龄、性别、学历、职业、收入等。比如，有调查表明，不同的年龄用户对互联网的使用程度不同，性别不同对健康信息的关注程度也不同，女性比男性更有可能搜寻网络健康信息。[1] 还有研究指出，高学历收入稳定的年轻女性更倾向于利用网络搜寻健康信息。[2]

（2）健康状况与健康意识。健康状况对网络健康信息搜寻行为存在一定的影响，

[1]　Manierre M J. Gaps information seeking in knowledge：social science tracking and explaining gender differences. Health & Medicine，vol. 128，2015，pp. 151-158.

[2]　Suziedelyte A. How does searching for health information on the internet affect individuals' demand for health care services. Social Science&Medicine，vol. 75，2012，pp. 1828-1835.

主要体现在健康用户和亚健康用户在搜寻时间、搜寻频次[1]以及搜寻健康信息类型等方面有所不同。如有项研究发现，不同健康状况的受访者对试验性疗法/试验性药品、在线预约挂号、在线咨询的关注差异有统计学意义，说明身体的健康状况会影响对相应健康信息的关注，所以大众会有不同的搜寻表现。[2] 除了健康状况外，健康意识同样是影响健康信息获取行为的重要因素。具备良好的健康意识个体对实现自我健康保护、贯彻执行"预防为主"的健康策略都有十分重要的意义，他们会更积极关注与自身健康相关的信息，信息需求较为强烈。

（3）群体与文化。群体影响是指人们感受到对他比较重要的人的建议、安慰和帮助，周围人对是否应该在网上进行健康信息搜寻、判断健康信息的正确性等的观点和态度都会影响用户本身的决定。不同的群体，不同的国家或地区的人们，他们所处的文化环境不同，从而拥有不同的思维方式，其表现出的搜寻行为也存在差异。如美国是一个多元化的国家，对于在美国的中国移民来说，文化适应策略（包括整合、同化、分离、边缘化）会对网络健康信息搜寻行为产生影响，不同的策略模式决定趋向于选择使用的语言和网络资源有所不同。[3]

（4）健康信息载体。健康信息载体因素是指信息系统和信息服务的环境。信息系统主要包括系统响应速度、时效性、系统易用性、网站设计界面友好性、导航体系科学性等。信息服务则包括资源的准确性、更新速度、信息组织表达方式等。有关这方面影响因素的研究相当丰富，大量的研究表明，不同的媒体在使用的难易程度上存在区别，而这些区别又显著地影响到不同群体获取健康信息的渠道选择。因此，媒介的易用性和便捷性常常成为研究者关注的变量。

（5）健康信息素养。"健康信息素养"的概念是由健康意识、健康素养和信息素养概念整合而成。健康信息素养（health information literacy，简称 HIL）是指媒体使用者在产生健康信息需求时能够清楚地表达，对可能的信息渠道相对熟悉，并能够利用信息源进行获取、搜寻、评价信息质量及与自身情境的相关性，利用信息以做出合理的医疗决定或者健康行动等一系列活动的能力。搜索经验、健康知识素养、健康信息检索素养与健康信息搜寻行为密切相关，不同的经验和素养，会有不同的搜索过程与搜索结果。健康信息获取过程中，高搜索经验用户信息需求和检索策略更为丰富，能够比较轻松地获取并使用相关的健康信息，这反过来又提升了他们从互联网上搜寻健康信息的意愿。

---

① Wang W, Yu N. Coping with a new health culture: acculturation and online health information seeking among chinese Immigrants in the United States. Journal of Immigrant and Minority Health, vol. 17, issue. 5, 2015, pp. 1-9.

② 参见张馨遥、分析田、曹锦丹《网络环境下用户健康信息需求的影响因素》，载《医学与社会》2010 年第 9 期，第 25 – 27 页。

③ Li Y, Wang X, Lin X, et al. Seeking and sharing health information on social media: a net valences model and cross-cultural comparison. Technological Forecasting&Social Change, vol. 126, January 2018, pp. 28-40.

【案例分析】

"小龙虾"谣言为何总能在社交媒体上兴风作浪?

根据中商产业研究院发布的《2018 年中国小龙虾市场前景研究报告》,2017 年小龙虾养殖面积超过 1000 万亩,产量超过 100 万吨,经济总产值突破 2600 亿元。全国从事小龙虾生产经营的合作经济组织近 5000 个,小龙虾全产业链从业人员约 520 万人,其中,从事第一产业人员近 100 万人、从事小龙虾加工等第二产业人员近 20 万人、小龙虾流通经纪人约 10 万人。中国小龙虾产业从最初的"捕捞 + 餐饮"起步,逐渐形成了集苗种繁育、健康养殖、加工出口、精深加工、物流餐饮、文化节庆于一体的完整产业链。[①]

而在小龙虾产业蓬勃发展的过程中,微博、微信等网络平台上的有关小龙虾的谣言层出不穷,一度造成人们对食用小龙虾存在健康威胁的大面积恐慌,短时间内严重影响了小龙虾市场的消费。

早在 2010 年,网上就广泛流传一则有关食用小龙虾损害健康的消息,南京一媒体报道称"当地多人疑因食用小龙虾致肌肉溶解"。文中指出,与传统食物中毒不同,食用小龙虾的患者并没有出现呕吐腹泻等胃肠道症状,他们大多腰背部的肌肉酸痛,肌红蛋白增高,被诊断为横纹肌溶解症。此后,有关小龙虾的谣言层出不穷。其中"小龙虾是'二战'时侵华日军基因改造的产物,小龙虾都长在污水里、重金属超标,外国人从来不吃小龙虾……",这样一则谣言从 2010 年到 2014 年反复在社交媒体上流传,新浪微博的曝光量达到 2093 万。此外,还有像"小龙虾钳死人!""小龙虾生活在污水里,专吃生活垃圾""小龙虾浑身是虫"等谣言。

表 1　小龙虾谣言文本标题和主要内容[②]

有关小龙虾的谣言文本标题	主要内容
《小龙虾是虫子,吃不得》	编造小龙虾可怕的来源,讲述小龙虾是侵华日军进行基因改造的产物,用来处理尸体的
《小龙虾不属于虾类,是一种虫子》	
《龙虾不是虾,原来是一种虫子! 太恶心了!》	
《中国以前根本就没有小龙虾!》	
《日本人知道龙虾的"真相",所以不吃小龙虾! 蛮多外国人也不吃!》	

---

① 参见中商产业研究院《2018 年中国小龙虾市场前景研究报告》,见中商情报网: http://www. askci. com/news/chanye/20180615/1709221124744. shtml,2018 年 6 月 15 日。

② 参见徐亚倩《食品安全类微信谣言的传播与治理》,郑州大学 2018 年硕士学位论文,第 39 - 42 页。

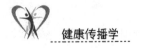

续表1

有关小龙虾的谣言文本标题	主要内容
《小龙虾生活在污水里，专吃生活垃圾》	小龙虾的肮脏污秽养殖生长环境
《小龙虾都是长在臭水沟里的，最脏》	
《用人尿泡虾能延长存活时间》	
《女子吃小龙虾竟咳血，寄生虫潜伏肺部》	解读小龙虾身体构造，编造食用小龙虾容易致病，并对人体健康造成严重损害
《把小龙虾放进了清洗机，看到的人当时就吓傻了》	
《小龙虾浑身都是寄生虫，不能吃》	
《吃完小龙虾浑身酸痛是因为洗虾粉导致的肌肉溶解》	
《小龙虾头含有毒素，还有寄生虫，吃了会中毒》	
《小龙虾钳子上有细菌有毒可要人命》	
《虾与维生素C同食＝砒霜》	小龙虾与其他食物的"相克"说
《西红柿不能和虾蟹一起吃》	
《庄河夫妻中毒身亡！曾吃隔夜虾爬子和草莓、西红柿！听医生怎么说》	
《吃虾皮是补钙的好方法》	小龙虾"养生"说
《虾皮是补钙冠军》	

与小龙虾有关的谣言数年来在网络上出现了各种各样的版本，似乎每隔一段时间总能在社交媒体上兴风作浪一番。而综观腾讯这几年发布的《谣言治理报告》可以发现，类似的健康类谣言占了网络谣言的半壁江山，可谓是泛滥成灾。小龙虾谣言为何总能在社交媒体上兴风作浪？其中的原因与社交媒体的信息传播特点是密不可分的。

首先，社交媒体健康信息生产和重新编辑的门槛低。社交媒体最大的特点之一就是用户生成内容（user–generated content，简称UGC），任何人只要有一台能够连接网络的设备，懂得使用社交媒体平台上内容生成工具，就能够轻而易举地生产出健康谣言。另外，一些专业机构的健康内容传播到社交平台后，往往容易被"好事者"重新编辑内容文本，添加谣言的"病毒"，使原来正确的健康信息在扩散过程中发生变异、歪曲，演变成大规模传播的谣言。

其次，社交媒体上信息传播速度快，内容把关难度大。健康谣言在社交媒体上呈现为链式传播，一旦某则谣言受到小部分用户关注，就可能以一传十、十传百的几何级速度扩散。加之一些粉丝量较大的意见领袖加入转发者行列，很容易演变成了社交媒体中的"大众传播"，瞬间把谣言传播给数以万计用户。而面对海量的内容、极快的信息扩散速度，要想对此类健康谣言实现事前把关，几乎不可能。

最后，社交媒体的使用者通常缺乏相关的健康专业知识去辨别谣言，而谣言制造者则善于利用人们恐惧健康风险的心理精心编造谣言文本。一是简化信息，为降低传播的成本，造谣者对关键数据进行模糊化处理，谣言变得更简短。二是添加信息，为说服受众，造谣者会依据同时段的热点谣言和历史的谣言素材，对原来模糊的信息不断地添油加醋，让整个谣言的叙事逻辑更加合理，内容也更为丰满。三是强化信息，对谣言中的部分细节进行突出甚至夸大，以提高阅读者的健康风险感知，使人们产生"宁可信其有，不可信其无"的心理。例如在《小龙虾是虫子，吃不得》中，造谣者刻意删掉小龙虾的生物学名"克氏原螯虾"的专业解释，而对小龙虾可能携带的寄生虫如"铅，汞，锰，铬，砷，肺吸虫，血吸虫"文本采取了标黑字体和反复强调的形式，谣言信息被简化后，结构清晰，含义更加明确，便于接收者的理解和转述。

【知识点回顾】

（1）新媒体的传播特点包括超强的时效性，信息的海量性和开放性，各种信息形式和传播形态并存、高度的交互性，信息接收、信息再传播的便捷性和灵活性。

（2）新媒体健康传播的特点包括健康传播主体多元化、健康传播渠道复杂化、健康信息海量化和细分化、受众的控制力提高。

（3）网站在新媒体健康传播中扮演着重要角色，其中门户网站中的健康频道，以及专门传播健康保健类信息的垂直门户网站，成就了网站健康传播的两大发展模式，分别体现了健康传播的大众化和分众化两大发展趋势。

（4）社交媒体的健康传播特征包括健康信息生产和发布的门槛低，健康内容个性化和碎片化，健康信息链式扩散，传播效率高。

（5）健康信息质量评估指相关单位或个人对依靠互联网所收集到的个体、群体健康或疾病相关健康信息的质量好坏进行系统、综合、连续的科学分析与评估过程。其目的是为诊断疾病、维护、促进和改善健康、管理和控制健康风险提供科学依据。

（6）健康信息远远超过医学知识的内涵，"健康信息泛指一切有关人的健康的知识、技术、观念和行为模式"。

（7）健康素养是指"个体具有获得、理解和处理基本健康信息或服务的能力，并能运用信息和服务来促进个体健康"。

（8）健康信息素养是信息素养的一个分支，按照美国医学图书馆学会的定义，健康信息素养强调一系列的信息能力，包括确定信息需要，确定可能的信息来源，使用它们检索相关信息，评价信息质量和信息在特定情境下的应用，分析、理解和使用信息来做出正确的健康决策等。

【思考题】

（1）你认为新媒体健康传播最突出的特点是什么？为什么？

（2）门户网站和专业网站在健康传播中有什么区别？

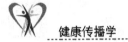

（3）为什么社交媒体上健康信息变得个性化和碎片化？

（4）你认为搜索引擎做平台上的健康信息传播具有什么特点？

（5）你认为网站、社交媒体和搜索引擎这三种主要的健康信息传播渠道中，哪一种对人们的健康信息接收方式影响最大？

（6）新媒体中的健康信息存在哪些问题？

（7）为什么在今天，人们是否具备健康信息素养显得格外重要？

第五章　移动医疗与健康传播

"一个小小的外接设备能实时监控你身体的各项指标，一旦出现异常，就会发出信号。下一步，它将自动连接最近的医院，帮你安排一辆救护车；在你到达医院之前，既往的病史、心电图、血压等多项数据已加入到医生的病例库中。如果有必要，你的资料会被发送到地球的另一端，出现在某位全球知名医生的手机上。这不是科学幻想，这是正发生的医药健康领域的一场跨界革命。"①

第一节　移动医疗

一、移动医疗的兴起：从纸媒到移动互联网

健康问题与人类的传播行为有密切的关系，健康信息的传播一直在寻求传播工具与传播渠道的拓展。媒介作为信息传递最重要的平台及载体，在健康传播中发挥着重要的作用。麦克卢汉曾说过："真正有意义、有价值的信息不是各个时代的传播内容，而是这个时代所使用的传播工具的性质，它所开创的可能性以及带来的社会变革。"

纸媒曾经是最具有代表性的大众媒介，在健康传播的过程中，扮演着十分重要的角色。19 世纪，我国饱受战火煎熬，国民身体素质差、健康意识缺乏，当时国民政府利用一部分报纸期刊进行健康传播，例如《卫生半月刊》等。20 世纪以来，《申报》《文汇报》等报纸先后开辟了定期出版的由医学团体主编的医学副刊专栏。中华人民共和国成立以后，政府对于健康传播愈加重视，以"爱国卫生运动"为背景，大量发放健康宣传册子，同时组织编写健康教育书籍。改革开放后，我国报业迅猛发展，从原来遵循国家意志开展健康传播，转变为遵循市场规律，以受众为中心进行健康内容编辑和发布。各类报刊都开辟了健康医疗栏目，健康传播的内容更加丰富、更加贴近百姓的生活，涵盖了医药知识、防疫防病、日常饮食保健等方方面面。

随着经济的发展和现代通信技术的普及，广播、电视等大众电子媒介逐渐成为健康传播的首要渠道。相比于纸媒，广播、电视媒介速度快、效率高、覆盖面广，依靠声音

---

① 引自蒋昕捷、王悦《移动医疗 App：在医院围墙外淘金》，见南方周末网：http://www.in-fzm.com/content/89913，2014 年 4 月 26 日。

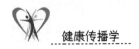

和映像进行传播，对接收者的文化水平要求降低，内容则变得更加生动。比如，中央电视台的《健康之路》栏目，在过去的 10 年间通过向观众普及了大量的健康知识。与此同时，各大省级卫视的健康养生节目也层出不穷，比如北京卫视的《养生堂》栏目、浙江卫视的《健康最重要》等。

互联网的出现是人类通信技术的一次革命。网络媒体作为一种全新的现代传播方式给我们提供了最快捷便利的信息和服务，成为人们获取各种信息的主要渠道之一。互联网健康传播集文字、声音、图像和视频等各种传播方式于一体，同时，由于网络传播速度快，信息发布的门槛低，健康信息能够及时、大量、灵活地在互联网上传播。另外，互联网上存在着通过社会关系和社会互动结合起来进行交流的虚拟群体传播现象，使得有共同兴趣的人聚集于在线社区，形成支持群体，这些正式的组织或非正式的网络群体成员之间通过提供健康信息、情感支持和技术支援，加强了健康问题和医疗问题的社会沟通。门户网站的健康频道、专业健康网站、健康论坛（虚拟社区）、健康博客等网络媒体对健康信息在互联网上的传播发挥了主要作用。

2018 年，据国家统计局所公布的数据，我国互联网上网人数达到 7.72 亿人，其中手机上网人数为 7.53 亿人。[①] 以手机为代表的移动设备为人们提供了一个新型的便携的"随身端口"，让人们可以在没有过多的环境限制与时间限制下方便地连入互联网，从互联网中查阅或者获取各种消息。移动智能设备相较于 PC 计算机这类较大型电子设备而言，对场所环境的条件依赖更小，在体积上也更为小巧。它方便快捷的使用感，使人们日常使用移动智能设备的频率越来越高，让人们更愿意通过这样的移动智能设备来进行浏览网页、登录通信软件、查阅新闻等活动。

互联网进入"移动时代"，使健康传播超越了原有的范围，不断扩大自身外延，极大地提高了传播效率的同时，健康信息更加丰富，信息的接收更加方便。另外，基于移动互联网发展起来的移动医疗技术则将颠覆传统的医疗卫生服务提供方式，不仅能够增加病人获得医疗服务的通道，并且能够提高医疗卫生系统的运行效率，降低医疗卫生服务成本。

根据国际医疗卫生会员组织给出的定义，移动医疗（mobile – health）是指通过使用移动通信技术（如个人数字助手、智能电话和无线通信）来提供医疗服务和信息。在移动互联网领域，则以基于 Android、iOS、Windows Phone 等移动终端系统的医疗类应用为主。移动医疗的内容主要包括监控、个人紧急援助服务、远程医疗、可穿戴便携式移动医疗设备、移动医疗信息、无线射频识别系统跟踪和健康/健身软件等。[②]

---

① 引自《第 41 次中国互联网络发展状况统计报告》，见中国互联网信息办公室网站：http://www.cac.gov.cn/2018-01/31/c_1122346138.html，2018 年 1 月 31 日。

② 参见张虎军、李运明、谭映军等《移动医疗技术现状及未来发展趋势研究》，载《医疗卫生装备》2015 年第 7 期，第 102 – 105 页。

二、移动互联网：移动医疗的技术基础及优势

移动互联网现今已成为学术界和业界共同关注的热点，但对其的定义还没有达成共识。比较有代表性的定义由中国工业和信息化部电信研究院在 2011 年的《移动互联网白皮书》中给出："移动互联网是以移动网络作为接入网络的互联网及服务，包括 3 个要素：移动终端、移动网络和应用服务。"

（一）移动终端

移动终端是移动互联网的前提和基础。随着移动终端技术的不断发展，移动终端逐渐具备了较强的计算、存储和处理能力以及触摸屏、定位、视频摄像头等功能组件，拥有了智能操作系统和开放的软件平台。

当前，移动终端主要包括智能手机和可穿戴设备两类。绝大部分智能手机终端是基于 iOS、Android 和 Windows 系统，采用智能终端操作系统的设备，除了具备通话和短信功能外，还具有网络扫描、接口选择、蓝牙 I/O、后台处理、能量监控、节能控制、低层次内存管理、持久存储和位置感知等功能。可穿戴设备则是把传感器、移动通信等技术植入眼镜、手表、手环等日常穿戴用品中，它可以用紧体佩戴的方式测量各项体征，如血糖、血压、血氧等监测数据，从而对用户身体数据进行收集、整合与分析，以实现医疗检测技术和健康监控指标在移动智能终端设备上的无缝连接。Google Glass、苹果 iwatch、三星 Gear 等都属于可穿戴设备。在健康传播领域，智能手机、平板电脑等可接收移动网络服务的设备和可穿戴设备结合，成为受众个体输入、反馈数据内容的终端。用户将通过终端硬件，对个体生命体征进行监测，并对数据进行记录、管理。

（二）移动网络

接入网络是移动互联网的重要基础设施之一，按照网络覆盖范围的不同，现有的无线接入网络主要有五类：卫星通信网络、蜂窝网络（3G 网络、4G 网络等）、无线城域网（WiMax）、无线局域网（WLAN）、基于蓝牙的无线个域网。它们在带宽、覆盖、移动支持能力和部署成本等方面各有长短。例如，蜂窝网络覆盖范围大，移动性管理技术成熟，但存在着低带宽、高成本等缺陷；WLAN 有着高带宽、低成本的优势，但其覆盖范围有限，移动性管理技术还不成熟。随着移动互联网的飞速发展，无线接入网络所要支撑的业务已经由以前单一的语音业务转变为综合语音、数据、图像的多媒体业务。

（三）应用服务

应用服务是移动互联网的核心。移动互联网服务，不同于传统的互联网服务，它具有移动性和个性化等特征：用户可以随时随地获得移动互联网服务，这些服务可以根据用户位置、兴趣偏好、需求和环境进行定制。随着应用技术的发展，用户从信息获得者变为信息的贡献者，移动互联网的应用服务也日益繁荣。苹果公司于 2008 年 7 月推出在线应用商店，依托苹果的 iPhone 和 iPod Touch 的庞大市场取得了极大的成功。应用

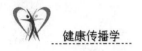

服务研究包括移动搜索、移动社交网络、移动电子商务、移动互联网应用拓展、基于云计算的服务、基于智能手机感知的应用等。①

以智能手机和可穿戴设备形成的移动终端、以蜂窝网络和无线局域网建构的高效移动网络、以各类 App 和数据处理技术为支撑的应用服务，成为移动互联健康传播的基本架构。可穿戴设备与智能手机相连，可以获取用户的生命或健康信息，还可通过移动互联将数据上传云端，并借助云技术对这些数据进行存储和分析。形成了一套完整的信息传播渠道和健康反馈机制，建立起用户和医生之间的桥梁，让双方实现更深入和全面的理解。借助移动互联网，健康传播将开启一个智能化的新模式。

移动互联网具有不同于大众媒介或网络传播的特征，这特点正是移动医疗（M-health）得以迅猛发展的原因。其优势主要体现在以下两点。

首先，手机和移动通信网络普及带来的便利性。保罗·莱文森认为，手机为代表的移动网络电子设备将我们人类的说话和走路这两种最基本的交流方式整合了起来，它斩断了束缚我们的"脐带"，将人们从室内和机器的禁闭前送到了高山海滨、森林草原、田野牧场前，真正使我们可以一边漫游世界一边说话。无时不在的便携电子媒体，超越了时空的限制，让受众可以随时随地接收信息。手机和一些可穿戴设备相比于报纸、广播、电视、电脑等媒介，其重量要轻得多，就如同钱包、钥匙一样成为我们随身携带的物品。正是这些移动终端的便携性与移动性，使健康信息的传播呈现为更加精简化、碎片化的形式。电视健康节目有固定的时间段，上班族们不可能在固定的时间段守在电视旁，报纸、书籍不方便随身携带，又很难抽出专门的时间阅读，而手机碎片化阅读很符合人们的快捷的时间安排。伴随碎片化阅读的兴盛，移动互联网终端的应用都缩短了文字的长度，转而利用有冲击力的图片进行传播。而其便携的特点，使人们可随时随地获取健康信息，不仅满足了人们对健康信息的需求，同时也填补了碎片化的时间。除了手机等终端设备的普及外，移动通信网络的发展也至关重要，如果没有快速、高效和大范围覆盖的移动网络，服务商提供的健康信息平台就很难达到理想的效果，用户也无法体验到移动医疗带来的便利。中国互联网络信息中心在京发布的第 41 次《中国互联网络发展状况统计报告》显示，截至 2017 年 12 月底，我国网民规模达 7.72 亿，普及率达到 55.8%，其中手机网民规模为 7.53 亿，使用手机上网人群的占比达 97.5%，移动通信 4G 网络的覆盖率更是高达 99%。② 手机和移动通信网络的普及，为使用移动技术支持医疗服务提供了关键的用户基础，而且庞大的用户群也预示着巨大的商业消费潜力。

其次，服务商积极布局，应用技术不断涌现。对于医疗卫生服务提供机构和应用开发商等主体来说，移动医疗将会是一个新的利润点。传统的网络终端（如个人电脑）虽然功能强大，但适用者主要是年轻人和高学历人群，而现在移动互联网虽然发展迅速，但最需要医疗服务的人群是老年人。相较于电脑等操作复杂的设备，手机更容易让

① 参见罗军舟、吴文甲、杨明《移动互联网：终端、网络与服务》，载《计算机学报》2011 年第 11 期，第 2029－2051 页。

② 引自《第 41 次中国互联网络发展状况统计报告》，见中国互联网信息办公室网站：http：//www.cac.gov.cn/2018-01/31/c_1122346138.html，2018 年 1 月 31 日。

他们接受新的医疗方式。语音输入、更简易化的应用平台、能够随身佩戴的监测仪器等，让很多不能熟练使用个人电脑的群体更愿意采用移动医疗应用和服务，并带来不断扩大的对终端和健康服务的需求。另外，移动医疗能够降低医疗卫生服务的成本，提高效率。比如，网上预约挂号、病人电子病历等，不仅减少了医院的工作量，也方便了病人。因此，众多的医疗机构纷纷开发自己的手机应用平台，并大力推广。各 IT 服务商也积极布局，希望建立移动医疗的门户级平台，从中分到一块"大蛋糕"。在移动医疗需求显现和服务供应竞争激烈的环境下，各种移动终端功能不断创新，应用商专门设计适用于各类群体、各种需求的应用平台。如今，全球有超过 58000 家移动医疗 App 开发者活跃在市场上，我国的移动医疗和移动健康服务产品超过 3000 款，内地移动医疗市场在 2018 年有望达到 300 多亿元的规模。

三、我国移动医疗发展的社会背景

随着社会经济的发展，我国健康保障和医疗卫生也受到前所未有的挑战。人口老龄化日益加重、医疗资源配置不均衡、医患关系紧张等给我国健康和医疗服务带来了沉重负担，严重地影响着人们的健康水平。另外，对生活质量的高追求，使人们越来越关注与健康相关的种种问题，对高质量的、针对性的健康信息有很大的需求。

我国医疗和健康服务业的信息化走过了两个阶段，第一个阶段从 20 世纪 90 年代中期开始，以大型医院院内信息化为主，站在医院的角度，优化医院的业务流程，提高大中型医院的运行效率和服务能力，重在强化医院内部链接；第二个阶段从 2010 年左右至今，伴随着医改的不断深化，区域卫生信息系统、公共卫生信息系统、医保控费系统等新兴信息化业务凸显，尤其 2011 年以来移动医疗应用火热启动，从患者或医生的角度出发，强调医疗体系内全联通、患方与医方信息联通。正是在人口老龄化、医疗资源不均和健康信息需求增加的社会背景下，我国的移动医疗事业乘着移动互联的东风迅猛发展。

（一）人口老龄化加重健康维护和医疗卫生的成本

数据显示，截至 2016 年年底，中国 60 岁及以上老年人口超过 2.3 亿，占总人口的 16.7%；65 岁及以上老年人口超过 1.5 亿，占总人口的 10.8%。预计到 2050 年，中国老年人口将达到 4.8 亿，约占届时亚洲老年人口的 2/5、全球老年人口的 1/4，比现在美、英、德三个国家人口的总和还要多。[①] 考虑到 20 世纪 70 年代末计划生育工作力度的加大，预计到 2040 年，我国人口老龄化进程达到巅峰，之后，老龄化进程进入减速期。65 岁以上老龄人口的冠心病、高血压、糖尿病、哮喘、关节炎等慢性疾病的患病率是 15～45 岁人口的 3～7 倍。人口老龄化给医疗和护理资源造成巨大压力，2017 年全国财政医疗卫生支出预算 14044 亿元，是 2008 年医改启动前的 4.4 倍；比 2016 年同

---

① 引自《2017 年中国人口老龄化发展现状及发展趋势预测》，见中国产业信息网：http://www.chyxx.com/industry/201712/597549.html，2017 年 12 月 27 日。

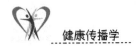

口径支出增长 5.1%，比同期全国财政支出预算增幅高 1.6 个百分点，医疗卫生支出占全国财政支出的比重高达 7.2%。[①] 另外，老龄化步伐的加快，老年人对医疗的需求也越来越大，但是，现在医院科室的细分以及复杂分工，看一次病要跑多个科室，排队挂号、检查、化验、取药，让老年人苦不堪言，无形之中也加剧了个体的就医成本。在老龄化社会加速前行之际，利用移动互联网针对老龄人口开发慢性病监测、健康管理、个人健康档案等应用技术，能够为减轻医疗负担、缓解老年人看病难的问题发挥作用。

（二）医疗资源配置不均衡和医患关系紧张

如今看病难、看病贵逐渐成了一项令人头疼的社会问题。我国医院大都是公立的，人们不分大小病都往大医院跑，导致三甲医院天天人满为患，专家门诊号一号难求。由于大医院承受的超额压力，致使患者在医院经过长时间的排队后真正看病时间却只有几分钟，时间压力使得医患之间面对面的诊疗无法进行充分的沟通交流，因而很多医患沟通效果并不理想，容易造成医患关系紧张的局面。如果利用移动互联产生的健康大数据，通过云计算服务，然后连接到全国的医疗物联网这一新型的移动互联健康传播形式，对医院资源自动分诊导流，全国医疗资源会进行统一协调，各自充分发挥优势，得到合理配置。而在移动互联网上应用远程诊疗、线上问答等创新沟通方式，有望重塑医患沟通模式，优化沟通效果。比如，加强医患之间的网上交流，减轻病人跑医院的时间和精力成本。并且医生通过移动互联网方便快捷地给病患合理的建议，为其排忧，也可提高其效能感。

（三）人们对健康信息的需求增加

在现代社会，快节奏的工作和生活方式导致普遍的亚健康问题，而环境污染、食品安全等问题又使人们的身心健康面临着严峻挑战。据调查，减肥、养生、饮食、健身、母婴，以及与环境污染有关的内容成为公众搜索最多的健康词汇。另外，"非典"、禽流感等公共卫生事件频发，传统媒体和网络媒体的介入，使得公众对公共卫生问题极度敏感。每当爆发公共卫生事件时，与此相关的各种健康风险、治疗方法就会充斥于社交媒体，以迎合大众对此类健康信息的需求。人们越来越多地主动参与到医疗健康领域中，他们希望掌控自身以及家人的健康。而在传统的医疗模式下，健康信息通过医生或医疗机构传递给病人，医生或医疗机构成了病人获得健康信息的最主要的也是唯一的渠道，虽然健康信息的质量和准确性很高，但健康信息的数量、病人或消费者获取信息的途径和参与度受到了大幅度限制。现在，移动互联网成为人们获取健康信息的新渠道、新模式。艾瑞咨询分析认为，在移动互联网时代，移动终端具有易操作、易携带等特点，能够满足用户随时随地获取健康信息的需求，尤其是手机，作为人们日常生活必不可少的智能设备，承担着越来越重要的作用。

---

① 引自王晓易《财政部：2017 年全国财政医疗卫生支出预算超 1.4 万亿》，见搜狐网：http://www.sohu.com/a/139734186_561670，2017 年 5 月 11 日。

第二节　移动医疗在手机终端的主要应用

移动终端的崛起掀起了"移动经济"的大潮，移动互联网时代想看病？你的第一反应是不是打开手机找医院、找医生、挂号预约、预诊等，那么毋庸置疑，你一只脚已经踏上了移动医疗的船。①

随着移动互联网技术的发展和资本的热捧，移动医疗、智慧医疗、"互联网＋医疗"成为医疗健康领域炙手可热的概念。这些基于移动互联网的健康信息技术，产生了以智能手机终端为核心的新型医疗服务模式。其结合跨时空的便捷性，以及云计算、大数据等新一代互联网技术，形成了颠覆式的健康服务体验。截至 2017 年，移动医疗和移动健康服务产品已达 3000 多款，这些应用大致可以分为六大领域：医患信息交流、医疗机构服务、健康监测、医生工具、中医养生、健身健美。

一、医患信息交流平台

基于移动互联网和移动终端为基础问诊平台，能够给医生和患者提供信息化的医疗帮助服务平台，方便医生和患者随时随地就具体的疾病与健康问题进行咨询和诊断。医患信息交流通过疾病数据库的建立与医生资源的整合，为用户提供在线问诊服务、自诊、医疗保健咨询。例如"春雨掌上医生"软件，通过建立数据库以及整合医疗资源，包括邀请 5 个重点城市三甲医院的医师在网上坐诊，以此提供给患者高质量私人医生服务。该软件的开发目的在于使用户能像在淘宝购物一样获取医疗咨询服务。"好大夫在线"则以患者为核心，致力于打造中国最大的以患者为核心的医患沟通平台。还有"5U 家庭医生"移动医疗服务平台，致力于让用户拥有私人家庭医生，通过网络、手机获取健康管理、预约就诊服务等便捷的家庭医生服务。除上述几个流行的 App 问诊平台外，还有很多其他形式的移动问诊平台，比如医院自行建立的问诊平台、医疗服务的公众微信平台、商业医疗问诊平台等。

移动互联网的医患信息交流平台能够在解决医疗资源分配不均、医患关系紧张等难题上起到重要的作用。首先，移动问诊平台降低诊疗压力没有了诸如挂号排队、费用缴纳等干扰，患者和医生都可以全身心地投入到针对疾病的诊疗环节中，医生能够随时做出动态的分析并做出指导。移动网络问诊平台可以让患者保护自身的隐私，同时为医生提供一个较为宽松的出诊环境，减轻医生的职业倦怠感，提供高质量的医疗服务。其次，移动互联网问诊平台的建立，可在一定程度上缓解紧张的医患关系，使得部分疾病通过移动互联网得到解答，能有效控制医疗资源的浪费患者在进行咨询的同时，也可增加自己对健康教育、疾病常识等相关知识的普及，增强健康意识，降低发病频率通过网

---

① 　参见西岭《大话"移动互联网医疗"》，载《上海文化信息》2015 年第 12 期，第 42 页。

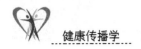

络问诊平台，患者可以不用面对医院陌生的环境和面对医患关系问题，既能够享受舒适的"就医"环境，又能够得到有效的医疗信息。

二、医疗机构服务平台

我国传统医院一直是在"以患者为中心"的理念指导下为患者提供医疗、保健、康复、咨询等服务，但传统医院服务方式与当下快节奏的生活方式无法匹配，和其他行业的便捷服务也产生较大差距。随着服务理念逐渐转变为"以就医者需求为中心"，传统医院医疗服务凸显出医院运转效率低、患者等候时间长、医疗资源分布和使用不均、医疗服务质量较低，多地区患者缺乏顺畅的就医通道等问题。

目前，传统的就医模式仍主要是患者慕名某大医院而来，盲目择院就医造成一些医院人满为患，另外一些医院门可罗雀。由于患者对自身疾病及医院治疗特色缺少了解，不可避免地在多家医院之间辗转奔波求医。另外，在传统医院服务模式下，患者往往需要经过漫长的反复排队等待才能完成挂号、分诊、候诊、医生就诊、缴费、取药等流程，医院的格局设置较复杂，患者按照标牌指示也较难找到准确地点，经常一头雾水地到处问路，大大降低了患者就医体验。患者满意度是反映医疗质量的重要渠道，作为医院医疗质量和服务水平高低的主要手段之一，许多发达国家的医学专家认为，在改进医疗质量的活动中，重视患者满意度的评估很重要，并认为患者对医疗活动的参与有助于保证和提升医疗服务质量。我国大多数医院也通过患者满意度调查表、出院患者电话随访、院长信箱等方式进行患者满意度调查，但仍有患者反映投诉渠道不畅。

对于上述传统医院服务模式存在的问题，能够通过移动互联网能够找到有效的解决途径。例如，一款功能齐全的医疗机构服务 App，可以帮助患者查询和选择适合治疗其所患疾病的医院和医生，可通过填写就医咨询表这一方式，其中包括病情描述、病史、医院级别、医生级别等。同时 App 自动获取患者所处位置、医保状态，根据加入 App 的医院和医生简介，为患者推荐就医优选方案。[①]

自 2014 年以来，全国已有北京、广州、深圳、上海等 25 个省市过百家医院开通微信公众号服务。"医事通""微医生""掌上浙一""移动医院"等 App 是利用智能手终端，由医院为病人提供的医疗服务平台。在上述平台通过身份认证后，即可随时随地得到医院的智能导诊、自助挂号、个人健康档案共享、检查结果实时查询、就诊时问提醒、复诊提示、用药等一系列医疗便捷服务。此外，移动互联网医疗平台还为患者敞开投诉和建议渠道，患者可在平台个人中心填写的问题反馈发送到医患办或医生个人，既能够体现出医院对患者意见的尊重和重视，同时对于医院改进医疗服务质量、改善医患关系都有积极作用。

---

① 参见李亚静、郁莹《传统医院移动互联网医疗服务模式研究》，载《中国当代医药》2016 年第 2 期，第 161 – 166 页。

三、健康监测/检测

个人健康监测系统主要是指依赖硬件进行一系列的体征数据的搜集，对个人处于医院环境之外时的生命体征进行监测。目前硬件能够监测的数据包括运动、姿态、血压、血糖、血氧、心率、心电、体温、体重等几大类。

从健康监测的发展历史来看，体温计、体重秤、血压计等机械仪器长期以来都是家庭健康监测常用工具。后来随着数字成像技术的发展，出现了一些摄像类的产品，例如，飞利浦推出的彩色成像的网络摄像机，主要是通过摄像头监护家庭成员独自在家时的情况。生物传感技术崛起后，则出现不少小型的家用电子仪器，像电子血压计、血糖仪等。欧姆龙公司生产的小体积的家用血压计，就是便携式的中小型设计，电子屏和物理界面相结合，突出测量数据结果，便捷易用。

随着智能手机开始不断向健康监测领域拓展硬件与功能，家用的电子血压计、电子体温计、远红外测温仪、血糖测量仪等健康指数测试仪器的体积开始变得越来越小，传输和沟通的方式也在不断地变化，实现了与智能手机的联动，可以健康指数进行实时的动态监测。以加速度计、陀螺仪、压力传感器、温度传感器、麦克风为代表的 MENS 传感器迅速发展，各类健康监测设备越来越朝着超薄化、小体积、高性能、低能耗、低成本方向发展。

除了智能手机外，可穿戴的移动健康监测设备不断涌现，健康监测走向了集成化。这些新型设备将现有的血压、血糖等设备结合起来，加入到日常的随身用品当中，如衣服、首饰、鞋等，戴在身上或者穿在身上，对身体和安全进行全面的追踪和监护。日常服饰材料的更新以及硬件、芯片的创新不断演变出各种各样的智能可穿戴产品，让用户可以随时监控心率、运动、睡眠等体征指数，也可以将自己的数据作为健康指导的依据获取相关的健康服务和建议。美国马萨诸塞州的 Rest Devices 公司开发的一款智能婴儿服——Mimo Baby Monitor，是一种可植入衣服的穿戴式的宝宝监控设备，当宝宝穿上它以后，就可以了解宝宝的睡眠情况了，包括呼吸状态、体温变化等情况。在慢性病监测方面，移动互联技术更是能派上大用场。由制药公司赛诺菲推出的 IBG Star 家用血糖检测仪，不仅测试血糖浓度，还能持续追踪碳水化合物摄取量和胰岛素服用量，用户可以把测试结果存储在移动端的 App 上，可以打印出来或通过电子邮件将相关测量数据发送给医护人员，则可以对于监测结果不理想的病人可提供专业医生咨询，并给予治疗。

未来，云数据和基于云端的服务的盛行会进一步推动移动健康监测的发展，届时用户可能都不需要自己去到医院，医院会自主为每一个病患在云端建立一个数据库，实时监控健康数据的走势，也许都不需要医生来对我们进行反馈，系统会自动联系我们定时反馈健康状况，让医生和用户都能赢得更多的便利。①

---

① 参见肖思纯《基于老年人认知的移动健康监测应用信息的体验性设计研究》，江南大学 2016年硕士学位论文。

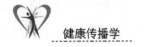

四、医生工具

有一类健康传播手机 App，不是面对于普通用户的，而是侧重于面对具有专业医疗背景知识的相关从业人员。对于医疗从业者而言，一日千里的专业知识不能完全从教科书中获得，加之医学的复杂性，使医生常常很难在短时间内对所有的疾病有所了解，因此通过数据的分析和归纳分析得出新的医疗知识，也成为医疗从业者重要的知识获取途径。

目前，国内有超过 100 款的医生专用 App，最大的特点是帮助医生提高工作效率，其功能主要集中在医学信息交流、医患交流、患者管理等方面。例如，"丁香客"和"用药助手"是丁香园旗下面向医生群体的医疗 App。丁香客将医生群体通过关系网络凝聚在一起，帮助业内人士建立更广泛的学术圈子扩大学术影响力。医生可通过用药助手来查询药品说明书，查看用药指南摘要及全文，使用常用医学计算工具等，其已收录了上万种药品说明书，上千种临床用药指南，医生可通过商品名、通用名、疾病名称、形状等迅速找到药品说明书内容，而数据来自于药品生产厂家的说明书。"全科医生"是珠海奥美旗下的一款帮助全科医生临床诊治的咨询软件系统，是一个很好的助手，其功能主要包括医学计算和临床评估、疾病、检验、药物、手术与操作以及资源库等模块，可帮助临床医生或护士提高工作效率，减少差错。相当于有许多名医为医生做顾问，从而弥补个人知识和经验的不足，满足医生临床需求。2015 年，在苹果公司"Spring Forward"的特别产品发布会上，CEO 杰夫·威廉斯介绍了专为医学研究打造的医疗软件平台 ResearchKit，期望通过更专业的 ResearchKit 将 iPhone 手机变为医疗诊断工具，苹果希望 ResearchKit 能对解决当下一些棘手的医疗问题产生一些价值，例如，有限的患者参与度、数据样本缺乏、医患沟通的单向性等。

目前，医疗类 App 最大特点就是帮助医生管理患者，比如远程获取患者病历信息、问诊历史记录等，并可以更便捷有效地处理日常工作事务及医疗信息的交流，而且在只有终端的情况下，医生也能完成工作。[①]

五、中医和养生

在我国，中医养生历史悠久，源远流长，随着生活水平的提高，人们越来越重视养生保健，对中医养生知识的兴趣日益浓厚。智能手机普及后，出现了大量面向中医养生的移动互联网应用，成为人们实践中医养生的新手段。

由于移动互联网和智能手机终端为收集用户个人健康数据和行为信息的采集提供了极大的便利，让中医养生 App 能够基于中医理论，结合个体的健康行为数据与生活环境数据，为使用者制定个性化的健康促进方法。首先，中医养生系统记录用户个体特征

---

① 参见吕娟、王建鹏《医生的助手——移动医疗 App》，载《解放军医药杂志》2015 年第 3 期，第 117 页。

信息，包括用户的个人健康信息（包括性别、年龄、体质、疾病、证候、病史、生活史、工作环境、作息、饮食、人际关系等）以及用户所处环境的信息（包括季节、时间、天气、地域等）。其次，中医养生系统根据《中医体质分类与判定》等标准，对"中医体质测试"进行评测；而生活环境的信息数据，例如，时节、地点等则可通过定位系统、网络气象数据等渠道获取。最后，根据中医理论对用户个体特征信息进行建模，对用户属性进行分析与归纳，定义不同属性的取值范围。从不同的维度对用户进行分类，整理和归纳不同群体对中医的需求差异，从而形成而向不同使用者的个性化中医养生方法。①

目前，中医养生移动终端应用的主要的功能范围包括：①根据中医理论，提供疾病的预防、保健和康复服务；②为不同体质状态下的无特殊疾病人群提供个性化知识服务；③为不同年龄段、性别和职业特点的人群（如老人、儿童、白领女性等）提供差异化的知识服务；④在不同时节，提供适时、合理的养生保健建议；⑤汇集中医名家，广泛收集并综合存储名家养生经验。

中医养生 App 在移动互联网上众多的健康类应用中很受人们的青睐，例如，一款流行的中医养生 App——"过日子"，能根据使用者中医体质测试的结果，针对用户的体质类型提供个性化的知识服务；"中华养生"则以中医理论为依据，从运动、食疗、调神 3 个方面向用户阐述养生知识；"中医养生钟（普及版）"将时辰养生等中医养生知识与移动技术相结合，根据时辰（时间）与脏器经络的对应关系为用户提供养生提醒服务；"365 健康养生"提供健康饮食、针灸按摩、名医坐诊等栏目，每天实时为用户更新养生知识；"体质养生（食疗）系统"帮助用户在选择食物时能根据自身体质去分析营养价值。总而言之，中医养生 App 能够向使用者传达科学、实用的养生观念和知识，并按节气、时辰提供养生服务，适时督促用户从事养生保健活动，以达到增强体质、预防疾病、颐养生命之目的。

六、运动健美

由于人们对于体质体态等健康问题的关注，越来越多的人开始尝试使用 App 来制定体育锻炼计划并希望更高效地达成健身效果。运动健美类 App 随着智能手机的普及逐渐风行，这类 App 将移动数据应用到日常健康活动中，通过在 App 中加入各式各样的辅助功能，既有助于人们更科学地开展健身活动，又能提高人们的运动兴趣。

运动健美类 App 基于智能手机或可穿戴设备，能帮助使用者记录各种运动数据，比如，步数、速度、心率、体脂、卡路里等。运动健美类 App 向使用者提供运动常识，甚至量体裁衣地给予使用者健美塑体的指导。除了能提供数据和运动指导外，这类 App 大多能针对不同使用者的锻炼习惯，在软件中选择每次锻炼的目标，或者选择一个较为完整的运动计划，让人们可以按照事先设定的目标进行锻炼。另外，由于独自运动常常

---

① 参见于彤《面向中医养生的移动互联网应用概述》，载《中国医学创新》2015 年第 35 期，第 103 – 106 页。

比较枯燥乏味，令人们难以坚持完成运动计划，因此，很多运动健美类 App 都加入了社交功能。使用者在分享自己的运动和健美进展时，不仅自己得到了快乐，还将健康信息拓展到了人际圈子中，促使更多人参与到运动健美行动中来。比如，一款非常流行的运动健身 App——Nike + Running，使用者可以通过此款应用程序可以进行定位，并记录系统的运行路线信息、速度、距离、时间和卡路里的消耗值，使人们在体验跑步娱乐的同时更加专业。它结合了 GPS（全球定位系统）技术和计速器的功能，通过地图的形式记录你每一次的跑步路线。此外，即便没有 GPS 信号，计速器也能继续跟踪用户的奔跑速度、距离、时间和卡路里燃烧值。在跑步过程中，App 会随着不同的运动播放不同的音乐。跑步者甚至还可以在运动的同时触摸屏幕来查看他们当前所处的地理位置。每次跑步结束，连接 Nike + ，即可保存当前的跑步信息，同时支持通过 Nike + 网站、新浪微博或微信与好友在线分享。该应用还可以根据每次的跑步数据为用户制定下一次的运动计划或提供完整的训练课程，还通过拥有超过 300 万名会员的全球最大跑步社区 Nike + ，连接全球跑步者。

除了上述 6 类主要的移动互联网健康平台外，还有许多其他的健康应用，比如像"大姨妈""备孕助手"这样专门用于检测、记录某一类生理情况的单科应用；"药品管家"这样能够进行药品查询、验证，以及服药提醒的用药类 App。相信随着移动互联网技术的发展，更多的健康服务产品会不断涌现。

【案例链接】

手机端的移动医疗典范：春雨医生 App

春雨医生 App 的目标是通过利用移动互联网等相应的科技手段帮助人们掌握自身健康状况、延缓衰老、治疗疾病。同时，春雨医生移动医疗公司正在致力于建立一个更自由的生态，从而完善整个医疗体制，这不仅仅能够解决使用者的健康问题，也可以在一定程度上有效缓解老百姓的"看病难、药价高、保险亏"等问题。根据春雨医生官网数据显示，春雨平台累计超过 1 亿名激活用户，拥有 40 多万名公立二级甲等医院，每天 33 万个医疗问题在春雨医生得到解答，任何问题都可以在 3 分钟内得到免费回答。春雨医生主要功能板块有空中医院、健康中心、自我诊断、新闻、社区，前三项功能最能体现其产品特点。[①]

空中医院可以提供快速的健康咨询，执业医生可以通过此功能回答用户关于健康的任何问题。春雨医生作为最早的移动医疗在线问诊应用之一，它对自身的定位是"医院前端的服务体系"，以患者为基本点，根据患者的需求对接相关医生，提供一些专业性的建议，对疾病做初步判断、诊疗，或是引导患者去医院就医。春雨医生对目前医疗领域做出的最大改变是实现"在线问诊"的业务，目前支持三种方式互动，包括图片

---

① 参见陈琳琳《春雨医生移动医疗公司发展战略研究》，哈尔滨工业大学 2015 年硕士学位论文。

描述、文字交流、语音聊天等。使用者如果感到身体不适，可以与春雨医生进行线上沟通，针对病情严重者，医生会建议用户去医院就医，并对就医医院和科室提供建议；针对明显的病情较轻者，医生给出用药以及自行调养的建议。另外，春雨医生 App 的大数据分析技术既让消费者一眼看到类似病情案例又让消费者精准匹配医生。传统就医流程大部分时间被浪费，让医生诊断的时间很少，而春雨医生变革了所有流程，专注于让消费者与医生进行直接沟通。

健康中心功能可以从多个层面收集人体健康数据，包括用户的热量消耗、热量摄入以及用户的体重、血压和血糖等多方面的健康数据，进而用可视化的形式呈现。此外，春雨医生平台整合可穿戴设备和小型医疗器械等多来源的健康数据。智能管理健康数据的同时，使得使用者能够全面即时地了解自己的身体健康状况，为患者和用户提供更好的医疗服务。

自我诊断功能可以让用户在没有医生协助的情况下向用户普及医学知识，学习医学常识。春雨医生为用户提供了多种查询方式，用户能够通过春雨医生根据自身的身体状况及疾病表现方式自行查询自身疾病、所需用药以及身体的不适症状，这种自我诊断功能能够极大地方便使用者，同时也缓解了由于咨询人数众多以及咨询量大而导致的信息拥堵情况。春雨医生的这种自我诊断功能囊括了最全面的药品库和化验检查库、美国 CDC 40 万样本库、医院药店地理数据库和春雨多年以来积累的超过千万的交互数据库。为了保证自我诊断的精准度，春雨医生还采用了智能革新算法。该算法支持多症状查询和查询疾病发生概率。

第三节　健康传播的技术前沿

一、远程医疗

远程医疗是当前世界上发展十分迅速的高新技术应用领域之一，目前已在全球医疗卫生行业得到了广泛的重视和应用，并逐渐成为一种为政府、医院管理者、医学专家和患者及其家属普遍接受的新型医疗服务模式。世界卫生组织对远程医疗定义为："通过医疗信息和通信技术从事远距离健康活动和服务的远程健康信息系统。"它应用远程通信技术、交互式传递信息，开展远距离的医疗服务，是一种现代医学、计算机技术和通信技术紧密结合的新型医疗服务模式。远程医疗（telemedicine）与基于互联网的移动医疗存在差异，其最本质的区别在于远程医疗依托于医疗机构，具备开具处方的资格，而移动医疗一般仅提供健康信息，不具备开具处方和实施临床操作的资格。

美国是开展远程医疗研究较早的国家，最早研制的远程医疗系统是用于对宇航员进行无创伤性监测和战场伤病员急救。此后，医疗机构开始应用远程医疗，并逐步开展了远程会诊、远程咨询、医学图像远距离传输、远程控制手术等项目。其他国家如西欧、

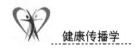

日本和澳大利亚等国对远程医疗的发展也高度重视，纷纷投入巨额资金进行远程医疗信息技术的研究开发。我国从 20 世纪 80 年代开始远程医疗的探索，1982 年首次通过 E-mail 进行病历会诊，是最早的远程医疗实践活动。90 年代初，医生成功应用远程系统诊断患噬肌肉病菌疾病的山东姑娘和重金属铊中毒的北京女大学生，由此，远程医疗引起了社会的普遍关注。90 年代后期，我国的远程医疗从理论探索走向实际应用，国家卫生部、中国医学基金会和解放军总后勤部卫生部先后启动了金卫网络工程、中国医学基金会互联网络和军卫 B 号工程（远程医疗网），一些著名的医学院校、医院都成立了远程会诊中心，与全国上百家医院相继开展了各种形式的远程医疗工作，目前已可为各地疑难急重症患者实施可视实时专家会诊、传输共享诊疗数据、进行病理形态学诊断等。①

（一）远程医疗的优势

远程医疗有多方面的优越性，为患者节省了费用、时间、精力，也提高了医疗工作的效率，促进了医疗资源的共享，从而提高整个行业的发展水平。

1. 远程医疗能够降低患者就医成本

边远地区的患者不仅面临着较高的就医成本，而且由于所在地区的医疗水平有限，难以享受到高水平的医疗保障。远程医疗一方面可以确保患者能够在当地医院接受大型综合医院专家的会诊和治疗，有效降低了由交通费、食宿费和误工费导致的就医成本；另一方面，远程医疗减少了疾病诊断和治疗在时间上的延误，减轻了患者的痛苦。

2. 远程医疗能够优化医疗资源配置

一方面，实施远程医疗的受邀方作为大型医疗机构具有优质的医生资源，能够确保患者享受到更好的医疗保障，有利于优质卫生资源的下沉。另一方面，远程医疗能够将部分患者分散到各个就诊点，减少医院非急诊患者的就诊人数，规避大型医院人满为患的窘境，起到分流筛选的作用。

3. 远程医疗能够加强医疗健康信息的沟通

远程医疗能够加强大型医疗机构医护人员与边远地区医护人员的交流。让边远地区医护人员获得及时、准确的最新医疗动态和治疗计划，积累临床经验。还有利于大型综合性医院的医护人员更好地了解边远地区的医疗需求，有利于针对性地提供指导和支持。另外，远程医疗能够为老年人、慢性病、残疾人等有健康信息需求的群体提供医疗和健康干预指导，在提供给他们健康效能的同时，节约健康维护成本。

（二）远程医疗的优势及主要应用领域

目前，远程医疗的主要应用领域包括远程会诊、远程临床操作、远程监控和健康干预、远程医疗和健康教育等。

---

① 参见刘翔、朱士俊、李信春《我国远程医疗发展现状、难点和对策分析》，载《中国医院》2004 年第 6 期，第 8－11 页。

1. 远程会诊

我国国土面积比较大，地区经济发展不平衡，医疗水平也有较大的差异，先进的医疗技术和设备都集中在大城市中，一些偏远地区医疗条件非常落后，存在严重的两极分化现象。远程会诊可以在一定程度上缓解这种现象。通过网络信息传输，医疗专家可以获得患者的病例、各种检查报告等相关资料，并且可以通过视频对患者的状态进行观察，实现了患者和医生的异地沟通，为患者提供有效的治疗方法和调养建议，让不方便到医疗水平更高的医院就医的患者能够得到及时的诊断，减轻了患者的经济压力。

2. 远程临床操作

在过去，医生必须真实地接触到患者才能进行手术等临床操作，但是远程医疗系统的诞生打破了这种常规的方式，医生可以通过远程医疗系统进行远程操作，包括操控机器人手术，以及对临床操作过程进行指导等。远程临床操作能够打破地域空间的限制，为患者赢得最佳的救治时机，解决部分地区医疗水平低、患者难以得到及时治疗的问题。在有大量患者需要集中治疗的特殊情况下，这种方法能发挥更大的作用。

3. 远程监控和健康干预

我国社会的老龄化现象比较严重，老年人逐渐增多。随着年龄的增长，人的身体机能会有明显的下降，甚至丧失一些功能，从而导致疾病的发生，如心脑血管疾病、糖尿病、中风等疾病发病率比较高，给医疗行业带来了巨大的压力。远程监护系统能够采集患者的生理数据，形成音频、视频等资料，通过网络传送到所在的社区监控中心，使患者获得远程跟踪医疗服务。这种医疗监护模式扩展了医院的服务范围，让患者在家中就能获得相关的护理服务，实现了医疗的信息化。同时，远程医疗系统可以简化就医的流程，为患者提供了极大的方便。

4. 远程医疗和健康教育

通过远程通信以及视频压缩技术打破传统的教育模式，使健康教育活动在一定程度上摆脱了空间和时间的限制，能够有效地将医疗知识传递给下级或者异地的医护人员和有健康信息需求的群体，缩小地区间医疗水平的差距，实现医学和健康教育资源共享，提高医疗资源的利用效率。

二、大数据与健康传播

人类社会已经进入到了数据暴涨的时代，运用庞大的数据来推动社会经济发展成为全球范围内正逐步推进的一大趋势。在医疗卫生领域，随着互联网、物联网、云计算的快速发展，特别是数字化医院建设及可穿戴设备、磁共振、高能射线、PET（正电子发射型计算机断层显像）等的广泛应用，各医疗平台无时无刻不在产生出涵盖人体各部位的数以亿计的海量数据，医疗和健康的"大数据"时代悄然而至。如何利用这些海量信息资源更好地为临床医疗、医学科研、公共卫生管理和个人健康保障服务，成为当前健康传播研究的一个热门课题。

2011年5月，易安信公司第一次提出"大数据"的概念，大数据正式进入到人们的视野并渗透到人们的生活之中。2012年，联合国发布《大数据促进发展：挑战与机遇》白皮书，以推动各国政府机构、重大行业对大数据技术的研究和应用。自 2012 年开始，美、英、加、澳、日、韩等发达国家相继发布一系列大数据技术研究和发展计划，大力推进大数据研究和应用。如美国 2012 年发布《大数据研究和发展计划》，并成立"大数据高级指导小组"，2013 年推出"数据—知识—行动"计划，2014 年进一步发布《大数据：把握机遇，维护价值》政策报告，启动"数据开放行动"，陆续公开 50 个门类的政府数据，鼓励商业部门进行开发和创新。与国外部分发达国家相比，我国大数据发展起步较晚。2015 年我国出台《促进大数据发展行动纲要》，提出要构建包括电子健康档案、电子病历的医疗健康服务大数据，建设覆盖公共卫生、医疗服务、医疗保障、药品供应、计划生育和综合管理业务的医疗健康管理和服务大数据应用体系，开展医疗健康大数据创新应用研究。在 2016 年 6 月和 10 月，国务院办公厅相继印发了《关于促进和规范健康医疗大数据应用发展的指导意见》和《"健康中国 2030"规划纲要》，为全面深化健康医疗大数据的应用，努力建设人民满意的医疗卫生事业，建立新的全民医疗服务模式提供新的思路和指导方向，表明医疗大数据资源正在成为重要的基础性国家战略资源，为大数据的健康发展提供有力支撑。为了落实《关于促进和规范健康医疗大数据应用发展的指导意见》，在国家卫生和计划生育委员会牵头下，国有资本主导的三大医疗大数据集团正式成立。医疗大数据的规模不断壮大，规划逐步成型，在此背景下，健康医疗大数据迎来了高速发展期，不仅是各地方政府在积极推进，资本市场也对其青睐有加，大数据医疗前景十分广阔。

（一）健康医疗大数据的内涵

大数据（big data），或者称海量数据，大数据与其他数据最根本的区别在于，它是针对所有数据进行的分析。正如维克托与肯尼斯在《大数据时代》一书中所提到的，大数据具 4 个特点：量大（volume），即信息量大；高速（velocity），即信息是变化的，并且变化速度很快；多样（variety），信息的种类很多，包含了方方面面的信息；价值（value），信息的价值密度低，即有海量信息但是能提取出来有用的信息的量相对较少，不过整体来说价值很高。医疗和健康服务领域中产生的庞大数据可以称为健康医疗大数据。医疗健康大数据主要有 4 类来源。

一是医疗领域内数据资源，如电子病历数据（EMR）、医学影像数据、临床检验数据、医患行为数据以及产生于医院常规临床诊治、科研和管理过程的各种门急诊记录、住院记录、用药记录、手术记录、随访记录和医保数据等。

二是行业数据资源，包括基本医保、商业健康险、医学文献、新药研发、医药销售等。

三是学科相关数据资源，如生命科学、人口学、环境科学等。

四是互联网数据资源，如网上获取医学相关数据、患者评价，产生于互联网的关于疾病、健康或寻医的话题、互联网上的搜寻内容和购药行为、健康网站访问行为等。[①]

---

① 参见金兴、王泳红《健康医疗大数据的应用与发展》，载《中国卫生信息管理杂志》2016 年第 2 期，第 187 - 190 页。

医疗卫生行业早就遇到了海量数据和非结构化数据的挑战，近年来很多国家都在积极推进医疗信息化。因此，医疗行业将和银行、电信、保险等行业一起首先迈入大数据时代。健康医疗大数据将为临床诊疗、药物研发、慢性病干预、公共卫生监测和政策制定等领域带来创造性效能，全面提升健康医疗领域的治理能力和水平，创造极大的价值。

（二）健康医疗大数据的应用前景

1. 精准治疗

不管是过度治疗还是治疗不足都会给病人身体带来负面影响，以及产生更高的医疗费用，大数据的一个主要应用就是实现"精准诊疗"。通过全面分析病人特征数据和疗效数据，然后比较多种干预措施的有效性，可以找到针对特定病人的最佳治疗途径。研究表明，对同一病人来说，医疗服务提供方不同，医疗护理方法和效果不同，成本上也存在着很大的差异。精准分析包括病人体征数据、费用数据和疗效数据在内的大型数据集，可以帮助医生确定临床上最有效和最具有成本效益的治疗方法。减少过度治疗（比如避免那些副作用比疗效明显的治疗方式），以及治疗不足。

2. 药物研发

医药公司在新药物的研发阶段，可以通过数据建模和分析，确定最有效率的投入产出比，从而配备最佳资源组合。模型基于药物临床试验阶段之前的数据集及早期临床阶段的数据集，尽可能及时地预测临床结果。评价因素包括产品的安全性、有效性、潜在的副作用和整体的试验结果。通过预测建模可以降低医药产品公司的研发成本，在通过数据建模和分析预测药物临床结果后，可以暂缓研究次优的药物，或者停止在次优药物上的昂贵的临床试验。

3. 慢性病监测和干预

诸如糖尿病、充血性心脏衰竭、高血压患者等慢性病患者的医疗费用占到大部分的医疗卫生系统医疗成本的。通过移动互联网和大数据来干预慢性病患者是非常有用的。远程病人监护系统包括家用心脏监测设备、血糖仪、芯片药片，以及各种可穿戴设备等，结合手机 App 可以实时获取患者的健康信息。由于医疗物联网由这些智能无线穿戴设备组成，每时每刻都会产生数据，借此便可以为庞大的慢性病患者群体建立健康数据库。应用大数据技术既可以实现同一病种的横向比较分析，也可以为个体做出针对性的干预和康复计划。举个例子，远程监控可以提醒医生对充血性心脏衰竭病人采取及时治疗措施，防止紧急状况发生，因为充血性心脏衰竭的标志之一是由于保水产生的体重增加现象，这可以通过远程监控实现预防。更多的好处是，通过对远程监控系统产生的数据的分析，可以减少病人住院时间，减少急诊量，实现提高家庭护理比例和门诊医生预约量的目标。

4. 公共卫生监测和政策制定

大数据相关技术的应用可扩大卫生监测的范围，从以部分案例为对象的抽样方式扩大到全样本数据，从而提高对疾病传播形势判断的及时性和准确性。我国疾病预防控制中心建设的国家传染病与突发公共卫生事件网络直报系统已经投入运行，每年有 600 多

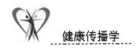

万的个案信息由全国各地上报并存储，现在网络直报系统覆盖了全国所有县级以上疾控机构。上报的海量数据通过大数据技术能够进行全面的疫情监测和分析，并通过集成疾病监测和响应程序，预测传播途径和时间，以便采取有力的措施降低流行病的感染率。实时监控获取的大数据有更高的时效性，并且大数据能发现小样本无法发现的细微差别，为公共卫生决策者提供最新证据，指导卫生政策的制定。

三、人工智能与健康传播

人工智能（artificial intelligence，简称 AI），主要是利用人工的方法和技术，使用各种自动化机器或智能机器（主要指计算机）模仿、延伸和扩展人的智能，实现某些机器思维或脑力劳动自动化。在 2016 年，由谷歌公司研发的智能系统阿尔法围棋（Alpha Go）与围棋高手李世石进行对决，这场人机大战令人们对人工智能有了新的认识和更深入的思考。

最早的人工智能研究可以追溯到 20 世纪 50 年代，但由于当时采用消解法的推理能力有限，使人工智能在后来相当长的一段时期内走入了低谷。直至 90 年代，人工智能才出现新的研究高潮。网络技术特别是国际互联网的技术发展，让人工智能开始由单个智能主体研究转向基于网络环境下的分布式人工智能研究。不仅研究基于同一目标的分布式问题求解，而且研究多个智能主体的多目标问题求解，将人工智能更面向实用。另外，由于 Hopfield 多层神经网络模型的提出，使人工神经网络研究与应用出现了欣欣向荣的景象。人工智能已深入社会生活的各个领域。

人工智能在医疗健康领域的巨大发展，首先得益于医疗数据的不断积累和数据库的不断壮大，如果说医疗健康大数据是石油，人工智能就是开采石油的机器。目前，人工智能表现最为显著的便是疾病诊断。人工智能诊断首先需要医疗机构和人员收集并分析大量数据和信息，再运用人工智能的机器学习和计算方法迅速找准病例的数据依据，从而做出具有高度准确性的诊断决策。2017 年 1 月，斯坦福大学的研究人员开发了一种深度学习算法，在识别皮肤癌的准确率上已经与专业的皮肤科医生不相上下。北卡罗来纳大学（UNC）教堂山分校的研究人员开发的另外一种深度学习算法，这种算法在预测两岁前自闭症高危儿童（有自闭症的哥哥或者姐姐）是否会在两岁之后被诊断为自闭症时，不仅以 88% 的准确度远超基于行为观察与问卷调查的传统方法 50% 的准确度，还打破了传统方法的瓶颈。我国刘奕志教授领衔中山大学和西安电子科技大学的研究团队，利用深度学习算法，建立了全球首个临床应用的人工智能眼病诊疗平台。它能根据上传的图片，计算诊断先天性白内障等罕见疑难病，并提供治疗方案，已达资深眼科专家水平。[①]

人工智能除了应用与疾病诊断外，研究人员正积极开发其在日常健康护理中的巨大价值。人工智能发挥作用所需的数据，并不仅仅产生于医学影像的获得或者医院诊断的

---

① 参见涂仕奎、杨杰、连勇等《关于智能医疗研究与发展的思考》，载《科学》（上海）2017 年第 3 期，第 9－11 页。

信息录入，在人们的日常生活中同样随时随地产生各种健康数据。因此，未来的医疗大数据实际上是在人们对自身进行日常健康管理的过程中产生和集中起来的。在此基础上通过人工智能的算法，人们不仅可以对个人的健康状况进行精准化的把握，而且还可以通过大数据把握传染性和季节性等疾病的发展状况，从而做出相应的应对措施。就某种程度而论，这或许是人工智能与人类日常生活融合最为密切的一个领域，可以为人类提供高质量、智能化与日常化的医疗护理服务。①

人工智能在健康、医疗、养老服务应用领域具有广阔的发展前景。随着中国人口老龄化的加速，慢性病的持续上升以及进入中等收入社会后大众对健康医疗的旺盛需求，与有限的医疗资源及其区域分布的不平衡、以疾病而非健康为核心的传统医疗服务体系形成了巨大反差，产生了中国特色的"医疗贫困"。

2017年，人工智能首次被写进两会工作报告后，国务院又发布了《新一代人工智能发展规划》（以下简称《规划》），制定了中国人工智能在未来10多年的战略部署。《规划》包括三步走战略目标、六大重点任务和六项保障措施等，将有力地促进人工智能的产业化和广泛深度应用，催生颠覆性的人工智能理论和技术。针对人工智能在健康医疗方面的创新应用，《规划》特别提到了智能医疗与智能健康和养老。其中，智能医疗包括：推广应用人工智能治疗新模式新手段，建立快速精准的智能医疗体系。探索智慧医院建设，开发人机协同的手术机器人、智能诊疗助手，研发柔性可穿戴、生物兼容的生理监测系统，研发人机协同临床智能诊疗方案，实现智能影像识别、病理分型和智能多学科会诊等。智能健康和养老包括：加强群体智能健康管理，突破健康大数据分析、物联网等关键技术，研发健康管理可穿戴设备和家庭智能健康检测监测设备，推动健康管理实现从点状监测向连续监测、从短流程管理向长流程管理转变。建设智能养老社区和机构，构建安全便捷的智能化养老基础设施体系等。《规划》的发布，代表着"人工智能红利"新时代的来临。充分认识"人工智能红利"时代的大趋势，推动人工智能在健康医疗领域的应用，为家庭医生、分级诊治等一系列医改措施和医养结合的养老对策，提供包括基于大数据风险预测模型、疾病诊疗临床路径管理专家系统、智能服务机器人医生助手等大数据人工智能技术支撑与高效管理实施路径，将加速消除中国"医疗贫困"，助力实现"健康中国2030"。②

四、虚拟现实技术与健康传播

虚拟现实技术（virtual reality，简称VR），又称为灵境技术或人工环境，是一种综合利用三维计算机图形学技术、多功能传感器的交互式接口技术以及高清晰度和高更新速度的显示技术构成。简而言之，虚拟现实技术就是在计算机中建立一个特殊环境来模拟真实环境的场景，通过各种传感器设备，比如数据衣、数据手套，数据头盔在虚拟环

① 参见高奇琦、吕俊延《人工智能时代对公共卫生的机遇与挑战》，载《电子政务》2017年第11期，第11—19页。

② 参见余中《人工智能让健康医疗更便捷》，载《健康报》2017年7月29日第003版。

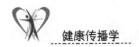

境中对模型的处理与用户的手联系起来，并进行操作和控制，以达到需要的目的。将用户的感知带入由它创建的虚拟环境，并让用户以为眼前的一切都是真实的。虚拟现实技术发源于美国，最初仅限于专用领域，如军事、航天方面的模拟训练。随着技术的不断发展成熟，虚拟现实技术逐渐转为民用。

近年来虚拟现实技术发展十分迅速，成了一个热门的应用技术，尤其是头戴式显示器有望成为与个人电脑和手机相媲美的下一代通用计算平台。根据高盛在 2016 年 2 月发布的一份研究报告显示，VR 头戴式显示器的价格会经历与个人电脑和智能手机类似的下降曲线，同时边际成本也将大幅缩减。该报告预测，VR 的市场规模在 2025 年将达到 800 亿美元，而 VR 医疗则位居最具潜力的九大应用领域之一，其市场规模预计将达到 51 亿美元，用户数则将达到 340 万人。①

虚拟现实技术和医疗的结合早已不是新鲜事。从 1962 年第一台模拟机 Sensoramal 出现到 Immersive Touch 和 Medical Realities 等能同时提供视学和感官体验的新型 VR 模拟系统，VR 技术在医疗领域的探索经历了漫长的发展过程。将虚拟现实技术应用于医疗健康领域，有助于改变我国医疗服务行业的现状，为医疗机构多样化地制定治疗方案提供了技术基础，同时也为治愈某些疾病带来了希望。目前，虚拟现实技术在医疗健康领域主要有以下几方面应用。

（一）医学教育和培训

虚拟现实技术早已在医疗教学和实习医生培训中率先得以应用，并且还在发挥着越来越重要的作用。传统的医疗教学通常要花费很多时间和精力来培养一名医生，在一些意外情况下，甚至可能会给患者带来不必要的伤害。虚拟现实技术的应用能使医学学生或者实习医生更加全面真实地体验临床场景，甚至参与模拟手术治疗，从而使学习过程更加高效。近期一项研究表明，在线虚拟现实模拟技术相对于传统的培训方式来说更加有效，因为它能使学习者沉浸到一个安全但真实的模拟环境中，从而更多地参与学习过程。英国外科医生沙菲·艾哈迈德指出，虚拟现实技术的出现为医疗教育带来了一些前所未有的不同东西，提供了一个能够在全世界的任何地方给任何人进行有效教学与训练的最佳解决方案。它有助于缩小全球不同地区在外科医疗技术方面的差距，让医学系的实习生和外科医生能跨越距离限制，远程地被连接到一起，接受训练。一旦虚拟现实技术进入医学行业，医学院的学生们就不再需要艰难地踮起脚尖，翻过指导医生的肩膀来观摩一场手术。例如，美国加利福尼亚州健康科学西部大学开设了一个虚拟现实学习中心，该中心拥有 4 种 VR 技术（zSpace 显示屏、Anatomage 虚拟解剖台、Oculus Rift 和 iPad）来呈现斯坦福大学的解剖模型，旨在帮助学生利用 VR 学习牙科、骨科、兽医、物理治疗和护理等知识。

---

① Goldman Sachs. Report on VR/AR: the next universal computing platform. Equity Research, 2016, p. 3.

（二）心理疾病的治疗

虚拟现实技术也是一种治疗手段，近 20 年来，已经被用来治疗一些特殊的疑难杂症。在心理治疗方面，虚拟现实技术最早被应用于各类恐惧症的治疗，例如恐高症、飞行恐惧症等。目前，还被应用于治疗社交焦虑症、创伤后应激性障碍、厌食症、精神分裂症等心理精神疾病。临床实践表明，心理治疗中运用 VR 技术不仅可以显著地改善治疗条件和保证患者的安全，而且有助于严格地保护患者的隐私权。

德国 VisitU 公司则曾将 VR 技术运用于孤独症和抑郁症的治疗，他们使用 VR 技术虚拟现实场景，帮助患者"回到"自己所熟悉的环境之中，如校园或者家中，有时甚至会为他们"安排"一场派对，或者使他们置身于球场之中与千万人一起观看比赛，这样的"情景式治疗"能令患者逐渐适应与他人相处，得到心灵的满足感。在美国的德克萨斯州，有一个叫达拉斯的教授创建了一个培训项目——帮助自闭症儿童学习社会技能。这个项目利用大脑成像和脑电波监测技术，用虚拟现实呈现小孩子常见的学习、社交、工作方面的情形，帮助他们了解社会状况，使他们的情感表达更具社会认可，能更好地融入社会。通过让这些参与测试的儿童进行脑部扫描，发现经过虚拟现实培训后这些自闭症孩子对社会的理解能力有所提高，从而证明虚拟现实技术对于自闭症孩子是有一定帮助的。

（三）运动障碍治疗和康复训练

除了心理疾病外，虚拟现实技术也可以应用于运动功能障碍、严重烧伤等特殊病症。有研究表明，虚拟现实技术在运动恢复领域能发挥更具个性化、先见性、预防性和独特性的治疗作用。对于患有动作不连贯，不能随心所动的患者，采用传统的康复治疗方法既浪费时间又消耗体力，训练简单乏味，有时训练强度和效果未能及时评估，很容易使患者错失训练的最佳时机，而结合虚拟现实技术，将 3D 体验场景 1∶1 沉浸式立体显示在虚拟现实环境中，运用位置追踪系统与交互系统，在沉浸式环境中与 3D 场景进行互动操作，为用户呈现了一个逼真的体验环境，加上趣味性的互动，以直接、明白的康复训练方式培养用户的身心健康，并恢复动作协调能力。使患者在训练中找到乐趣，缓解了传统治疗方法带来的负面效果，不仅省时省力，也提高了患者做康复的积极性，提高治疗效率。英国《科学报告》杂志发布的一份研究报告显示，通过虚拟现实训练及脑部控制机器人科学，一些因脊髓损伤而长久瘫痪的患者在移动和感知上取得突破。在研究过程中，参与者沉浸于虚拟现实环境，使用由大脑控制的机械外骨架帮助还原下半身运动。参加研究的 8 名患者中，有 7 位是脊髓以下完全瘫痪的，然而在为期 12 个月的康复训练之后，所有患者的自发肌肉功能都有所恢复，并且对触觉和疼痛都有了感受。另外，病人的膀胱和肠道控制能力也有所恢复，心血管机能也有所增强。其中，4 名之前被诊断为完全瘫痪的病人现已"升级"为不完全性截瘫。

（四）临床诊断和术前准备

在临床诊断方面，可以利用虚拟现实技术，建立部分虚拟内镜的模型，使医生的视

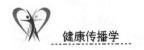

角在病人体内甚至毛细血管中自由转换。还可以将人体躯干模型重建，其中的虚拟器官能够模拟真实器官的弯曲、伸长以及切割时产生的边缘收缩现象，这种动态的虚拟现实对临床诊断具有重要的价值。

加利福尼亚大学洛杉矶分校的神经外科使用一家名为"Surgical Theater"的公司所研发的技术，他们戴上虚拟现实头盔，观察病人大脑的内部，使得外科医生可以在病人大脑中的恶性肿瘤周围"飞来飞去"，从多个角度近距离仔细观察，发现潜在的并发症，为高风险手术做好准备。在虚拟现实环境中，如果病人脑部有肿瘤，那么医生就可以深入了解这一肿瘤，观察肿瘤周围的情况，确定潜在风险，从而为这类极为复杂的手术做好准备。该校的神经外科教授马丁表示："虚拟现实让你能够 180 度，甚至 360 度了解解剖学情况，而用以往技术不可能做到这一点。在 10 分钟或 15 分钟时间里，我就能看到可能会遇到的关键问题。而以往，我们可能需要 10 年甚至 20 年的经验积累。"[1]虚拟现实技术能够提高临床操作中提高成功率、减少失误产生率且缩短必要操作时间，因此在临床诊断、术前准备和术中辅助中能够发挥重大的作用。

第四节　健康传播技术发展面临的挑战

技术的世界从来不会过于冷清。一直以来对技术存在很多争论：技术乐观主义者将技术视为最终解决人类一切问题的金钥匙。技术批判主义者却针对技术的物化和异化对技术进行了猛烈的抨击，他们认为技术使现代人难以选择自己的命运，失去了作为人的自主性。医疗卫生和健康服务是以解除病痛、改善人的生存状态为目的的事业，技术的发展无疑是为更好实现此目的根本动力。然而，这一领域的技术事关人的生命和健康，在对技术充满殷切期待的同时，必须对技术进行深刻的反思，唯有如此，才能让医疗健康的大船在移动互联网的技术浪潮中安全前行。目前，在健康和医疗领域中应用移动互联网主要存在以下 5 个方面的问题。

一、健康信息存在浓重的商业导向性

以盈利为导向的移动互联网健康医疗应用，淡化了健康知识传播、服务公众的宗旨。通过移动应用程序向用户推送的标题醒目、新奇的广告信息吸引网民的关注，表面是医学知识的推广与普及，实质则是产品的推销，这不仅诱导患者养成不良的手机等智能设备依赖的习惯，且不够严谨的医学知识会误导大众健康素养的形成。一些唯利是图的商家利用传播健康信息、普及健康知识的手段掩盖其销售医药产品的真实意图，让消费者对健康的认识产生偏差，诱导患者消费特定的产品。有研究者对结肠直肠癌

---

① 引自王力刚《VR 在医疗圈能做什么》，见健康界：https：//www.cn-healthcare.com/article-wm/20161107/content-1007849.html，2016 年 11 月 7 日。

（CRC）病人互联网信息使用情况的研究发现，有一半的 CRC 信息链接是商业导向的，而专业团体提供的信息不到1%。国内学者研究发现，电视、报纸等出现的一些与糖尿病相关的健康信息，大多为医院医药公司的药品广告，而且常常夸大疗效；网络健康信息的商业化现象也较为严重。有的商业网站所提供的健康信息缺乏可靠性、科学性，不值得参考。①

二、信息安全缺乏法律和制度化保障

网络用户接入的匿名性、随意性，给网络监督、监管造成极大的挑战。移动诊疗、健康监测等作为近年来的新的健康传播手段，与之相关的政策法规体系尚未形成。移动医疗程序实时监控着用户的活动、掌握着用户的动态数据，一旦数据泄露，可能给用户带来一系列精神上与财产上的损失。在移动互联网安全问题严峻、相关制度与法律保障缺失的情况下，使用移动诊疗、健康监测及其他 App 产品具有较大的安全隐患。网络安全得不到保障，患者在接受来自移动医疗 App 端的远程诊疗，就难以保证诊疗的准确性、合理性，也难以保证由互联网及物联网提供给患者的医药产品的正规性，患者则会产生由移动医疗带来服务的安全性顾虑，缺乏就医安全感。②

三、移动互联网医师执业合法性问题

《中华人民共和国执业医师法》（以下简称《执业医师法》）规定，医师在取得执业资格后，经注册可以在医疗机构中按照注册的执业地点、执业范围从事医疗服务；医师若欲变更执业地点或执业范围，应当到卫生行政部门办理变更注册手续。因此，依照国家法律，医师必须在注册指定的医疗机构内执业，不得擅自变更行医地点。而医师在非医疗机构——互联网平台坐诊执业，有悖国家法律，存在超地域非法行医之嫌。同样，医师网络行医也违背医师多点执业的相关规定。根据 2014 年卫生和计划生育委员会下发的《关于推进和规范医师多点执业的若干意见》，医师多点执业是指医师于有效注册期内在两个或两个以上医疗机构定期从事执业活动的行为，并明确要求多点执业类别应当与第一执业地点相一致。然而，移动互联网诊疗平台并非医疗机构，加之目前我国移动医疗行业尚处于起步阶段，市场环境混乱、以逐利为导向，缺乏针对其提供主体和服务范围的明文规定，导致只能提供简单健康信息的医疗健康类软件承担为患者诊疗的职责。一旦医疗健康软件涉及寻医问诊，其提供的就已是本应由专业医疗机构和医务人员提供的医疗服务了。由于我国移动医疗法律法规的缺失，目前只要拥有互联网运营资质的公司便可以开发并运营医疗健康软件，但科技公司很难同时兼顾软件的创新和医

---

① 参见杨小丽、封欣蔚《我国移动医疗服务发展的问题与对策分析》，载《医学与哲学》2016年第5期，第1－4页。

② 参见王玲、彭波《"互联网＋"时代的移动医疗 APP 应用前景与风险防范》，载《牡丹江大学学报》2016 年第 1 期，第 157－160 页。

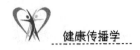
学的严谨性，提供主体的严重错位增加了患者的医疗风险。由于患者无法判断坐诊"医师"的执业资质和真实身份，某些"医师"在互联网平台上冒充专家身份，跨专业行医，甚至出现无照非法行医的情况。

四、技术稳定性和健康信息可靠性的问题

由于移动互联网上的健康信息具有远程和借助电子设备的特点，因而存在技术不稳定的问题。在运用医疗健康软件传送一些医疗信息时，由于语言理解和图像传递上的误差可能导致延误诊断和治疗，甚至产生更为严重的后果；加之患者缺乏医学知识、对病情的描述模糊，以及电子设备性能低劣导致拍摄患处画面清晰度低、色差明显等，这些因素都可能直接影响智能软件对病情的判断。据报道，一个脚踝出现不明斑块的美国妇女曾借助健康类应用软件获知该斑块为一颗"痣"，然而，不久后在医院的体检中，患处却被确诊为皮肤癌。因此，目前通过各种应用软件收集得到的有关个人健康信息的数据和对结果的分析，能否作为诊断结果，还有待商榷。

与医疗健康类应用程序相似，移动互联网问诊同样存在诊断准确率偏低的问题。由于致病原因及人体结构的复杂性，医生与患者面对面的交流、诊查极为重要，可以帮助医生鉴别和判断患者的症状、体征等重要信息。我国《执业医师法》规定，医生必须亲自诊查，才能签署诊断、治疗等证明文件，否则需依照后果承担相应的法律责任，这也就是要求医生在诊治患者时必须亲自检查患者的体征，并结合病历、家族史、辅助检查结果等综合判断后才能做出诊断。面对面的诊疗可以帮助医生观察患者的精神状况、动作行为等表现，以便全面判断其健康状态，而网络平台却无法满足相应的要求，故而增加了患者的医疗安全风险。例如，高血压早期症状类似于感冒的表现，倘若仅凭患者头晕、乏力等描述便下诊断，则有可能发生误诊的后果。

最后，可穿戴医疗设备以及载有 App 应用可提供健康服务的移动终端目前并不被认为是专业的医疗设备，很多医学界人士对移动医疗设备收集的数据持怀疑态度，认为移动医疗设备取得的医疗数据不够精确。而且，由于各级医院、互联网公司通信设备配置上标准不同，可能在图像、声音传送中出现不连续、非同步、不清晰的情况，进而影响到医生之间的有效交流和正确诊断。同时，医疗信息在互联网中传送，还容易受到黑客或病毒的攻击，造成信息失密、内容被篡改等问题。

五、患者的隐私权保护问题

隐私权是指患者享有的对其个人的、与公共利益无关的个人信息、私人活动和私有领域进行支配，禁止他人干涉的一种人格权。其客体包括患者的健康状况、疾病和病史以及与社会无关的个人生活、家庭住址等。

医疗健康信息不同于一般信息，它与个人隐私密切相关，属于具有高度敏感性的信息。一方面，数据在通信网络上的存储、传输和共享，可能会被非法窃取、截获、篡改或毁坏，使健康信息的完整性、可靠性和真实性受到威胁，从而令使用者的隐私权受到

侵犯。另一方而，移动互联网的医疗和健康产业主要由移动运营商、医疗设备厂商、移动医疗应用服务商构成，在移动医疗领域，所涉及的各方，其行为规范尚没有相应的政策规定和法律条款来约束规范，各方的行为道德规范亦缺乏统一的标准。而使用者的医疗健康信息蕴含着巨大的商业价值，因此，医药商家和移动通信产业界有可能在利益驱动下导致道德失范，对使用者的医疗健康数据进行医疗目的外的利用，如此便增加了使用者隐私泄露的风险。①

【案例分析】

移动医疗：自我健康管理的新图景

人类与不健康和疾病抗争的途径不外乎两种：一种是患病后及时治疗，防止恶化，降低损耗，促进康复。另一种是平时加强健康管理，积极健康生活，做到未病先防。当今时代，在人类疾病模式已发生转变的情况下，后一种途径的作用日显重要。世界卫生组织最新公布的数据显示，心脑血管疾病、糖尿病、恶性肿瘤、慢性呼吸系统疾病等慢性病导致的死亡已经占全球总死亡的68%，远远领先于其他死因。不仅是各种慢性病，大量的亚健康问题都主要依赖于个体的自我健康管理，而实现有效自我健康管理的前提是高效的自我健康传播。我们通过下面的例子来了解个体是如何通过有效的自我传播来提升健康管理能力的。

根据《2017心脏性猝死全国认知调研》数据显示，目前国内80%心源性猝死是因为心律过速、室颤或心脏骤停导致。很多人也意识到必须注意保护自己的心脏，不过如果只是偶尔的心律不齐，容易被大众普遍忽视，很少有人为了较低频率发生的心跳加速异常去看医生。

65岁的梁先生于2017年6月中旬去美国探访儿子。他回忆了自己在美国那段时间的身体状况，"那段时间我和儿子在美国各地游玩，但我注意到自己的身体一直感觉虚弱，头晕眼花，并且心率急速下降。如果你不是奥运会运动员，但你的心率却只有30多或者40多，那肯定是不正常的"。梁先生意识到自己的身体出事了，他上网搜索，并自我诊断出患了一种名为病态窦房结综合征的心率失常。得出结论后，他很快预约了加利福尼亚的医生门诊，准备回到儿子租住的公寓后立刻就医。但离返程还有好几天时间，梁先生决定先去德克萨斯的一家医院诊断清楚病情，"我不希望在飞机上因为心脏突发状况造成紧急医疗降落，或者更糟的后果"。当他到了德克萨斯的医院后，梁先生告诉工作人员他一直在用儿子送他的智能手表追踪心率，并保有两个星期内的数据。德克萨斯Mercy医院的医疗团队检查了梁先生的Apple Watch数据，将其症状确诊为病态窦房结综合征。智能手表提供的心脏监测数据使得梁先生可以免于再佩戴心脏监视器观察一周。随后，梁先生植入心脏起搏器的过程几乎像门诊一样简单；他在医院待了一个

---

①　参见张颖、陈晓阳、杨同卫等《关于移动医疗的伦理问题分析与对策建议》，载《中国医学伦理学》2015年第3期，第332－335页。

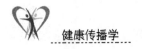

通宵，在手术当天即获准出院，并在出院后立即恢复了正常的生活。

"每个人都对在 Apple Watch 的帮助下进行自我诊断非常感兴趣，但大家都不太相信，"梁先生说，"我在我的手表上观察心率变化，而他们（医生）在医用显示器上观看，结果二者是同步的。"一个半月后，梁先生表示，在心脏起搏器的帮助下，他的心率和生活已经有了"显著改善"。①

一个人要想成功地管理自身的健康，首先要知道日常生活中何者于健康有利，何者有害，懂得常用的维护健康的技术和方法，因此，健康基础知识和基本技能必不可少。

其次，能够准确感知自身的健康状况，以及时对不健康或疾病做出反应。与就医问诊时由医生对健康和病情做出诊断不同，个人在日常健康管理中主要依靠自己对自身健康状况做出判断，所以，准确感知自身健康状况是实施自我健康管理不可或缺的条件。个体感知自身健康状况的能力，不仅跟其自身的健康状况以及其掌握健康知识与技能的程度有关，也取决于其对自身健康的重视和敏感、平时积累的健康管理经验等方面的因素。

最后，要实现有效的自我健康传播和健康管理，需要能够识别健康危险因素，了解何者需要预先防范或及时消除。健康管理的成效与其健康危险因素的识别能力密切相关。对健康危险因素的识别越准确越全面，越有利于对其进行防范和清除。个人对健康危险因素的识别，受其对健康危险因素的理解、对自身健康的重视及个人识别健康危险因素的经验等多种因素的影响。

与其他类型的能力一样，人在不同的生命阶段，对健康信息进行自我传播的能力和水平显著差异。

婴儿时期，个体身体尚不具备独立活动的能力，思维处于人生最低水平的直观动作思维期，行为处处需要成年人保护，生活完全依靠他人照顾，还未萌发自我健康意识。

幼儿时期，个体身体已能进行简单的生活自理和承担轻微的学习和活动任务。思维进入具体形象思维期，同时抽象逻辑思维也有一定的发展，能明晓简单的事理，开始产生安全、卫生和自我保护意识，能够通过游戏玩乐方式或在他人指导下学习一些简易的健康知识和技能，逐渐对健康信息有了基本的认知和辨识能力。

儿童少年期，个体已有足够的体能自主从事日常生活、学习活动和承担轻便的工作任务，思维也从以具体形象思维为主逐渐过渡到以抽象逻辑思维为主，认识能力、健康危险因素识别与防范能力迅速提高，能够自主学习掌握健康基础知识和基本技能，懂得自主观察和判断自身健康状况，开始学会理性调节心理和行为。

进入青年期，个体体质达到最强劲状态，思维水平达到高峰状态，思想成熟，行为稳定，能够深入学习理解健康理论知识和掌握复杂的健康技能，从而实现高效的自我健康传播行为。

中年时期，个体随着思想修养的加深、心理与行为调控能力的增强、健康问题经验

---

① 改编自陈欣《Apple Watch 的心率监测有多牛？听医生和患者怎么说》，见动脉网：http://vcbeat.net/NjIwNzNjNDVhMTViZjg0M2M4NDg4ZjUzZTg4MDI5ZTc=，2015 年 8 月 7 日。

154

的丰富，自我健康传播能力会不断地得到提高并最终在相应的水平上得以保持，使自身具备良好自我健康管理能力。

老年时期，个体因增龄引起的不可逆转的体力不支、运动不便、反应迟钝、记忆和思维能力下降等现象，导致生活自理变得困难时，其自我健康传播能力自然也开始逐渐丧失，由此进入健康管理能力衰退阶段。[①]

今天，随着信息技术和医疗技术的快速发展，涌现了大量帮助人们提高自我健康传播能力和自我健康管理水平的新兴电子产品。比如以前只有在专业医疗机构才能开展计数、心率追踪等体征数据检测，如今已广泛应用于各种可穿戴设备。在上述案例中，梁先生知道自己心脏存在健康风险，使用了可穿戴的 Apple Watch 来监测心率。当仪器显示心率每分钟为 30～40 次的时候，梁先生根据自己的健康知识，正确自我诊断出为病态窦房结综合征的心率失常，从而及时就医，使健康状态得到良好改善。用于监测心率的 Apple Watch 只是大量自我健康管理辅助产品的冰山一角，如今的人们常用的健康辅助产品涉及运动、美容美体、中医、心理治疗、睡眠、体征监测等方面。这些产品绝大部分的功能实现方式就是通过获取人体的各类信息，并将其编码为人们易于认知、易于理解的符号反馈给使用者，使用者结合健康知识和反馈的信息判断自己的健康状况，从而施行相应的健康行为。身体、大脑和外部健康辅助媒介形成闭循环，实质即是一个扩大化的自我健康传播系统。随着科技不断进步，健康辅助媒介将更加丰富和精确，相信未来人们自我健康传播的能力会实现质的飞跃。

【知识点回顾】

（1）移动医疗是指通过使用移动通信技术（如个人数字助手、智能电话和无线通信）来提供医疗服务和信息。

（2）移动互联网是以移动网络作为接入网络的互联网及服务，包括 3 个要素：移动终端、移动网络和应用服务。

（3）目前手机终端在移动医疗的主要应用平台包括医患信息交流、医疗机构服务、健康监测、医生工具、中医养生、健身健美等。

（4）远程医疗是指通过医疗信息和通信技术从事远距离健康活动和服务的远程健康信息系统。它应用远程通信技术、交互式传递信息，开展远距离的医疗服务，是一种现代医学、计算机技术和通信技术紧密结合的新型医疗服务模式。

（5）大数据医疗，医疗和健康服务领域中产生的庞大数据可以称为健康医疗大数据，借助大数据处理技术对这些数据进行分析，进而提高医疗水平和健康保障能力。

（6）目前大数据医疗的主要应用领域包括精准治疗、药物研发、慢性病监测和干预、公共卫生监测和政策制定等。

（7）人工智能医疗首先需要医疗机构和人员收集并分析大量数据和信息，再运用

[①] 参见翁孟迁《论自我健康管理能力的要素与培养能》，载《医学与哲学》2016 年第 5 期，第 80－83 页。

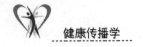

人工智能的机器学习和计算方法迅速找准病例的数据依据，从而做出具有高度准确性的诊断决策。

【思考题】

(1) 你认为移动互联网对健康医疗领域产生了哪些主要的影响？

(2) 你觉得我国发展移动医疗存在什么有利条件和不利条件？

(3) 你认为发展移动医疗有助于解决我国健康医疗行业中的哪些问题？

(4) 介绍一个你常用的或熟悉的移动医疗平台/软件？

(5) 远程医疗和移动医疗的区别？

(6) 你认为在不久的将来，大数据还能够在健康医疗领域发挥哪些作用？

(7) 你认为未来人工智能医疗可以取代医生吗？

下　　编

健康传播的实践与应用

第六章　健康教育与健康促进

健康是人类自身的需要，也是社会发展、经济发展的需要。为了提高国民的健康水平，促进公共卫生，除了治疗上的针对性支持外，更要突出"防大于治"的理念。我国是一个日趋老龄化的国家，慢性病患病率也较高，这一理念对于我国尤为重要。健康教育与健康促进都重在"防"，旨在加提高人们的健康素养，从而提高人民的健康水平。

健康素养是健康领域的重要概念，良好的健康素养是公共健康质量提升的重要保证。《曼谷宪章》里提到，"全球化世界中的健康促进战略所需行动——开展政策制定、领导作用、健康促进措施、知识转让和研究以及健康素养方面的能力建设"。可以看出，健康素养的提升是健康促进和健康教育的目标之一。通过健康教育，提升健康素养，达到健康促进，这个过程又与健康传播息息相关。

第一节　健　康　素　养

健康素养是影响身心健康的重要因素，与群体的发病率、死亡率、健康水平、平均期望寿命高度相关，是群体健康状况的一项较强的预测指标，它反映了一个国家或地区的健康教育水平、医疗卫生发展水平，也是经济社会的发展水平的重要体现，健康素养的提升是提高人民健康水平和生命质量、减少健康不公平、降低社会成本的重要策略。

健康素养（health literacy）一词最早出现在 1974 年西蒙兹（Simonds）的《作为社会政策的健康教育》（*Health Education as Social Policy*）一文中。[①] 1990 年第一篇关于健康素养的文章在美国发表。进入 21 世纪以来，一系列以健康素养为主题的报告和政策不断出台，有力地推动了健康素养的发展。美国 2000 年发布的卫生政策白皮书《健康人民 2010》（*Health People* 2010）中将健康素养列为重要目标之一，2004 年美国国立卫生研究院（NIH）发布了健康素养研究报告。2005 年在曼谷举行的第六届世界健康促进大会通过了《全球健康促进曼谷宪章》，把提高人们的健康素养作为健康促进的重要行动和目标。2008 年 1 月，我国卫生部发布了世界上第一份界定公民健康素养的文件《中国公民健康素养——基本知识和技能（试行）》，并且组织编印了《健康 66 条——

---

① Simonds S K. Health education as social policy. Health Education Monographs, vol. 2, 1974, pp. 1-10.

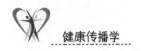

中国公民健康素养读本》，改变了以往以疾病为中心的健康传播模式，为开展健康教育与健康促进提供了一个新的切入点。同年，卫生部在全国范围内发起了以"健康素养，和谐中国"为主题的中国公民健康素养促进行动，并结合《全国健康教育与健康促进工作规划纲要（2005—2010 年）》和卫生工作的重点，制定了《中国公民健康素养促进行动工作方案（2008—2010 年）》。2012 年"居民健康素养水平"指标被纳入《国家基本公共卫生服务体系建设"十二五"规划》和《卫生事业发展"十二五"规划》，成为一项衡量国家基本公共服务水平和人民群众健康水平的重要指标。2014 年的《全民健康素养促进行动规划（2014—2020 年）》提出到 2020 年全国居民健康素养水平提高到 20% 的规划目标，可见健康素养已经得到我国政府的重视及社会的广泛认可和关注。

一、健康素养概述

（一）健康素养的定义

对健康素养的定义经历了长时间的探讨，不同的学者从不同的角度对健康素养进行定义，至今未达成一致。1995 年美国《国家健康教育标准》（*The National Health Education Standards*）中首先把健康素养定义为"个体具有获得、提取和理解基本健康信息与卫生服务的能力，并能顺利运用相关的信息和卫生服务来促进个体的健康"。[1] 1998 年世界卫生组织认为"健康素养代表着认知和社交的技巧，而这些技能决定了个人具有动机和能力去获得、处理和利用健康相关信息，并通过这些途径促进和维持自身的健康"[2]。1999 年，美国医学会（AMA）提出了更为具体的定义：在医疗环境中执行基本的阅读和算术等能力，包括能够读懂诊断书的内容，遵从医生的处方以及对药瓶上信息的遵守等。[3]

现在被学术界普遍接受的健康素养定义是 2000 年美国国家医学图书馆（NLM）提出的：个体获得、理解和处理基本的健康信息和服务并做出正确的健康相关决策的能力。[4] 美国政府健康目标《*Healthy People* 2010》和 2003 年美国全国成人素养评估（NAAL）中均采用了此定义，我国针对健康素养的政府文件也采用了此定义。

综合来看，健康素养不仅是个体具备的信息获取、理解、决策和其他在卫生保健系

① Finnicum P. Principles of health education and health promotion. Health Values the Journal of Health Behavior Education & Promo, 1995.

② World Health Organization. Division of health promotion, education and communications health education and health promotion Unit. Health Promotion Glossary. Geneva：WHO, 1998, p. 10.

③ Association AM. Health literacy：report of the council on scientific affairs. Ad Hoc committee on health literacy for the council on scientific affairs, American medical association. Jama, vol. 281, issue. 6, 1999, p. 552.

④ U. S. National Library of Medicine. Current bibliographies in medicine. Bethesda. http：www. nlm. nih. Gov/pubs/cbm/hliteracy. html，2017-05-19.

统运用自如、维护和促进自身健康所具备的综合能力，而且是个人能力、文化因素、医疗环境乃至整个社会环境的互动。高健康素养要求个体具有理性的思考分析的能力，通过做出健康决策以及解决问题等高级认知技能和沟通提问方面等社会技能来改善自身的健康状况，从而提高个体和整个社区群体的健康水平。

（二）健康素养的两大视角

随着健康素养研究的不断深入，它的内涵也在逐渐地丰富和发展，纽瑟姆（Nutbeam）从两个视角来论证了健康素养：公共卫生视角将健康素养视为一种资产，临床视角将健康素养视为一种应当识别的危险因素。[①] 还有些研究者试图从健康信息传播等其他视角去研究健康素养，但是相关的研究非常少，目前针对健康素养的研究大都从临床和公共卫生两个视角进行研究的。

1. 临床视角

临床视角的健康素养研究主要在美国，最初是为了让医生能够更好地开处方从而帮助病人理解和执行治疗方案的。临床视角的健康素养倾向于把健康素养放在医疗环境下，把健康素养作为影响疾病结局的一个因素之一，认为健康素养水平是应该被识别的"危险因素"。这些研究最早认为健康素养是个体的读、写、听、说以及计算能力，因此，最先的研究是针对医疗材料的可读性开展的。随着这个视角研究的进一步深入，现在更多地认为健康素养应该包括以下几个方面的内容：病人的态度素养、知识素养和基本保健素养、疾病预防与控制素养、安全与急救素养等。临床视角对健康素养的研究很大一部分是关于健康素养与健康结局之间关系的，而且它们之间的关系研究已经非常深入，此外，临床视角的研究已经开发了一系列的健康素养筛查工具，本节有详细的介绍。

2. 公共卫生视角

公共卫生视角倾向于把健康素养视为健康教育和专业信息交流的产物。研究者把健康素养视为一种"资产"，具备这种素养的个体就能更好地获取信息，更好地控制自身健康。从这个角度讲，健康素养是理念、认知、技能的综合反映，而不仅是个体的识字能力、健康知识和健康态度。这个视角普遍认为健康素养应该包括个体的理解能力、交流能力、获取健康信息和健康服务需求的能力、批判性接受能力、对待健康的态度等。而且公共卫生视角强调将健康素养与教育和增权联系起来，认为教育和增权不仅是为了提升知识素养，并且应该提高个体的自我效能，教会病人学会互动和批判性思维。其目标是提升个体更好控制影响健康因素的能力，从而促使个体采取有益健康的个体及社会行动，促进群体健康水平的提高，从而达到改善公卫生干预与医疗服务预期效果的目的。公共卫生视角强调的不是个体的防病知识的多少，而是个体的防病意识、防病意愿、防病能力、防病的自我效能的大小。另外，公共卫生视角倾向于把健康素养放在社会大环境中，认为健康素养是个人、社会、环境的综合作用的结果。以公共卫生为导向

---

① Nutbeam D. The evolving concept of health literacy. Social Science & Medicine, vol. 67, 2008, pp. 2072-2078.

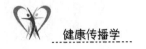

的研究将健康素养的含义拓展到互动性和评判性素养。

3. 健康素养的三个层次

临床视角不断地开发较为完善健康素养的评价工具，而公共卫生视角则是在不断地完善健康素养的内涵，公共卫生视角已经把健康素养的内涵扩展到了互动性健康素养和评判性健康素养。2000年，纽瑟姆提出了健康素养的3个层次：功能性健康素养、互动性健康素养和评判性健康素养。这种划分不是依据一般的读写能力，而是依据个体的自主性大小以及参与到对健康和健康决定因素的行动的范围和程度。①

（1）功能性健康素养。是指日常生活中生存所需的基本的读写能力，这些能力与临床视角所定义的狭义的健康素养相吻合。功能性健康素养主要是让个体具备一定的卫生学知识、安全知识、营养知识、药物知识、急救知识等。这些日常生活中需要的基础阅读、写作和计算能力，反映了传统健康教育的结果。功能性健康素养把目标定位在避免健康风险和改善健康服务的知识掌握上，强调的是个体改善健康的知识、危险认知水平、响应公共卫生行动及倡导的健康行为。

（2）互动性健康素养。是一种更先进的认知能力。互动性健康素养的重点不仅是在基本知识的传授，而且重在培养个体的技能素养。这些技能素养包括：问题解决能力、沟通能力、做出健康决定的能力等。互动性健康素养侧重于在日常活动中发展个人技能，在不断变化的情况下运用新信息。不同于功能性健康素养的是个体的互动性健康素养水平在一定时间内是稳定的，不可能有很大的提升，而个体的功能性健康素养则可以通过短时间的健康教育得到提高。

互动性健康素养定位在个人处理知识的能力，特别是改变动机和对所获信息的运用。较高健康素养的个体通常具有独立获取交流与使用信息的能力，并能激励自己产生有利于健康的行动动机及信心，这一素养会影响健康行为的形成。在这个层次上教育应该提高个体独立地获取知识的能力，提高个体根据各种建议行动的动机和行动的自信心。

（3）评判性健康素养。评判性健康素养是最高级别的认知技能，是纽瑟姆健康素养连续统一体的最后一个阶段。评判性健康素养侧重在批判性地分析信息，相比前两个阶段更好地利用信息以及对生活事件和健康状况拥有更大的控制力。评判性健康素养旨在改变公共政策以及社区行动等，旨在支持有效的社会和政治行为，而不仅是个人行为。因此，评判性的健康素养定位在提高个体和社区的能力，从而在社会和经济等健康决定因素上做出行动。

这3个等级的划分是随着个体在做出决定时的自主性以及个体增权的程度的增加而逐级增加的。从功能性健康素养到评判性健康素养，所强调的范围也是从个体逐渐扩展到群体。不同层次的健康素养的划分没有明显的界线，每个个体都或多或少具备不同层次的健康素养。

---

① Nutbeam D. Health literacy as a public health goal: a challenge for contemporary health education and communication strategies into the 21st century. Health Promotion International, vol. 15, 2000, pp. 259-267.

二、健康素养的影响因素

任何一种素养的培养、提高，都离不开相关知识的取得、相关能力的提高，素养就是个人在某一方面知识、能力的综合。健康素养也不例外。健康素养的形成是以健康信息的获得为途径的，其影响因素主要包括 3 个层面。

（一）健康信息

健康素养的主要内容包括知识和技能，而这些的获得，都要通过一定的健康相关信息的传播。健康信息的可读性、形式、正确与否都影响着受众的接受，从而影响着公众的健康素养。可读性好的健康信息可以更好地吸引目标人群，形式的合适运用可以使目标人群顺利地理解信息含义，而健康信息的正确则是最基本的要求。①

（二）受众因素

健康信息的有效传达，不只在于健康信息的传播方式、表达技巧以及本身的性质，受众对信息的理解和接受，还取决于受众本身。受众本身需要一定的文化素养、判断能力甚至记忆力等去挑选、接受、执行自己所收到的健康信息。一般来说，个体的健康素养能力与个体受教育水平正相关，同时也受所处环境的影响。文化程度高的人在获得、筛选、分析、理解健康信息的能力等方面优于文化程度低的人，从而可能更准确有效地理解相同的健康信息。

同时，作为一个群体的健康素养，也受到经济、文化、教育环境的影响，很多经济、工业欠发达的国家人民健康素养普遍较低。当然，个体不但具有个体特征，还同时具有群体特征，因此，个体的自身素养值得重视，而全社会的大环境更是不容忽视的。②

（三）健康信息与受众的匹配度

健康信息和受众这两大因素可以独立地影响健康素养水平，同时它们之间的匹配度也会给健康信息的交流带来影响。研究发现，健康信息的理解要求与他们面对的读者的实际水平之间往往存在着明显差异。有研究设计了针对特定种族群体的健康教育材料，但是只考虑了文化特色，很少针对低文化水平的人编写材料。③

---

① 参见孙琦、陈俊国《健康素养的内涵及影响因素分析》，载《西北医学教育》2009 年第 2 期，第 316 – 317 页。

② 参见高皓宇、王刚、袁媛媛《健康素养的内涵及影响因素分析》，载《中国健康教育》2011 年第 8 期，第 616 – 618 页。

③ 参见郭欣、王克安《健康素养研究进展》，载《中国健康教育》2005 年第 8 期，第 590 – 593 页。

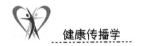

三、健康素养的评价体系

(一) 国外健康素养的评价体系

国外对健康素养的评估方法侧重于对患者健康信息的视读能力、理解能力、运用能力以及计算能力等功能性健康素养的评估。在测试中讲求健康情境的设置，进而更加有效地评估人们对于情境的理解以及对所传递信息的运用。大部分健康素养评估体系是基于临床医学环境建立的，所涉及的测评内容与临床环境有着密切的联系，缺乏对日常生活中健康素养的测试，并且没有考虑到社会、文化等因素对健康素养的影响。目前，国外常用的测评工具有成人医学素养快速评估（rapid estimate of adults literacy in medicine，简称 REALM）、成人功能性健康素养测试（test of functional health literacy in adults，简称 TFHLA）和成人健康素养评估分量表（health literacy component，简称 HLC）。[1]

成人医学素养快速评估[2]是一种通过测试成年人识读常见医学术语、表达身体部位和疾病的名词来评估成年人阅读和拼读能力的筛选工具。它并不直接评估理解能力，仅测试识读能力。目前只有英文版，常用的含有 66 个条目的 Short-REALM 已在公共卫生、医学研究领域和临床上被成功应用。

成人功能性健康素养测试有英语和西班牙语两个版本，其主要是通过测试受试者在医疗环境中的阅读理解和计算两个方面的能力来评估其健康素养。现已有简化版 S-TF-HLA。[3]

成人健康素养评估分量表是美国 2003 年进行全国素养评估使用的健康素养评估工具。它是世界范围内第一种用于全国性大样本的健康素养评估工具。测量的是成人对健康相关材料的阅读理解和计算等素养水平。该问卷既可以作为整个素养水平的一部分，也可以单独评估健康素养水平。[4]

(二) 国内健康素养的评价体系

健康素养实践在我国正处于起步阶段，2008 年中国健康教育中心受卫生部委托组织实施了《首次中国居民健康素养调查》。调查采用全国统一的《中国公民健康素养调查问卷》，该问卷根据《中国公民健康素养——基本知识和技能（试行）》的内容编写，其内容包括 3 个维度：基本知识和理念、健康生活方式与行为以及基本健康技能。此

① Yuen E Y, Knight T, Dodson S, et al. Development of the health literacy of caregivers scale-cancer (HLCS-C): item generation and content validity testing. BMC Family Practice, vol. 15, 2014, pp. 1-12.

② Davis T C, Crouch M, Long S W, et al. Rapid assess-ment of literacy levels of adult primary care patients. Fam Med, vol. 23, 1991, p. 433.

③ Parker R M, Baker D W, Williams M V, Nurss J R. The test of functional health literacy in adults: a new instrument for measuring patients' literacy skills. J Gen Intern Med, vol. 10, 1995, pp. 537-541.

④ White S, Dillow S. Key concepts and features of the 2003 national assessment of adult literacy. NC-ES 2006 – 471. National Center for Education Statistics, 2005, p. 43.

外，问卷结合我国存在的主要健康问题，将健康素养分为科学的健康观、传染病预防素养、慢性病预防素养、安全与急救素养以及基本医疗素养 5 类。[①] 2012 年进行的中国居民健康素养监测在此基础上增加了健康信息素养。

国内健康素养评估体系是基于公共卫生的视角，侧重于日常生活中人们对健康信息的认知和运用能力的测试。缺乏对信息理解能力以及计算能力的测试，并且测试时间较长，加之缺少临床环境下医学健康知识的内容，使之不适于在临床医学环境下较为快速地对患者的健康素养进行测评。同样，国内健康素养评估体系也主要集中在功能性健康素养上，同样没有考虑社会大环境对健康素养的影响。

国内外健康评估体系都存在一定程度的问题，全面测量健康素养水平的测量工具的开发有待完善。

四、提高健康素养的途径

提高健康素养，从具体方法来说，主要有以下 3 种方法。

1. 健康教育

在这方面的探究，主要包括健康教育所需材料和方法的提高。随机实验发现，健康信息表达的生动活泼更容易被理解，声像材料比文字材料更容易引起读者的兴趣，也更容易让受众理解。针对低文化素养人群的健康信息材料通常简单易懂，它们比那些要求读者文化素养高的材料更容易获得良好的交流效果。目前，研究提供的提高健康素养的策略建议有限，需要进一步探讨。

2. 行为干涉

国外大量对健康素养的探索实验，都紧紧围绕着行为干涉。例如，利用社区医疗机构，利用家长与学校的互动等。

3. 健康传播

根据罗杰斯（Rogers）的定义，凡是人类传播的类型涉及健康的内容，就是健康传播。上面提到的健康教育、行为干涉，实际上，都离不开健康传播。健康传播的核心在于健康知识、健康理念的传递。这也是提高健康素养的有效途径。拥有健康知识的本身就意味着健康素养的提高，而健康传播的共享性，以及层次性、广泛性，在提高健康素养方面更是具有独一无二的优势。

从着眼点来说，则可分为以下两项：

一是着眼于健康信息方面。针对不同受众制定不同形式的健康信息，使信息有针对性、正确易读，甚至具有吸引力。路易斯安那大学的研究即发现，针对低文化素养人群的健康信息材料通常要简单易懂，这些简单易懂的材料使它们有了更好的交流效果。

二是着眼于受众方面。虽然健康素养与受众的受教育程度、所在群体素质不直接画等号，但是，这些素养、环境会或多或少地影响受众的健康信息接收与执行。因此，提

[①]　参见中华人民共和国卫生部《中国公民健康素养——基本知识与技能释义》，载《中国实用乡村医生杂志》2009 年第 3 期，第 49 - 50 页。

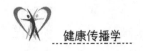

升健康素养是提高整个国民素养中的一部分，提高国民的文化修养等素质、建设好的公共卫生环境对提升健康素养有着积极的意义。

第二节　健康教育与健康促进

健康教育与健康促进是全民族素质教育的重要内容，是解决社会主要公共卫生问题的重要手段，也是"21 世纪人人享有卫生保健"目标的战略性策略。通过健康教育与健康促进，营造有益于健康的环境，提高广大人民群众的健康意识和自我保健能力，对于减少和消除健康危险因素、预防和控制重大疾病及突发公共卫生事件、保护和增进人们健康以及提高人口健康素质具有重要的意义。

一、健康教育

（一）健康教育的概念

健康教育（health education）是通过有计划、有组织、有系统的社会教育活动，使人们自觉地采纳有益于健康的行为和生活方式，消除或减轻影响健康的危险因素，预防疾病，促进健康，提高生活质量，并对教育效果做出评价。[①] 美国健康教育委员会把健康教育形象地比喻成是架起"健康知识和健康行为之间的桥梁"，没有桥梁知识就不可能转变为行动。

健康教育的实质是一种干预，其核心是教育人们树立健康意识、促使人们改变不健康的行为生活方式，养成良好的行为生活方式，以降低或消除影响健康的危险因素。通过健康教育，帮助人们了解哪些行为是影响健康的，并能自觉地选择有益于健康的行为生活方式。

（二）健康教育与卫生宣教

健康教育与既往的"卫生宣教"既有联系又有区别。

联系在于：我国当前的健康教育是在过去卫生宣教的基础上发展起来的，现在健康教育的主要措施仍可称为健康宣教。

区别在于：①与过去的卫生宣教相比，健康教育明确了自己特定的工作目标——促使人们改善健康相关行为，从而防治疾病、增进健康，而不仅作为一种辅助方法为卫生工作某一时间的中心任务服务；②健康教育不是简单的、单一方向的信息传播，而是既有调查研究又有干预的，有计划、有组织、有评价的，涉及多层次多方面对象和内容的

---

① 参见吕海琴《健康教育与健康促进》，北京医科大学出版社、中国协和医科大学出版社 1999 年版。

系统活动；③半个多世纪以来，健康教育在融合医学科学和行为科学（社会科学、心理学、文化人类学）、传播学、管理科学等学科知识的基础上，已经积累了相当丰富的知识，逐步形成了自己的理论和方法体系。

在20世纪的我国，卫生宣教和健康教育两个名词曾在一段相当长的时间内共存，也可以说以上所定义的健康教育与20世纪70年代以前的卫生宣教是同一事物的不同发展阶段的名称，但两者已经有了本质的区别，健康教育是卫生宣教在内容上的深化、范围上的扩展和功能上的拓展。①

（三）健康教育的目的

健康教育是引导并教育人们养成有益于健康的行为，使之达到最佳健康状态的一种教育过程。健康教育和一般教育一样，关系到人们知识、态度和行为的改变。它指导和教育人们养成并保持有益于健康的生活方式，合理科学地利用已有的健康设施，并自觉地参与改善个人和集体健康状况的各种活动。健康指人在躯体、心理和社会适应能力方面都处于自觉良好、活力充沛的一种状态。它不仅要求一个人的机体免于疾病和衰弱，而且要保持躯体、精神和社会适应能力的完美状态。健康是人的基本权利，达到尽可能好的健康水平是人类永恒的追求。

通过健康教育的过程，改善、维持和促进个体及社会的健康状况，积极参加全民健身活动，促进合理营养，养成良好的卫生习惯和文明的生活方式，培养健康的心理素质，提高健康水平，从而使国家与民族繁荣昌盛，人民生活幸福美满。

概括起来，健康教育的目的主要包括以下几个方面：

（1）树立现代的健康意识。

（2）提高和维护健康，是个人和群体实现健康的目的。

（3）预防非正常死亡、疾病和残疾的发生。

（4）改善人际关系，在培养心理、社会适应能力方面基于新一层次的健康教育。

（5）增强自我保健能力，破除迷信，摒弃陋习，养成良好的卫生习惯，倡导文明、健康、科学的生活方式。

（四）健康教育的原则

传播，特别是信息传播是健康教育的首要方式，传播的内容包括一切与健康相关的知识和技能。通过传播，逐步提高受众的健康认知、改变健康态度。在健康教育的实践中，有一些基本的原则对健康教育项目的开展具有指导作用。这些原则包括：适合性原则、实效性原则、综合运用原则和最佳效益原则。

（1）适合性原则。由于受年龄、职业、文化、疾病特征等因素的影响，受众对健康教育内容和方式的接受程度、接受能力不尽相同。根据受众不同的特点，因人施教、因时施教、因地施教对于提高健康教育的效果至关重要。

（2）实效性原则。选择那些受众最容易结合和理解、最容易模仿和应用的健康知

---

① 参见吕海琴《健康教育与健康促进》，载《江苏预防医学》1997年第4期，第3-4页。

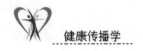
识和健康技能，使受众在学习后能够将学到的知识和技能切实地应用到日常生活中去，这不仅有利于提高学习效果，还有利于保持受众学习的热情和持久性。

（3）综合运用原则。即综合运用多种教育方法实施教育，由于受众、内容和形式的复杂性、多样性、单一的教育方法往往达不到最佳教育效果。因此，需要综合运用多种教育方法，视听兼顾、图文并茂、互相补充、相辅相成，以提高教育效果。

（4）最佳效益原则。在实施健康教育项目的时候，应进行成本－效益分析，即在保证达成教育目标的前提下，选择投入少、收益大的教育计划。

（五）健康教育的研究领域

健康教育的研究领域非常广泛，主要分为两大类。

1. 按目标人群或场所分类

（1）学校健康教育。是指通过学校、家长及学校所属社区内成员的共同努力，向学生提供完整、积极的健康经验和知识结构。包括设置正式和非正式的健康教育课程，创造安全健康的学校环境，提供合适的健康服务，以促进学生健康。学校健康教育的对象包括学龄前儿童、中小学生及大学生。

（2）职业人群健康教育。是指通过提供健康知识、技能、服务，促使职业人群自觉地采纳有益于健康的行为和生活方式。

（3）医院健康教育。是指以病人为中心，针对到医院接受医疗保健服务的患者个体集及其家属所实施的有目的、有计划、系统的健康教育活动，其目的是防治疾病，促使身心康复。

（4）社区健康教育。是指以社区为基本单位、以社区人群为教育对象、以促进居民健康为目标，有计划、有组织的健康教育活动。社区健康教育的目的是挖掘个人、家庭、社区以及社会的保健潜力，从而增进健康、减少残障。

2. 按教育目的或内容分类

（1）疾病防治的健康教育。

（2）人生三阶段健康教育。

（3）营养健康教育。

（4）环境保护健康教育。

（5）心理卫生教育。

（6）生殖健康教育。

（7）安全教育。

（8）控制吸烟、酗酒、滥用药物（吸毒）成瘾、性健康教育。

（9）死亡教育。

二、健康促进

（一）健康促进的概念

健康促进（health promotion）一词最早在 20 世纪 20 年代就有学者提出，直到近十几年才引起人们的广泛重视。目前公认的是世界卫生组织 1986 年在加拿大渥太华做的定义："健康促进是促使人们维护和提高他们自身健康的过程，是协调人类与环境的战略，规定了个人与社会对健康各自所负有的责任。"[①] 根据这一定义，健康促进无疑对人类健康和医学卫生工作具有战略意义。

美国著名健康教育学家劳伦斯格林认为："健康促进是指一切能促使行为和生活条件向有益于健康改变的教育与环境支持的综合体。"即"健康促进＝健康教育＋环境支持"。

世界卫生组织前总干事布兰特兰在 2000 年的第五届全球健康促进大会上做出了更为清晰的解释："健康促进就是要使人们尽一切可能让他们的精神和身体保持在最优状态，在那个只是使人们知道如何保持健康，在健康的生活方式下生活，并有能力做出健康的选择。"

（二）健康促进的主要内涵和基本特征

健康促进是指运用行政的或组织的手段，广泛协调社会各相关部门以及社区、家庭和个人，使其履行各自对健康的责任，共同维护和促进健康的一种社会行为和社会战略。

健康促进的主要内涵包括：①健康促进涉及整个人群的健康和人们生活的各个方面，而不仅仅是针对某些疾病或者某些疾病的危险因素；②健康促进主要是直接作用于影响健康的病因或危险因素的活动或行动；③健康促进不仅作用于卫生领域，还作用于社会各个领域，健康促进指导下的疾病控制已非单纯的医疗卫生服务，而应采取多部门多学科多专业的广泛合作；④健康促进特别强调个体与组织的有效和积极的参与。

健康促进的基本特征包括：①健康促进是在组织、政治、经济、法律上提供支持环境，对行为改变的作用比较持久，并且带有约束性；②健康促进涉及整个人群和人们社会生活的各个方面，不仅局限于某一部分人群或仅针对某一疾病的危险因素；③在疾病的三级预防中，健康促进强调一级预防甚至更早阶段，即避免暴露于各种行为、心理、社会环境的危险因素之中；④健康促进将客观的支持和主观参与融为一体，因而不仅包括了健康教育的行为干预内容，而且还强调了行为改变所需的组织、政策、经济、法律支持等各项策略。这就表明健康促进不仅仅是卫生部门的事业，而且还是社会参与和多部门合作的社会系统工程。

①　World Health Organization. Division of health promotion, education and communications health education and health promotion unit. Health Promotion Glossary. Geneva：WHO, 1998, p. 1.

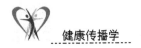

（三）健康促进的组成部分

健康促进的 3 个组成部分是健康教育、疾病预防和健康保护。每一个组成部分在个体、群体及社区健康促进中起着至关重要的作用，三者相互联系、相互促进。

1. 健康教育

健康教育是健康促进中的核心组成部分。健康教育是一个过程而不是一个结果。健康教育是一系列根据健康目的而设计出的连续的行为，包括设计、部署一些体验来影响人们的思想、感情和行为以有利于他们自身的健康并有益于社区健康。但是许多因素影响着个人关于健康实践的决定，如知识、自我认识、宗教信仰、同伴影响、教育水平、经济状况、文化差异、个人价值观和家庭模式是其中的一些影响因素。由此说明健康教育的任务是非常艰巨的。健康教育者的作用是识别影响个体特征、环境和行为的因素，并制定引导个人的不健康行为向获得更高健康水平转化。

2. 疾病预防

疾病预防在健康促进中起着重要的作用，分为三级预防。每一级预防对健康促进、健康教育者具有不同的含义，每一级需要不同的目标和干预策略。

一级预防：强调在疾病、损伤或健康状态恶化发生之前进行预防性干预。一级预防通常采用医学、社会学和教育学与健康促进相结合的策略，是预防性的。

二级预防：是早诊断、治疗疾病以控制疾病的后果、严重性以及流行。二级预防强调早发现早治疗，是治疗性的。

三级预防：进行特定的干预以帮助残疾或有病的个体减轻残疾或疾病对他们的影响。三级预防包括防止疾病复发的活动，也包括教育公众和企业使康复者尽可能发挥最大的作用，是康复性的。

尽管我们主要依赖于一级预防和二级预防，但治疗的高花费易导致卫生服务系统的主要资源被直接应用于三级预防。通过重新设定优先项目和发展更为有效的健康促进项目，使资源向一级和二级预防转移，以降低治疗和康复的需求。

3. 健康保护

健康保护的目的在于增进健康和疾病预防。健康保护的使命是减少人们受到环境危害、不安全或不健康行为的可能性。健康保护有更具体的法律、法规的条文规定，包括司法和财政控制、其他的法规政策等。健康保护让健康的选择更容易。

（四）健康促进的活动领域

1986 年，世界卫生组织在加拿大渥太华召开第一届健康促进国际大会，会议通过的《渥太华宣言》指出，健康促进是一个综合的社会政治过程，它不仅包含了加强个人素质和能力的行动，还包括改变社会、自然环境及经济条件，从而削弱它们对大众及个人健康的不良影响。《渥太华宣言》将健康促进划分为以下 5 个领域。

第一，制定促进健康的公共政策。健康促进的含义远超出卫生保健的范畴，不仅是卫生部门的事情，而是全社会各个部门、各级政府和各个组织的共同参与。由于公共政策对健康有重要影响，政府各部门在制定公共政策时应把健康作为制定政策考虑的基本要素。

第二，创造支持性环境。通过公共政策建立，创造健康、安全、愉快的生活和工作环境。全面系统地评估环境变化对健康的影响，以保证社会和自然环境有利于健康的发展。

第三，强化社区行动。社区成员有权决定他们需要什么以及如何实现其目标，因此提高社区成员的健康水平真正的力量还是他们自己。充分发挥社区的作用，调动一切可用的力量，积极有效地参与健康教育计划的制定、执行和评价，帮助社区的每一个成员认识自己的健康问题，并提出解决的办法，为居民提供良好的社区卫生服务。

第四，发展个人技能。通过健康教育和提供健康信息帮助人们提供做出健康选择的技能，使人们能够更好地控制自己的健康，不断从生活中学习提高健康水平的知识和技能，有准备地应对人生不同时期可能出现的健康问题。

第五，调整卫生服务方向。在健康促进的过程中，卫生服务的责任应由个人、所在工作单位、社会团体、卫生专业人员、医疗保健机构、工商机构和政府共同承担，建立一个有利于健康促进的卫生保健体系。

1998 年 7 月，第四届健康促进国际大会发表的《雅加达宣言》在《渥太华宣言》的基础上，进一步思考有效的健康促进经验，重新审视健康的决定因素，指出了 21 世纪健康促进的重点，包括六个方面的内容：①提高对健康的社会责任；②增加对健康发展的资金投入；③巩固和扩大有利于健康的伙伴关系；④增强社区的能力及赋权给个人；⑤保证健康促进的基础设施。⑥行动起来。

显然，无论是《渥太华宣言》的五个活动领域还是《雅加达宣言》的六个方面都体现了健康促进的战略性质。

（五）健康促进的基本策略

《渥太华宣言》明确了健康促进的 3 个基本策略，即倡导赋权与协调。

一是倡导政策支持、社会各界对健康措施的认同和卫生部门调整服务方面，激发社会关注和群众参与，从而创造有利于健康的社会经济、文化与环境条件。

二是赋权，即使群众获得控制影响自身健康决策和行为的能力，从而有助于保障人人享有卫生保健及资源的平等机会；使社区的集体行动能更大程度地影响、控制与社区健康和生活质量有关的因素。

三是协调个人、社区、卫生机构、社会经济部门、政府和非政府组织等在健康促进中的利益和行动，组成强大的联盟与社会支持体系，共同努力实现健康目标。

三、健康教育与健康促进的关系

健康促进是健康教育以及能促使行为与环境改变的政策、发挥、组织的结合体，是影响、教育人们健康的一切活动的全部过程。健康教育是健康促进的组成成分之一。政策、法规、组织以及其他环境的支持都是健康促进的组成部分，但它需要与

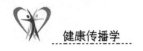

健康教育相结合。没有健康教育，健康促进将成为徒有虚名的概念。另外，如果健康教育得不到有效的环境支持，尽管能成功地帮助个体改变某些行为做出努力，但明显是软弱无力的。

所以说，健康教育与健康促进是密不可分的，健康教育必须以健康促进战略思想为指导，健康教育想要改变人们的行为需要得到健康促进的支持；健康促进框架包含了健康教育，而健康教育是健康促进战略中最活跃、最具有推动作用的具体部门。

1. 健康教育需要健康促进的指导和支持

健康教育的工作目标是改善人们的健康相关行为。由于人类行为极其复杂，受到多方面因素的影响，仅靠健康信息传播不足以实现这一目标，行为的改善还需要一定的环境条件。我国健康教育工作者早在 20 世纪 90 年代初出版的《健康行为学》中即已独立地分析并指出此点。所以，健康教育干预不能仅仅是卫生宣传，还必须是一种系统的社会活动。因此，健康促进要求全社会承担健康职责、参与健康工作的思想和其 5 个活动领域、3 项基本策略为健康教育提供了指导和支持，为健康相关行为的改善提供了保障。

2. 健康促进需要健康教育来推动和落实

健康促进战略及其五个领域的活动的开展，不能凭空实现。公共卫生和医学必须依靠健康教育的具体活动，来推动健康促进战略的实施及其目标的实现；离开了健康教育，公共卫生和医学工作者谈论健康促进只能是一纸空文。制定有利于健康的公共政策涉及社会领导群体的行为，加强社区行动涉及社区领袖和社区成员的行为，调整公共卫生服务方向涉及卫生系统成员和管理群体的行为，创造健康支持环境则需要依靠全体社会成员的行为变化。基于此，健康教育的对象在这个意义上是由笼统的群体细分为多种类型，也促使健康教育的认识、策略和方法得以深化发展。

因此，健康促进战略的明确和实施，为健康教育的进步提供了机遇并提出了挑战，而绝非意味着目前健康教育已经可以止步或重新回到卫生宣教的阶段。无论怎样定义健康教育，它都必定在今后一个相当长的时期内作为公共卫生和医学领域的一个独立的具体的专业部门而存在。健康教育不能脱离健康促进，健康促进也不能没有健康教育。

理解"健康教育"与"健康促进"的内涵，在全民族倡导建立文明卫生的生活方式，摒弃不良的行为习惯，是一项庞大的系统工程，既需要大力开展健康教育，又需要社会各界携手开展健康促进。愿更多的人理解并参与其中，共同建立一个适应社会发展的健康教育和健康促进工作体系。

第三节 健康信息素养

健康素养是一个年轻的、跨学科的领域，是人们寻求、领悟、评价、使用健康信息，以能够做出与健康有关的知情选择、减少健康风险和提升生活质量的技巧和能力。[①] 因此，健康信息的传递及获取就成为至关重要的环节。健康信息的传递主要经由不同的传播媒介完成，现代社会，虽然人际传播与组织传播仍在健康教育与健康促进，在提升人们的健康素养中扮演着重要角色，但在传播技术日新月异发展的今天，大众传播及社交媒体的信息传播更不可小觑。一条伪健康信息在媒介无处不在的社会里，可能瞬间传遍朋友圈，引发的效应无法估量。在健康信息生产主体多元化、传播媒介多样化的社会中，健康信息良莠不齐，健康信息与伪健康信息一争高下的当下，信息尤其是健康信息的获取能力尤为重要。"寻找知识的知识"变得比掌握知识本身更加重要，由此引发了研究者对健康信息素养的关注。

世界卫生组织在 20 世纪 90 年代末曾预言，"信息是通往健康的必经之路"[②]。现代研究也已经证明，个人健康水平的高低与其对健康信息的认识、理解、鉴别和应用能力有直接关系，个人在面对健康信息时表现出来的信息素养水平会直接影响其健康状况。

一、健康信息素养概念的来源

1974 年美国信息产业协会主席保罗·柯斯基首次提出了"信息素养"的概念，认为"信息素养是人们在解决问题时利用信息的技术和技能"。[③] 其后，随着信息素养研究的不断深入，对信息素养的界定也说法不一。1989 年，美国图书馆协会（American Library Association，简称 ALA）将信息素养的概念描述为："具有信息素养的人能够判断何时需要信息，并懂得如何去获取、评价和有效地利用所需要的信息。"[④] 随后，信息素养作为评价人才综合素质的一项重要指标，得到了世界各国企业和科研机构的广泛认可。信息素养的构成要素涉及信息的意识、信息知识、信息的能力、信息伦理几个方面，它是一种了解、搜集、评估和利用信息的知识结构。

---

① Zarcadoolas C，Pleasant A，Greer D. Advancing health literacy：a framework for understanding and action. San Francisso：Jossey-Bass，2006，pp. 1-396.

② Black C，Roos N. From health statistics to health information system：a new path for the 21st century//Friedman D J，Hunter E L，Parrish R G. Health statistics：shaping policy and practice to improve the population's health. Oxford University Press，2005，pp. 1-5.

③ 参见金国庆《信息素养一词的概念分析及历史概述》，载《国外情情报科学》1996 年第 1 期，第 26 – 33 页。

④ Burnbein R. Information literacy：a core competency. Aus Acad Res Lib，vol. 23，1992，pp. 188-196.

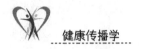

第一，信息意识是指人的信息敏感程度，是人们对自然界和社会的各种现象、行为、理论观点等，从信息角度的理解、感受和评价。通俗地讲，面对不懂的东西，能积极主动地去寻找答案，并知道到哪里、用什么方法去寻求答案。

第二，信息知识是指信息科学技术的理论基础，又是学习信息技术的基本要求。通过掌握信息技术的知识，才能更好地理解与应用它。它不仅体现着自身所具有的信息知识的丰富程度，而且还制约着他们对信息知识的进一步掌握。

第三，信息能力包括信息系统的基本操作能力，信息的采集、传输、加工处理和应用的能力，以及对信息系统与信息进行评价的能力等。信息能力是信息素质诸要素中的核心。

第四，信息伦理是指个体对媒体信息进行判断和选择，自觉地选择对学习、生活有用的内容，自觉抵制不健康的内容，不组织和参与非法活动，不利用计算机网络从事危害他人信息系统和网络安全、侵犯他人合法权益的活动。

1974 年，西蒙兹（S. K. Simonds）在其论文 "health educataon as social policy" 中首次提出了"健康素养"一词。[1] 1995 年，美国《国家健康教育标准》中对健康素养给出了较为恰当的定义："个体具有获得、理解和处理基本健康信息或服务的能力，并能运用信息和服务来促进个体健康。"[2] 知识和技能都是健康素养的重要组成部分，美国《国家健康教育标准》中对知识和技能在健康素养中的重要作用做出了描述：[3]

第一，有良好健康素养的人可以通过考虑并做出正确的决定来解决他们自己的问题，有责任感并能做出有利于他们及其他人的决定的人，可以掌握他们现有知识的人，可以用简洁准确的语言进行交流的人。

第二，有健康素养的人应具有的能力是指，理解健康促进和疾病预防的概念，选择性地接受健康信息和健康促进相关产品和服务，分析文化、媒体、技术和其他相关因素对健康的影响，应用人际交流技巧来增进健康，应用目标制定和决策的技巧来增进健康，倡导个人、家庭和（或）社区的健康，实践促进健康的行为和减少健康危险因素。

针对医学领域的信息素养研究始于 20 世纪 80 年代中期，早期研究主要关注医务工作者信息素养的教育问题。2001 年国际医学教育专门委员会（Institute for International Medical Education，简称 IIME）制定的《全球医学教育最低基本要求》，明确了信息素养能力在医学基本能力中的重要地位，使得该领域的研究文献在 21 世纪初的几年里呈现迅猛增长的趋势。随着研究的深入，有学者认识到，健康相关信息素养的教育对象不应仅仅局限于医务工作者，而应该普及到全体民众。

2003 年，美国医学图书馆学会（Medical Library Association，简称 MLA）首次将信息素养与健康素养（health literacy）两个概念融合在一起，提出了健康信息素养

① Simonds S. Health education as social policy. Heal Edu Mon, issue. 2, 1974, pp. 1-25.

② Thomas J. Principles of health education and health promotion. Wadsworth：Thomson Learning, 2001, pp. 145-181.

③ Eileen Sullivan health literacy. http：//nnlm. gov/scr/conhlth/hlthlit. htm_ 2005-10-26.

（health information literacy，简称 HIL）的概念。① 健康信息素养是信息素养的一个分支，按照美国医学图书馆学会的定义，健康信息素养强调一系列信息能力，包括确定信息需要、确定可能的信息来源、检索相关信息、评价信息质量和信息在特定情境下的应用、分析、理解和使用信息来做出正确的健康决策等。②

二、健康信息素养的内容

纽瑟姆（Nutheam）构建的健康素养模型认为健康素养应该分为功能性健康素养（functional health literacy）、互动性健康素养（interactive health literacy）和批判性健康素养（critical health literacy）三个层次。目前国内普遍认为，信息素养内涵包括信息意识、信息需求、信息获取、信息评价、信息利用和信息创新等方面，是个体对信息及其价值的感知、识别、获取、利用和创造性加工能力的综合体现。健康信息素养内容可以依据个体对不同健康信息的需求，从需求意识、获取能力、评价能力和利用能力四个方面来描述③：

第一，健康信息需求意识。健康信息需求意识指个体能够认识到信息对健康的影响，确认自己对某一方面或几方面健康信息的需求，并有能力识别、明确所需健康信息的种类和程度。它们是构成居民健康信息素养的基础。

第二，健康信息获取能力。健康信息获取能力指个体具备制定获取有效的健康信息策略的能力。要应用健康信息，首先必须能够找到需要的健康信息，因此健康信息获取能力应该成为健康信息素养的核心能力。

第三，健康信息评价能力。健康信息评价能力包含"理解"和"评价"两个层面，指个体能够正确地理解健康信息的内容、评价健康信息来源及健康信息质量。理解是评价的基础，只有对健康信息的正确理解，才谈得上"评价信息"。评价能力是利用健康信息为己服务的重要一环，只有辨别健康信息的真伪、质量和价值，才能遴选出最符合自身需要的健康信息。

第四，健康信息利用能力。健康信息利用能力指个体能有效组织和应用健康信息，并有选择地将健康信息融入自身知识体系，满足医疗保健需求。健康信息利用能力在健康信息获取和健康信息评价能力基础之上，具有良好健康信息素养的人能够充分利用有价值的健康信息，综合已有的经验和知识改善自身健康状况。

---

① Medical Library Association. Health information literacy：definitions. http：//www. mlanet. org/resources/healthlit.

② MLA. What is health information. Literacy. https：//www. mlanet. org/resources/healthlit/define. html.

③ 参见王辅之、罗爱静、谢文照《我国居民健康信息素养内涵及培养策略》，载《中华医学图书情报杂志》2013 年第 8 期，第 13 - 17 页。

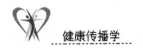

三、健康信息素养与健康素养的区别与联系

（一）健康信息素养与健康素养的区别

作为信息素养的一个分支，按照美国医学图书馆学会的定义，健康信息素养强调一系列的信息能力，包括确定信息需要、确定可能的信息来源、使用它们检索相关信息、评价信息质量和信息在特定情境下的应用，分析、理解和使用信息来做出正确的健康决策等。① 虽然健康素养与健康信息素养都决定信息获取和利用的能力，但两个概念并不完全等同。区别如下。

1. 关注点不同

健康素养更强调人类利用信息保持健康的能力，关注点在健康；健康信息素养更强调人类对健康信息的发现和利用能力，关注点在信息。

2. 实现方式与参与对象不同

健康素养的促进不仅是针对个人的，也是针对社区、社会乃至国家的事情，需要各个层面各种社会力量的介入方能实现，强调全方位综合治理；而健康信息素养更多针对个体，强调个人学习或是通过对个人的教育培训和引导来解决健康信息素养问题。

3. 研究内容不同

较之健康信息素养，健康素养的研究范畴会更广泛些。目前，健康素养的研究内容主要由四大模块构成：一是针对个人医疗健康专业性基础知识的掌握，这部分是医疗卫生专业人士比较倡导的；二是针对个人的健康信息查找、判断和利用技能的掌握，如使用高级搜索获取更加相关性的信息，这部分主要是个人信息素养在医疗健康信息利用方面的表现；三是针对医疗健康保健人员或是健康信息发布者的，目的是提升医疗健康信息的可读性和可用性从而保证公众能更好掌握医疗健康信息；四是对政府和决策制定者的，旨在设定更合理的目标及实施举措，切实保证健康素养的提升。

（二）健康信息素养与健康素养的关系

1. 好的健康信息素养有助于健康素养的提升

可靠的信息和服务有助于预防疾病、早期发现疾病或有效治疗疾病，这对于健康人和病患都同等重要。国外有研究证实，那些能够充分认识和管理自己健康信息的患者，能够更好参与到对自己的治疗过程中，相对而言能够获得更好的治疗效果，而减少额外监控功能服务的需求。②

---

① MLA. What is health information. Literacy. https：//www. mlanet. org/resources/healthlit/define. html.

② 转引自刘帅、谢笑等《个人健康信息管理研究初探》，载《现代情报》2014 年第 9 期，第 43 – 50 页。

2. 健康素养高的人其健康信息素养也会较高

作为健康素养的一个组成部分，不仅健康信息素养本身的提升会促进健康素养的提升，与此同时，一个高健康素养的个体或社会，其对健康信息的搜索及利用水平也必定会比较好。

四、公众健康信息素养的现状及影响因素

（一）健康信息素养的现状

医疗健康信息是新媒体上生产最多的、流传最广的信息种类之一，尽管使用频繁，但人们是否能够正确利用互联网的健康信息仍然值得考究。健康信息的增多、人们更频繁地利用健康信息并不代表人们能够使用合适的搜索技能和技巧发现最相关的健康信息资源，不代表有利于健康决策的知识增多。目前，新媒体平台上健康信息来源广泛、各种不同的甚至相互矛盾冲突的观点、正确的和错误的看法、专业的和业余的、完整的和不完整的健康信息都广为流传，公众常常要面对一个复杂的信息环境中的巨大的健康信息集合，如果不能正确判断和取舍，不仅健康决策变得越来越难，还会引起错误的健康行为。但遗憾的是，健康信息素养低下是当今社会普遍存在的现象。

美国一项研究表明，美国公众健康素养状况面临巨大挑战，主要体现在健康信息的可读性差、健康信息的可靠性模糊、公众对健康信息的评价能力缺失，以及护士对公众健康信息服务以及信息能力的培育等。[①] 美国互联网智库机构和美国生命工程的研究表明：72%被调查的因特网用户表示对大多数或全部网上信息表示信任，68%的用户表示这些信息影响他们的健康选择。[②] 与此同时，大多数患者或公众对未知网页的信誉度及其提供健康信息资源的可靠性缺乏鉴别能力，因而无法获得准确且可靠的健康信息资源。公众健康信息素养低下的问题在英国也很严重。据调查显示，在英国超过一半的成年人的健康信息素养无法达到与其医生交流所需的水平，无法对不同来源的健康信息资源加以比较并做出正确的判断。这一问题在少数民族、老年人、低收入群体和长期存在健康问题的人群中更为常见。[③]

目前，我国公民健康信息素质低下是普遍现象。卫生部发布的《2013 年中国居民健康素养监测报告》显示，我国城乡居民获取医疗卫生信息、处理媒体健康信息、理解药品说明书、理解医学科普文章等方面的能力较差，调查结果认为我国居民健康信息

①　Sakai Y. Health literacy research and the contribution of library and information science: to aspects of consumer health information science. Library and Information Science, issue. 59, 2008, pp. 117-146.

②　Fox S, Rainie L. Vital decisions: how internet users decide what information to trust when they or their loved ones are sick. http://www. pewinternet org/pdfs/pip_ 2002 – 05 – 22.

③　Ad Hoc. Committee on health literacy: report of the council on scientific affairs, American Medical Association. Journal of the American Medical Association, iusse. 281, 1999, pp. 552-557.

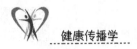

素养水平仅为 18.16%。[①] 一项针对 300 名高校 BBS 用户的调查发现，80% 的受调查者认为互联网对自己的健康决策有帮助，但仅仅 25% 的受访者具备基本健康技能。[②] 在天津和重庆两地居民健康信息素养的对比研究表明，两直辖市居民在医药安全图文（警示）信息认知方面明显偏低。[③]

（二）健康信息素养的影响因素

健康信息素养的影响因素可从大的社会环境（宏观方面）及其个人（围观层面）两个层面来分析。

1. 经济因素

地区发达程度是影响健康信息素养的重要因素，以往研究显示，我国西部地区由于地区经济较为落后，交通不便，医疗卫生服务和健康信息资料质量均不如东部和中部地区。

2. 政府政策与投入

政府对居民健康的重视程度及相应的投入是影响到健康信息素养高低不可忽视的因素，正是因为美英政府对健康教育与健康促进的大量投入与重视，才会使其公众在短短时间内，健康信息素养的水平有了较大提高。

3. 文化因素

居民在长期生活中所形成的文化认同与生活习惯对他们的健康信念与选择会产生巨大影响，从而阻碍其对科学健康信息的接受程度。

以上是影响健康信息素养的宏观因素，除此之外，性别、受教育程度、社会地位、工作性质也会影响到健康信息素养的水平。如整体而言，男性的健康意识普遍不如女性，与男性相比，女性更关注健康问题，更愿意参加健康教育活动，更愿意主动获取健康相关信息；文化程度是影响健康素养的最重要因素之一，文化程度低者，其阅读能力、理解能力较低；社会地位低者较之高者接触健康信息的可能性低，因此其健康素养往往偏低……如同知沟理论所呈现给我们的那样，传播科技的快速增长并不能使社会中的人均等地受益，会缩小人与人之间的信息差距，反而会加剧并扩大原有的知识沟，除非作为其中的个体有强烈地寻求相关知识的动机与欲望。

五、健康信息素养在公众健康素养促进中的实践

网络健康信息质量参差不齐，居民健康信息素养偏低，导致诸如"魏则西事件""神医张悟本""假疫苗"谣言等的事件层出不穷，这已成为影响国民身心健康的棘手

① 国家卫生和计划生育委员会宣传司、中国健康教育中心：《2013 中国居民健康素养监测报告》，https://wenku.baidu.com/view/b944600fcaaedd3382c4d335.html，2014 年 12 月 17 日。
② 参见沈菲飞《高校学生电子健康素养》，载《中国健康教育》2012 年第 1 期，第 75–77 页。
③ 参见秦美婷、秦一平《天津和重庆居民健康信息素养与媒介接触之调研结果和比较分析》，载《现代传播》2016 年第 8 期，第 35–40 页。

问题。一些发达国家早已意识到这方面问题的重要性，由政府主导了不少项目来提高公众的健康信息素养。比如，美国健康与人类服务（HHS）为进一步促进国民健康，增加对健康信息技术、电子健康档案以及医疗效果比较研究的投资。

2004 年 12 月，英国卫生部发布了"更好的信息，更好的选择，更好的健康"（better information，better choices，better health）计划，为了保证健康信息的可靠性，英国卫生部颁布了信息标准，旨在为用户评估信息质量，促使信息生产者为公众提供准确的健康信息提供依据。①

我国政府同样十分重视健康素养问题，出台了不少政策提高城乡居民的健康信息素养。比如，2014 年国家卫生计生委发布《全民健康素养促进行动规划（2014—2020 年）》，提出了全国居民健康素养水平在 2015 年提高到 10%，2020 年提高到 20% 的规划目标，即 2020 年 100 人之中有 20 人能了解基本健康知识和理念，掌握健康的生活方式和行为内容，具备基本的健康技能。②

（一）国外提升公众健康信息素养的主要途径

1. 充分利用医学图书馆资源

让医学图书馆承担健康信息素养教育者的角色，是美国政府的一项重要举措。2008 年 4 月，美国医学图书馆协会（MLA）和美国国立医学图书馆（NLM）代表委员会从 9 所医院图书馆挑选出一批优秀的医学图书馆员对 1113 名医务人员进行健康信息素养课程培训。培训后的调查显示，参与培训的医务人员通过 MedlinePlus、Information Rx 以及向医学图书馆员咨询 3 种途径获取健康信息的人数比例比培训前分别增长了 14%、14% 和 6%。此次健康信息素养培训课程不仅提高了医务人员和公众的健康信息素养水平，而且提高了医学图书馆员的职业认可度，促使更多的医务人员和患者向医学图书馆寻求健康信息支持和帮助。为提高健康知识普及程度，美国医学图书馆还推行包括消费者健康图书馆建设等多种形式的活动，例如制作易于阅读的健康资料，提供多种语言和文化类型的健康资料，改进信息技术，提高消费者对健康信息特别是网络健康信息的辨别能力，加强与高知人群、学校、社区以及老年人群的联系，等等。③ 无独有偶，英国卫生部的政策制定者调查发现，公共健康图书馆可以对医疗机构功能的发挥起辅助作用，病人可以利用其提供的信息做出正确的决策。这项研究促使公共健康图书馆与 NHS 的合作机构共同参与各种消费者健康信息服务的研发项目，例如，Stockport 图书馆与 Stockport 公共卫生机构合作的项目 Self-Health@ Your Library，通过向青少年和儿童发放免费健康材料、组织阅读治疗小组、帮助痴呆症患者恢复记忆等活动，起到了提高

---

① Department of health. Information standard, 2009, http：//www. dh. gov. uk/enIealthcare/Patient-ChoiceBetterInfonnationChoicesHealth/Infonnationstandard/index. html

② 参见国家卫生计生委《全民健康素养促进行动规划（2014—2020 年）》，http：//www. moh. gov. cn/xcs/s3581/2014051218e14e7aee6493bbca74acfd9bad20d. shtml，2015 年 7 月 30 日。

③ 引自刘小利、张秀梅、李婧等《国外公众健康信息素养运动的发展及启示》，载《数字图书馆论坛》2011 年第 2 期，第 12 – 16 页。

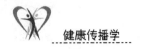

公众健康信息素养的作用。①

2. 政策支持，增大投入

2010 年，美国健康与人类服务部（HHS）为进一步促进国民健康，增加了对健康信息技术（HIT）、电子健康档案（EHR）以及医疗效果比较研究的投入，并采取了一系列强有力的措施。而在 2000 年 7 月，英国卫生部发布了国家卫生服务系统规划（NHS），其核心理念之一就是"提供健康信息服务，促使公众预防疾病和保持健康"。同时，NHS 规定获取健康信息时病人的一种权利，所有病人都有权"提前告知所建议的治疗方案"，"参与有关治疗的讨论和决策，并告知充分的信息使患者有能力参与其中"②，制定了扩展健康信息的传播渠道及鉴定优质的健康信息资源等三大目标。紧接着在 2004 年年底推出了"更好的信息，更好的选择，更好的健康"三年计划，特别为解决医患沟通提出了两项措施：一是加强对医护人员的健康知识和态度的培训，二是鼓励医护人员与患者在医疗过程中进行充分的交流。③

3. 开发健康信息资源网站

2002 年，为方便公众获取高质量健康信息资源与服务，NLM 开发了一个大型的健康信息资源平台——Information Rx，便于医生和图书馆员指导病人使用 MedlinePlus。MedlinePlus 是美国国立卫生研究院为病人及其家属免费提供的一个健康信息资源网站，该网站提供包括健康主体、临床试验、网络课程培训、医学百科全书等经过权威医学专家审核的优质健康信息资源。④ 2010 年 4 月，NLM 又推出了一款与 MedlinePlus 功能相同的移动存贮浏览器，公众可通过手机随时登录 MedlinePlus 网页，获取其需要的健康信息资源与服务。英国政府于 2004 年年底推出了"更好的信息，更好的选择，更好的健康"三年计划，该计划同样将电子健康信息放在了健康的中心位置，同时，为保证健康信息的可靠性，英国卫生部颁布了信息标准，旨在为用户评估信息质量、促使信息生产者为公众提供准确的健康信息提供依据。⑤ 此外，地方卫生机构的官方网站也为公众提供了丰富的健康信息资源，如 Patient Opinion 是一个为患者及其照顾者提供交流的在线平台，患者或公众的意见会及时提供给此平台并反馈给相关机构，大大推进了英国国家卫生服务水平的提高。

（二）对我国的借鉴

健康信息素养作为居民健康素养的重要组成部分，其培养工作也已成为提高国民素

---

① Department of health choice matters：working with libraries. London：Department of Health，2008 - 04 - 01.

② Department of Health. The NHS constitution. London：Department of Health，2009.

③ Better information，better choice，better health：putting information at the centre of health. http：// www. dh gov. uk/en Publication and statistics/Publications/ Publications Policy And Guidance DH-4098576_ 2004 - 12 - 16.

④ 详情可参见 Medlineplus 网站：http：//www. nlm. nih. gov/medlineplus.

⑤ http：//www. dh. gov. uk/en/Healthcare Patient Choice/Better Information Choices Health/Information standard/index html_ 2010 - 06 - 27.

质的基本要求和各国政府部门与健康相关非政府组织的基本职责。万方医学网于2010年正式启动了"公众健康信息素养教育活动",并与华中科技大学同济医学院组建了联合实验室,在国内率先深入开展健康信息素养方面的研究,推出了"全国健康信息素养培育创新项目联盟暨培训实习基地创立"计划,为深入开展健康信息素养培养工作提供了良好的开端。但由于我国幅员辽阔、人口众多、地区经济发展不平衡,不同地区、不同民族、不同社会阶层和经济状况的人群对健康信息的理解、处理能力存在巨大差异,要求我国居民健康信息素养的培养工作需要采取不同的培养策略和实施方案,建议应该重点考虑以下几个方面。①

1. 借助各级卫生服务机构,建设居民健康信息素养教育网络

健康信息素养培养工作有其公益性的一面,政府层面应出台鼓励卫生服务机构开展健康信息素养教育的相关政策,支持科研机构和非政府组织制作、开发相关的健康信息素养教育素材。在城市地区,充分发挥"社区—医院"新型卫生二级服务体系的作用,以城市中心医院为核心,以社区卫生服务机构为终端,面向城市社区居民开展健康信息素养教育工作;在农村地区,可以借助农村三级卫生服务网,以县级医疗机构为核心,乡镇卫生院为主体、村卫生室为终端,面向农村社区居民开展健康信息素养教育工作;有条件的地区还可借助社区(村)图书室、文娱活动中心等基层居民活动场所,定期开展相关健康信息素养方面的宣传教育活动。

2. 制定层次化、差异化的培养机制,因地制宜开展健康信息素养培养工作

层次化、差异化培养体现在两方面。第一,对于不同民族文化、不同经济发展水平的地区,在健康信息素养教育内容和方式上要有所不同,应该注意尊重当地的文化传统、风俗习惯和宗教信仰。第二,对于不同年龄、不同文化层次的居民,健康信息素养培养也应该针对其特点来进行。因此,相关部门在制定居民健康素养培养内容和策略时不能一蹴而就,要统筹规划、差异化实施,让健康信息素养教育工作能为公众所接受。

3. 构建网络健康信息资源平台,开发高质量的健康信息产品

随着信息技术的发展,网络健康信息资源已成为公众最常使用的健康信息资源类型。美国与英国官方机构构建的健康信息资源平台和相关产品对本国公众健康素养水平的整体提高起到了非常关键的作用。我国已进入老龄化社会,慢性病已成为威胁人们生命健康的三大杀手之一,由此也导致了巨额医疗费用的增长。因此,我国应借鉴英美两国的经验,充分发挥医学图书馆的功用,在国家层面构建出一个具有权威性的医疗健康信息网站,并在此基础上开发出便于公众检索、利用的高质量健康信息产品。

与此同时,我们应充分利用新媒体技术,在这方面可以采取政府主导、公开招标的形式,支持信息技术企业开发基于移动应用的健康信息素养教育的相关软件与硬件产品,为居民健康信息素养提供创新教育平台,避免那些无资质的平台上出现的伪健康信息漫天飞的情况。

---

① 引自王辅之、罗爱静、谢文照《我国居民健康信息素养内涵及培养策略》,载《中华医学图书情报杂志》2013年第8期,第13–17页。

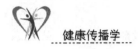

4. 充分利用新媒体技术，加强医患间及病患之间的交流

众所周知，我国医疗资源非常紧张，医患之间的交流时间非常有限，这也是许多医患矛盾出现的原因之一。因此，我们应充分利用信息技术所带来的种种便利，将面对面的交流及信息的获取延伸至线上。如目前出现的众多的病友群，就是病患自主创建的获取有效治疗信息的渠道。但目前的病友群上，权威专业的信息源较为缺乏，更多的是病友间互助的自我健康管理，如果政府能出台相应政策，鼓励医生在群上做健康指导和咨询，无疑会大大提高其效力。医务人员和患者的沟通是提高患者健康信息素养的非常重要的途径，可促使病人自愿遵循医嘱做出正确的医疗决策，同时缓解医患矛盾。

5. 尽快开发专门的健康信息素养量表，建立评价指标体系

评价是健康信息素养教育的重要一环，其作用在于评估居民健康信息素养水平，分析其问题所在，为制定相应的教育策略提供决策支持。因此，应尽快研制专业的健康信息素养量表和评价指标体系，开发相关评价工具，这是我国居民健康信息素养培养工作的重中之重。

健康信息素养研究工作在我国尚处于起步阶段，健康信息素养的提升在我国也任重道远。但毫无疑问，健康信息素养本身会越来越重要：首先，在信息化社会中，患者需要快速理解健康信息，因为他们与自己的医生面对面的时间将越来越少；其次，健康信息泛滥使得患者必须拥有评价网上健康信息质量的能力；最后，随着循证医学的发展，公众对临床决策的参与度越来越高，而不仅仅是治疗和护理的被动接受者，未来健康信息素养对健康素养的促进作用将越来越重要。

【案例分析】

"健康中国2030"：我国的健康教育与健康促进行动①

中华人民共和国成立以来，特别是改革开放以来，我国健康领域改革发展取得显著成就，城乡环境面貌明显改善，全民健身运动蓬勃发展，医疗卫生服务体系日益健全，人民健康水平和身体素质持续提高。2015年，我国人均预期寿命已达76.34岁，婴儿死亡率、5岁以下儿童死亡率、孕产妇死亡率分别下降到8.1‰、10.7‰和20.1/10万，总体上优于中高收入国家平均水平，为全面建成小康社会奠定了重要基础。同时，工业化、城镇化、人口老龄化、疾病谱变化、生态环境及生活方式变化等，也给维护和促进健康带来一系列新的挑战，健康服务供给总体不足与需求不断增长之间的矛盾依然突出，健康领域发展与经济社会发展的协调性有待增强，需要从国家战略层面统筹解决关系健康的重大和长远问题。出台《"健康中国2030"规划纲要》把健康融入所有政策，加快转变健康领域发展方式，全方位、全周期维护和保障人民健康，大幅提高健康水平，显著改善健康公平，为实现"两个一百年"奋斗目标和中华民族伟大复兴的中国

① 摘自中共中央、国务院：《"健康中国2030"规划纲要》，见新华社：http：//www.xinhuanet.com/health/2016-10/25/c_1119786029.htm，2016年10月25日。

梦提供坚实健康基础。

"健康中国 2030"的主题是"共建共享、全民健康",行动主要遵循以下原则：

第一，健康优先。把健康摆在优先发展的战略地位，立足国情，将促进健康的理念融入公共政策制定实施的全过程，加快形成有利于健康的生活方式、生态环境和经济社会发展模式，实现健康与经济社会良性协调发展。

第二，改革创新。坚持政府主导，发挥市场机制作用，加快关键环节改革步伐，冲破思想观念束缚，破除利益固化藩篱，清除体制机制障碍，发挥科技创新和信息化的引领支撑作用，形成具有中国特色、促进全民健康的制度体系。

第三，科学发展。把握健康领域发展规律，坚持预防为主、防治结合、中西医并重，转变服务模式，构建整合型医疗卫生服务体系，推动健康服务从规模扩张的粗放型发展转变到质量效益提升的绿色集约式发展，推动中医药和西医药相互补充、协调发展，提升健康服务水平。

第四，公平公正。以农村和基层为重点，推动健康领域基本公共服务均等化，维护基本医疗卫生服务的公益性，逐步缩小城乡、地区、人群间基本健康服务和健康水平的差异，实现全民健康覆盖，促进社会公平。

1. 健康中国建设的主要指标

主要指标	2015 年	2020 年	2030 年
人均预期寿命（岁）	76.3	77.3	79
婴儿死亡率（‰）	8.1	7.5	5.0
5 岁以下儿童死亡率（‰）	10.7	9.5	6.0
孕产妇死亡率（1/10 万）	20.1	18.0	12.0
城乡居民达到《国民体质测定标准》合格以上的人数比例（%）	89.6	90.6	92.2
居民健康素养水平（%）	10	20	30
经常参加体育锻炼人数（亿人）	3.6	4.4	5.3
重大慢性病过早死亡率（%）	19.1	比 2015 年降低 10%	比 2015 年降低 30%
每千常住人口执业（助理）医师数（人）	2.2	2.5	3.0
个人卫生支出占卫生总费用的比重（%）	29.3	28 左右	25 左右
地级及以上城市空气质量优良天数比率（%）	76.7	>80	持续改善

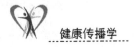

续上表

主要指标	2015 年	2020 年	2030 年
地表水质量达到或好于Ⅲ类水体比例（%）	66	>70	持续改善
健康服务业总规模（万亿元）	—	>8	16

2. 在健康教育方面

第一，提高全民健康素养。推进全民健康生活方式行动，强化家庭和高危个体健康生活方式指导及干预，开展健康体重、健康口腔、健康骨骼等专项行动，到2030年基本实现以县（市、区）为单位全覆盖。开发推广促进健康生活的适宜技术和用品。建立健康知识和技能核心信息发布制度，健全覆盖全国的健康素养和生活方式监测体系。建立健全健康促进与教育体系，提高健康教育服务能力，从小抓起，普及健康科学知识。加强精神文明建设，发展健康文化，移风易俗，培育良好的生活习惯。各级各类媒体加大健康科学知识宣传力度，积极建设和规范各类广播电视等健康栏目，利用新媒体拓展健康教育。

第二，加大学校健康教育力度。将健康教育纳入国民教育体系，把健康教育作为所有教育阶段素质教育的重要内容。以中小学为重点，建立学校健康教育推进机制。构建相关学科教学与教育活动相结合、课堂教育与课外实践相结合、经常性宣传教育与集中式宣传教育相结合的健康教育模式。培养健康教育师资，将健康教育纳入体育教师职前教育和职后培训内容。

3. 在塑造自主自律的健康行为方面

第一，引导合理膳食。制定实施国民营养计划，深入开展食物（农产品、食品）营养功能评价研究，全面普及膳食营养知识，发布适合不同人群特点的膳食指南，引导居民形成科学的膳食习惯，推进健康饮食文化建设。建立健全居民营养监测制度，对重点区域、重点人群实施营养干预，重点解决微量营养素缺乏、部分人群油脂等高热能食物摄入过多等问题，逐步解决居民营养不良与过剩并存问题。实施临床营养干预。加强对学校、幼儿园、养老机构等营养健康工作的指导。开展示范健康食堂和健康餐厅建设。到2030年，居民营养知识素养明显提高，营养缺乏疾病发生率显著下降，全国人均每日食盐摄入量降低20%，超重、肥胖人口增长速度明显放缓。

第二，开展控烟限酒。全面推进控烟履约，加大控烟力度，运用价格、税收、法律等手段提高控烟成效。深入开展控烟宣传教育。积极推进无烟环境建设，强化公共场所控烟监督执法。推进公共场所禁烟工作，逐步实现室内公共场所全面禁烟。领导干部要带头在公共场所禁烟，把党政机关建成无烟机关。强化戒烟服务。到2030年，15岁以上人群吸烟率降低到20%。加强限酒健康教育，控制酒精过度使用，减少酗酒，加强有害使用酒精监测。

第三，促进心理健康。加强心理健康服务体系建设和规范化管理。加大全民心理健康科普宣传力度，提升心理健康素养。加强对抑郁症、焦虑症等常见精神障碍和心理行为问题的干预，加大对重点人群心理问题早期发现和及时干预力度。加强严重精神障碍患者报告登记和救治救助管理。全面推进精神障碍社区康复服务。提高突发事件心理危机的干预能力和水平。到2030年，常见精神障碍防治和心理行为问题识别干预水平显著提高。

第四，减少不安全性行为和毒品危害。强化社会综合治理，以青少年、育龄妇女及流动人群为重点，开展性道德、性健康和性安全宣传教育和干预，加强对性传播高危行为人群的综合干预，减少意外妊娠和性相关疾病传播。大力普及有关毒品危害、应对措施和治疗途径等知识。加强全国戒毒医疗服务体系建设，早发现、早治疗成瘾者。加强戒毒药物维持治疗与社区戒毒、强制隔离戒毒和社区康复的衔接。建立集生理脱毒、心理康复、就业扶持、回归社会于一体的戒毒康复模式，最大限度地减少毒品社会危害。

4. 在提高全民身体素质方面

第一，完善全民健身公共服务体系。统筹建设全民健身公共设施，加强健身步道、骑行道、全民健身中心、体育公园、社区多功能运动场等场地设施建设。到2030年，基本建成县乡村三级公共体育设施网络，人均体育场地面积不低于2.3平方米，在城镇社区实现15分钟健身圈全覆盖。推行公共体育设施免费或低收费开放，确保公共体育场地设施和符合开放条件的企事业单位体育场地设施全部向社会开放。加强全民健身组织网络建设，扶持和引导基层体育社会组织发展。

第二，广泛开展全民健身运动。继续制定实施全民健身计划，普及科学健身知识和健身方法，推动全民健身生活化，组织社会体育指导员广泛开展全民健身指导服务。实施国家体育锻炼标准，发展群众健身休闲活动，丰富和完善全民健身体系。大力发展群众喜闻乐见的运动项目，鼓励开发适合不同人群、不同地域特点的特色运动项目，扶持推广太极拳、健身气功等民族民俗民间传统运动项目。

第三，加强体医融合和非医疗健康干预。发布体育健身活动指南，建立完善针对不同人群、不同环境、不同身体状况的运动处方库，推动形成体医结合的疾病管理与健康服务模式，发挥全民科学健身在健康促进、慢性病预防和康复等方面的积极作用。加强全民健身科技创新平台和科学健身指导服务站点建设。开展国民体质测试，完善体质健康监测体系，开发应用国民体质健康监测大数据，开展运动风险评估。

第四，促进重点人群体育活动。制定实施青少年、妇女、老年人、职业群体及残疾人等特殊群体的体质健康干预计划。实施青少年体育活动促进计划，培育青少年体育爱好，基本实现青少年熟练掌握1项以上体育运动技能，确保学生校内每天体育活动时间不少于1小时。到2030年，学校体育场地设施与器材配置达标率达到100%，青少年学生每周参与体育活动达到中等强度3次以上，国家学生体质健康标准达标优秀率25%以上。加强科学指导，促进妇女、老年人和职业群体积极参与全民健身。实行工间健身制度，鼓励和支持新建工作场所建设适当的健身活动场地。推动残疾人康复体育和健身体育广泛开展。

《"健康中国2030"规划纲要》（以下简称《纲要》）的发布意味着我国有了首部国

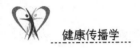

家层面关于全民健康的中、长期战略规划。其中，《纲要》第四章专列一项"加强健康教育"，强调要提高全民素养及加大学校健康教育，凸显健康教育在构建健康中国目标中的重要地位。

健康教育，是通过系统、科学的教育内容、组织教育活动、评价教育结果等步骤，让人们认识到健康的生活习惯，自觉遵守健康行为规范，积极预防，或者协助治疗疾病，提高人们的健康水平。医疗改革进程不断加快，人们的健康意识和健康需求也不断增强，健康教育已成为疾病预防与控制工作任务中极为重要的一环，健康教育工作者也将其视为达到医疗诊疗效果的常规根本性工作。

《纲要》在传统意义的"健康教育"概念之上又拓展了其对象、丰富了其内涵，并且提出了更高的要求和目标，为了更好地正确落实该纲要，健康教育需要不断创新其机制，完善其方法：

第一，在教育模式方面，以往的健康教育模式主要有医患协作的合约模式、以患有相同疾病的数个人为单位构成的群组模式等，都是以宣传单种疾病相关知识为目，已不再符合《纲要》规范下健康教育的战略目标，因此，必须构建符合大多数人的健康教育模式。例如，构建健康教育机构联合社区、社区进一步联合家庭的模式，居民以家庭为单位，社区为平台，教育机构为信息来源，有组织、有计划地定期定点接受健康生活相关知识、获取健康生活技术和用品。建立教育机构指导社区，社区监督、教育家庭，家庭成员互相督促的联合教育模式，使得健康教育知识全方位传授，健康技能大范围普及。

第二，传播机制方面，通过对健康教育宣传内容的丰富，运用多种形式宣传、多样手段开展，使得健康教育各个环节的参与者都能沉浸其中，能够大幅度提升健康信息的有效性。首先，在信息交流方式上，应该充分利用患者跟医务工作者接触的机会，从病人挂号开始，至病人愈后出院，甚至到病人康复后一段时间，医务工作者对病人及家属进行基础健康知识普及工作，医院建立健康信息交流平台、健康咨询门诊，促进公民和医务工作人员间对于健康信息的交流。其次，在媒体使用上，要突出新媒体的作用。相较传统媒体，新媒体具有信息传递迅速、使用便捷、多功能、高效率等优势。因此，除了传统媒体，健康教育还可利用短信、邮件、网站、微博、微信平台等新媒体技术手段，针对不同年龄阶段的群体使用不同的方法，对全民进行健康知识的教育和健康技能的普及。最后，在教育方式上，需要多种教育方式结合。除了通过医疗机构和新媒体对大众进行健康指导外，健康教育机构还可以使用其他方式对居民进行健康教育。例如，开展有奖竞猜活动、联谊活动、各健康技能专项活动等，通过发放健康教育工具包、健康教育手册等吸引大众参与活动并获得简单健康知识。①

---

① 参见陈阳、程雪莲、唐贵忠等《基于〈"健康中国2030"规划纲要〉背景的健康教育创新机制探讨》，载《中国健康教育》2018年第1期，第71-73页。

【知识点回顾】

（1）所谓健康素养，就是个体获得、理解和处理基本的健康信息和服务并做出正确的健康相关决策的能力。健康素养不仅是个体具备的信息获取、理解、决策和其他在卫生保健系统运用自如、维护和促进自身健康所具备的综合能力，而且是个人能力、文化因素、医疗环境乃至整个社会环境的互动。

（2）目前针对健康素养的研究大都从临床和公共卫生两个视角进行研究的。临床视角的健康素养倾向于把健康素养放在医疗环境下，把健康素养作为影响疾病结局的一个因素之一，认为健康素养水平是应该被识别的"危险因素"。公共卫生视角倾向于把健康素养视为健康教育和专业信息交流的产物。研究者把健康素养视为一种"资产"，具备这种素养的个体就能更好地获取信息，更好地控制自身健康。

（3）依据个体的自主性大小以及参与到对健康和健康决定因素的行动的范围和程度，可把健康素养分为的 3 个层次：功能性健康素养、互动性健康素养和评判性健康素养。

（4）影响健康素养的因素：信息、受众及信息与受众的匹配度。

（5）提高健康素养，从具体方法来说，主要有以下 3 种方法：健康教育、行为干涉、健康传播。

（6）健康教育是通过有计划、有组织、有系统的社会教育活动，使人们自觉地采纳有益于健康的行为和生活方式，消除或减轻影响健康的危险因素，预防疾病，促进健康，提高生活质量，并对教育效果做出评价；健康促进是指运用行政的或组织的手段，广泛协调社会各相关部门以及社区、家庭和个人，使其履行各自对健康的责任，共同维护和促进健康的一种社会行为和社会战略。

（7）健康信息素养是健康素养和信息素养两个概念的渗透与融合。信息素养内涵包括信息意识、信息需求、信息获取、信息评价、信息利用和信息创新等方面，是个体对信息及其价值的感知、识别、获取、利用和创造性加工能力的综合体现。其内涵包括需求意识、获取能力、评价能力和利用能力等 4 个方面。

（8）健康信息素养的影响因素可从大的社会环境（宏观方面）及其个人（微观层面）两个层面来分析。宏观因素包括经济因素、文化因素及政府政策及投入等因素，除此之外，还有性别、受教育程度、社会地位、工作性质也会影响到健康信息素养的水平。

【思考题】

（1）何为健康素养？研究健康素养的两大视角各自是什么？有何特点？
（2）如何理解健康素养的三个层次？
（3）影响健康素养的因素有哪些？如何提高公民的健康素养？
（4）何为健康教育与健康促进及其两者关系。

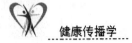
（5）何为健康信息素养？此概念的提出有何意义？

（6）试分析我国健康素养发展状况，政府做出了何种努力，取得的成就及存在的问题是什么。

第七章　医患关系与医患沟通

　　和谐的医患关系是成功医疗体系的重要组成部分。[①] 然而在多方面因素作用下，我国医患关系存在诸多不和谐的现象，有时甚至剑拔弩张，医患冲突、医疗纠纷频发。医患之间的信任危机日益加深，暴力伤医事件频现报端，医患关系不和谐已经成为维护公众健康权益和社会和谐的一大障碍。尤其是近十年来，恶性医患冲突事件的持续发酵乃至医患双方诉诸暴力的纠纷解决方式，表现出民众对现有医疗体系的不满和不信任。毫无疑问，医患关系的恶化是当下优质医疗资源的有限增长无法满足卫生服务需求快速增长的结果，然而不可否认的是，当前的社会环境与社会文化同样起到了推波助澜的作用。本章将从医患关系的现状、问题及原因的分析入手，探讨解决医患矛盾、构建和谐医患关系的可能途径，其中重点关注媒体传播在其中所扮演的重要角色以及医患沟通中所出现的问题。

第一节　医患关系多面观

　　医患关系，作为现代社会情境下的一种特殊关系，如果单从医患关系所涉及的群体范围而言，国内外学界对其已达成共识，认为医患关系分为狭义和广义两个层面：狭义医患关系指医生与患者间的关系，广义医患关系指医务人员（包括医生、护士、医技人员等）与患方（包括患者本人、患者的亲属等）的关系。

　　虽然这一定义被广泛采用，但显然过于笼统，无法揭示医患双方多层面、复杂的社会关系。从宏观上看，医疗技术和生活水平、经济利益和市场规则、社会道德和职业伦理、法律约束与行政权力干预等外部力量塑造了医患关系矛盾的深层结构，这些力量的博弈和消长影响着医患关系的发展方向。从微观上看，医务人员与患方在具体情境下各自的社会背景特征、交流会话、治疗效果、心理变化等因素同样对医患关系的走向起到关键性的作用。因此，鉴于医患关系的复杂性，有必要对学者从不同领域、不同层面给出的定义进行梳理和辨析，如此有助于深入认识和理解我国医患矛盾的表征与症结。

　　目前，关于医患关系性质和定义的研究主要集中在 3 个方面：一是社会学领域的学者从社会制度、医疗体制、文化特征等层面对医患关系的理解与论证，二是法学领域的

---

　　① 参见郑大喜《社会转型期医患关系的异化及其重构》，载《医学与哲学（人文社会医学版）》2009 年第 1 期，第 27 - 28 页。

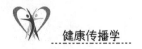
学者从法律层面对医方和患方的权利、义务及行为进行阐释和界定，三是医务工作者、医学研究者和相关领域学者从医学伦理和技术层面对医患关系进行的反思和矫正。除了这3个方面的研究外，还有不少学者从其他理论视角对医患关系进行论述，比如信息交往、心理认知等。这些定义虽然关注医患关系的不同侧面，但纵向地反映了造成我国医患关系紧张的种种因素。

一、社会学层面

健康不单是人机体生理上的问题，恢复或维护健康也不仅仅是医学技术问题，社会的经济和文化因素对健康同样产生重要影响，医疗行为和医患关系更离不开具体的社会情境。从社会学层面定义医患关系，对于人们认清医患双方的角色、行为和关系特征必不可少。社会学学者们对医患关系的研究主要关注它的不同侧面，从不同的理论视角切入，对其意义进行诠释。目前，研究医患关系采用最多的社会学理论视角主要有3种，分别是社会角色理论、社会交换理论和符号互动理论。

（1）社会角色理论把社会理解为一个大舞台，认为每个人都是舞台上的一个角色。所谓社会角色是指与人们的某种社会地位、身份相一致的一整套权利、义务的规范与行为模式，是人们对具有特定身份的人的行为期望，它构成社会群体或组织的基础。医患关系是社会文化特有的一个组成部分，是一种制度化的角色丛，这种关系的建立是基于医生帮助患者有效处理健康问题这一基础之上的。著名社会学家帕森斯认为，医患关系是病患在偏离正常社会状态下，医生履行社会控制职能的一套关系。他在《社会系统》一书详细提出了"病人角色""医生角色"及其相互间的关系：

病人不仅仅只是患病的个体，而且病人也应该被认为是一种社会角色，因为社会对病人有一种社会期望，有一系列的制度和社会规范会强化这种社会期望。病人的角色包括四个方面：①病人被免除"正常"的社会角色；②病人对自己的疾病状态没有责任；③患病不符合社会需求；④病人应该寻求技术上适当的帮助以及与医生合作。

医生起着社会控制力量的作用，医生的责任就是尽量医治病人，使得病人康复，能够重回正常的社会生活中去。在医治患者的过程中，医生应该保持一种专业的角色姿态，包括：①保持感情中立；②技术上的专业性；③职能的专门性；④对病人一视同仁。

在这样的医患角色下，医生与病人之间的关系类似于家长和儿童的关系。[①]

由于医生的治疗对病人的健康，甚至生命发挥至关重要的作用，病人在接受治疗时容易将医生角色神圣化。这一方面是由于医患双方存在巨大的专业知识和信息差距，病人对自身疾病的恐惧和"无知"，使其只能选择无条件地相信、服从医生；另一方面，病人出于自我安慰的心理需要，倾向于通过神化医生来提升疾病治愈的希望。而当诊疗结果出现争议时，由于医患双方对自身角色的认知差异，往往从单方面地角色思维出发来看待医疗行为，以各自的标准进行归因。医方角色意识形成的主导思维是：是否符合

① Parsons T. The social system. Glencoe, IL: The Free Press, 1951, pp. 289-322.

专业的标准，是否是疾病的演化趋势，是否是技术水平与设备性能的问题。而患方的角色意识产生的主导思维则首先考虑自己的权益是否受损，医方是否有责任，怎样才能获取最佳补偿。医方从专业标准角度归因为正常的诊疗结果，而患者可能归因为医方诊疗的失误或事故，片面地追究医方责任。比如，对国际上公认的医疗确诊率为70%、急症抢救成功率为75%的经验标准，患者可以接受医疗行为的总体成功概率，但对于发生在自身的不理想结果却不能理性接受，甚至反应强烈，以致引发医疗纠纷。①

（2）社会交换理论认为，社会交换是一种有限的活动，是当别人做出报答性反应就发生、当别人不再做出报答性反应就停止的一种自愿性行为，社会交换是建立在相互信任的基础之上的。人们之所以相互交往，是因为他们在交往过程中通过社会交换获得到了社会报酬，一类是内在性报酬，如乐趣、爱、感激和社会赞赏等；另一类就是外在性报酬，即在社会交换关系以外所取得的报酬，如金钱、商品、服从等。② 置于市场经济之下的医疗行为更凸显出其"交换性"特征：

> 医患关系是诊疗过程中医生和患者之间因社会交换而形成的基于互惠的相互期待关系。它包括了医生和患者两个方面不同的期望，即患者期望获得医生给予关心、同情以及周到的医疗服务等；医生期望获得患者的理解、支持、感激和社会赞同等。③

社会学家布劳指出，任何交换都是一种以期待回报和换取回报为目的的行为，因此，参与交换过程的行为者与精于计算的"理性经济人"模型有很大类似之处。社会交换理论视角的下医患关系，隐含着医生与病人地位平等、医疗是一种等价交换行为的观点。但是，这样的观点忽视了医疗的高风险性。在病人及其家属看来，自己为获得医疗服务，付出了大量的金钱、时间和精力，如果没有恢复健康或达到理想的治疗效果，就以"等价交换"的标准要求医方给予补偿，这往往成为医患纠纷的根源。而站在医生的角度，我国多数医生认为自己的付出与回报不成正比，学医的成本高、工作时间长、收入较低，因此少数医生会通过"红包"、回扣等渠道来实现自己预期的"等价交换"。这又成为医方被污名化，加重医患矛盾的重要原因。

（3）符号互动论（又称象征互动理论）是当代社会学的主要流派之一，侧重从心理学的角度研究人类群体生活。这一理论的核心观点是：①事物本身不存在客观的意义，它是人在社会互动过程中赋予的；②人在社会互动过程中，根据自身对事物意义的理解来应对事物；③人对事物意义的理解可以随着社会互动的过程而发生改变。因此，社会现象与社会行为只有通过人际间的互动和相互影响才能得到解释，而人际互动是以运用符号解释和确定相互间行动的意义为媒介的，社会是个人借助符号互动的产物。作为符号互动论的核心概念——符号，包括语言、文字、记号等，甚至个体的动作和姿势也是一种符号。医疗行为离不开医务人员与病人及其家属直接的或间接的沟通，双方经过符号互动所建构的关系，以及其所产生的变化和影响，是医务工作者、心理学学者和

---

① 参见尚鹤睿《心理学视角下的医患关系》，载《医学与哲学》2008年第4期，第12－15页。

② 参见郑杭生《社会学概论新修》，中国人民大学出版社2003年版，第129页。

③ 参见王林、沈坤荣、唐晓东《医患关系内涵及模式：基于社会交换理论的研究》，载《医学与哲学》2014年第3期，第49－51页。

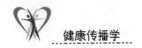

医学社会研究者关注的重要问题。比如，通过分析、总结不同疾病医患双方的会话特征，从而提出更有效的表达和沟通方式。从符号互动这一微观的视角来看待医患关系，有助于探清具体情境下医患关系的变化过程和其中的意义。

医患关系是社会人际关系中的重要组成部分，在微观层面，医患关系就是一种医务人员与患者之间面对面的互动关系。医患双方通过语言和非语言符号互相交流、促进了解、增进感情。①

威廉·考克汉姆指出，"很多文献报告说，不能用容易理解的术语向患者解释其病情是医患会面中最严重的问题。相应地，医生说，（病人）不能理解威胁性的信息和不能理解威胁性信息潜在的负面效果，是不能和病人完全沟通的两个常见原因"②。我国不少学者都通过实证研究发现，医生与患者的普遍存在交流时间不足、相互之间表达难以理解、医务人员态度生硬冷漠等沟通问题。医患之间充分沟通和信任不仅有助于实现良好的治疗效果，而且能够更大程度地提高患者的就医满意度，促进医患关系和谐。

二、法律层面

在医患矛盾频发的今天，我国还没有独立的医事法律体系，医患关系的法律性质及法律适用性一直以来成为法学界讨论的焦点问题。从法律层面定义医患关系的文献颇为丰富，其中比较有代表性的有：

（1）医患关系是在疾病的诊断、治疗和护理过程中产生的社会关系，主要是医方和患方的医疗服务关系，我们对"医患"外延的理解倾向于通说，即"医"指提供医疗服务的医疗机构和医疗从业人员，医疗卫生行政管理机关作为医疗卫生事业的主管机关，不应是"医"的外延，"患"指病人及其代理人；医患法律关系系由医事法调整医患之间关系而产生。③

（2）所谓医患关系，就是指医方和患方之间由于医疗行为而建立起来的权利义务关系，这种关系主体即为医方和患方，客体就是引发双方关系的医疗行为，具体法律关系的内容则是医方和患方各自在法律上所享有的权利和应当履行的义务，如果对主体做更具体的界定，医方应当包括医疗机构及其医务人员，而患方的界定，则应根据不同的情况做相对于患者本人的广义解释，应为以患者为主，包含其家属以及其他紧密的关系人等。④

上述定义从一般意义上说明了医患关系所具有的法律性质，并界定了其主体范围。当论及医患关系的法律适用性时，医患关系的特殊性及其矛盾就被凸显出来。其争论主

① 参见冯玉波、冷明祥《试论符号互动论视角下的医患关系》，载《南京医科大学学报》2014年第2期，第125－129页。

② 参见［美］威廉·考克汉姆《医学社会学》，高永平译，中国人民大学出版社2012年版，第129页。

③ 参见杨芳、潘荣华《医患关系的本质属性及其立法取向》，载《医学与哲学》2003年第4期，第10－12页。

④ 参见王烨《论医患纠纷中的法律关系》，载《法制与社会》2015年第28期，第68－69页。

要集中在 3 个焦点问题：医疗行为本质是有偿性还是公益性？医方与患方是否为平等主体关系？医患关系的达成是否自愿？基于这 3 个方面的不同看法，医患关系适用于不同的法律法规。认为医疗行为是有偿服务，医患双方地位平等而且行为自愿的观点认为，医患关系属于民法的调整对象。比如：

医患关系在经济本质上是一种商品与货币的交换关系，那么，论其法律性质，就必然是接受民法调整的一种民事法律关系。因为民法是商品经济在法律上的主要和直接的表现形式，是以调整商品经济关系，即平等主体之间的财产关系为主要内容的。医患关系作为一种平等主体间商品与货币的财产交换关系，自然属于民法的调整对象。①

这一观点与医患关系具有等价有偿性、平等性和自愿性三大特征的看法一致，不过具体落实到适用哪一部法律，仍存在分歧。第一种意见认为医患关系应该适用民事基本法，即《中华人民共和国民法通则》（以下简称《民法通则》），第二种意见认为医患关系因患者的挂号（缔约行为）而产生出医疗服务合同关系（无名合同），应适用《中华人民共和国合同法》（以下简称《合同法》），第三种意见则认为患者是特殊的消费者，应适用《中华人民共和国消费者权益保护法》（以下简称《消费者权益保护法》）。

无论通过是《民法通则》，还是《合同法》或者《消费者权益保护法》对医患关系进行调整，平等有偿说都符合市场经济下的法律精神，充分肯定了医患双方权利和义务的平等性，能够较全面地反映其中的财产交换关系。但平等有偿说的弊端也非常明显，主要在于它忽视了医疗卫生事业的公益性。如果医疗行为完全按照民法的原则进行调整，就意味着医疗机构要对医疗损害承担完全的赔偿责任，这虽然最大限度地保护了患方的利益，但从整体上却不利于医疗事业的健康发展。医疗作为特殊的商品服务，受到医疗技术和医学水平等客观条件的限制，并不能百分之百地实现预期治疗效果，医疗风险、偏误或损害亦无法避免。若医方因此要承担完全的赔偿责任，相当部分的医院将难以为继，医生也可能为避免潜在的医疗责任而难以实现良好的医疗效果。

第二种观点认为，我国的医患关系是建立在医疗的公益性、医患双方地位不对等，以及非双方自愿的基础之上。首先，医疗卫生是社会公益性事业，随着基本医疗回归公益性，基层和全科医疗提供的大部分服务已被定性为公共品，医患之间并不是等价有偿的特征，因为我国医疗收费未按成本核算，主要是由国家投入的社会福利性事业。其次，医患之间不具备主体平等的特征，医方为患方提供治疗，处于主导地位，而患方只能处于服从、配合的地位，患者若不予配合，则必须承担由此而造成的后果。最后，医患关系并不是双方自愿的，患者可以选择医生，但医生并不能选择患者。因此，一些学者认为，医疗卫生服务的"非市场化原则"，加上医患关系与行政法律关系的特征完全吻合，所以国家主体医疗卫生事业中的医患关系是行政法律关系，应受到行政法的调整。②

———————————

　　① 参见李运华《论医患关系的经济本质与法律性质》，载《医学与社会》2002 年第 4 期，第 42 - 44 页。
　　② 参见胡晓翔、邵祥枫《论国家主体医疗卫生事业中医患关系的法律属性》，载《中国医院管理》1996 年第 4 期，第 13 页。

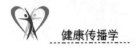

此种观点强调了医疗服务的公益性,符合我国社会主义医疗卫生事业的本质特征。但是,它不能反映由于现阶段医疗资源的有限性,而需要通过市场进行配给的商品交换关系。另外,以医方主导,患方服从的不平等关系为原则,会导致病人的权利和利益被忽视,不但不利于解决医患纠纷居高不下的现状,反而将进一步激化医患矛盾。

从上述两方面的观点可见,医疗行为引发的医患关系在法律上是一种十分特殊的关系,其特殊性表现在它兼具私法与公法性质,这样的特征决定了单纯用公法(行政法)的方式或是单纯用私法(民法)的方式来调整都难以达到最佳的效果,需要采用国家干预、民事主体私法自治相结合的调整方式。① 我国相当部分的学者和司法工作者认为,医患关系只能归属于医事法(卫生法),医事法是一个独立的法律体系,它调整的是医事(卫生)法律关系。② 目前,建立兼具私法和公法性质的独立医事法律体系,能够在法律层面明确界定医患关系的性质,是解决我国医患纠纷呼声很高的一个立法发展方向。

三、医学伦理与技术层面

法律层面的定义是指导和调节医患关系的基本准则,而医患关系的内涵远远不止于法律范畴。在一定程度上,医患关系的发展史就是一部医患伦理文化的发展史③,有学者认为:

从医学发展历史看,医患关系最初是作为一种伦理关系出现的,这是医患关系最基本的、起主导作用的属性。④

医学伦理和道德层面的医患关系内容十分丰富,更多地渗透着人文关怀、社会福祉、职业追求,以及互敬互信的精神。传统中医数千年来作为守卫华夏民族健康的基石,其医学伦理和人文精神源远流长。中医的诊疗思想在中国传统哲学理论基础上,在医患关系上遵循并体现着中华文化"仁""信""和"的原则。对传统医学伦理和医患关系影响最深远的应属唐代孙思邈,其著作《千金要方》开头的"大医精诚"一章是对传统医德的全面阐释,对后世行医产生了影响极大。孙思邈在书中提出:

凡大医治病,必当安神定志,无欲无求,先发大慈恻隐之心,誓愿普救含灵之苦。⑤

意思是,学医治病必须专心坚定地追求医理,不为私欲私利所动,秉持大慈大悲之

① 参见钱矛锐《医患关系法律属性的澄清》,载《中国卫生事业管理》2006 年第 2 期,第 100 – 102 页。

② 参见张赞宁《事法学研究及典型案例评析》,东南大学出版社 2003 年版。

③ 参见陈默《伦理视角下的医患关系本质分析》,载《昆明理工大学学报》2015 年第 4 期,第 13 – 16 页。

④ 参见郑大喜《社会转型期医患关系的异化及其重构》,载《医学与哲学》2009 年第 1 期,第 27 – 28 页。

⑤ 参见徐天民、程之范、李传俊等《中西方医学伦理学比较研究》,北京医科大学出版社、中国协和医科大学出版社 1998 年版,第 217 页。

心，为解救天下病人之痛苦而行医。在术业专攻、清廉淳正和慈悲怜悯的医德基础上，进一步提出医生对待病人的原则：

　　若有疾厄来求救者，不得问其贵贱贫富，长幼妍媸，怨亲善友，华夷愚智，普同一等，皆如至亲之想。①

　　这里就是要求对待病人不能有贫富、贵贱、老幼、男女、智愚之别，也不能因个人恩怨而有差别待遇，都应一视同仁，把所有病人都当作"至亲"来看待。这里的"视病犹亲"就是传统医患关系至高的理想准则，医生与病人犹如一家人一样，互相信任，同苦共担，全力对抗疾病。

　　明代名医龚廷贤曾提出过"医家与病家十要"，进一步列出医生与病人应遵循的准则和义务：医生要轻利益重仁义，平等对待所有病人，治病用药不能有差别；病人应谨慎择医，服药须配合医生的治疗以实现良好的治疗效果。

　　传统中医文化倡导仁爱为怀、清廉淳正、视病犹亲、互敬互信等优秀医德规范对今天的医患矛盾有很好的借鉴意义。其核心观念是趋向一种伦理化的医患关系，医生与病人及其家属处于家庭式的无条件信任关系之中。② 病人将自己的健康和生命托付给医生，而医生承担着对病人的健康的全部责任，这种医患关系成为人伦关系的一种，依靠一定思想文化及道德规范来维持。虽然我国古代也存在着庸医与医患纠纷等现象，但从总体来说医患关系是简单与和谐的。不少学者认为，现代社会的医疗体制和治疗模式大大减少了医生与病人相互接触、相互了解的机会，加之医患关系成为一种明确的契约关系，削弱了情感内容和人文关怀，因此，从传统中医的道德文化精髓中汲取经验，有助于缓解如今紧张的医患关系。

　　我国现今的医学伦理和医患角色关系更多的是建立在19世纪后西方医学模式和思想价值观之上。在科学技术相对落后的古代，医疗基本上依靠医生的经验，诊治病情需要医患双方进行深入的沟通和了解，而且医学分科不细，医生须全面考虑病人病情，并对疾病医治全面负责，因而医患关系是直接、主动且富有人情味的。随着科学技术的发展，传统西方医学迅速由"床边医学""医院医学"发展到"实验室医学"。而近代意义上的"医院"是一个完备的医疗场所，并配备专业的医护人员和医疗仪器。医疗仪器成为疾病定义的权威，医生的注意力集中在病症、数据和检测报告上，他们开始使用专门化的医学术语。传统病人的角色逐渐消失，取而代之的是被动的现代"病患"。③鸦片战争后，西医东渐，西方现代医学对"科学性"的追求，以及在医院采取"托管制"集中治疗，不仅改变了传统中医的治疗模式，而且其价值理念也反映在医方和患方的角色定位上，医患关系呈现出"技术化"和"分离化"的趋向。在近现代医学中，

　　① 参见徐天民、程之范、李传俊《中西方医学伦理学比较研究》，北京医科大学出版社、中国协和医科大学出版社1998年版，第217页。

　　② 参见李瑞全《卓越医学之医药专业质素：中国传统医患关系之现代功能》，载《医学与哲学》2013年第4期，第27-31页。

　　③ 参见雷祥麟《负责任的医生与有信仰的病人——中西医论争与医病关系在民国时期的转变》，载《新史学》1995年第6期，第62-69页。

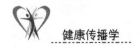

医生诊断、治疗疾病依赖于各种技术设备，医患双方感情、思想交流大大减少。另外，由于分科愈来愈细，医生日益专业化，这就形成了一个医生只对某一种病或病人的某一部位（器官、系统）的病变负责，而一个病人要全面地检查治疗，就要面对几个或者十几个医生，使过去一个医生与一个病人的稳定联系降低，这样医患双方的情感联系相对地淡薄了。[①]

学界和医务工作者对过分推崇技术的"生物医学模式"进行了反思，逐步提出了生物—心理—社会医学模式，认为人类健康的维护不仅取决于医疗技术，生态环境、文化心理、生活方式、卫生保健政策、经济发展等因素也起着某种程度的决定性作用。生物—心理—社会医学模式是对人整体性的回归，是医学技术主义与人文主义的有机统一。落实到医学伦理和医患关系上，这一模式向医务人员提出了更高的要求：弘扬医学人道主义精神，尊重患者的生命价值、尊严、地位和自主权；平等对待每一位患者，塑造并维护医患之间的平衡关系，有限保留医患之间的不对称性，积极调动患者的主动性，鼓励医务人员全面接触病人；除对患者的生理机能完全掌握外，还必须深入了解患者的非医学问题（如社会处境和心理状况等），并做出充分反应，给予综合分析，在情感和实践上实现对患者的充分理解，尽量提高医疗效率。[②] 当然，我们需要认识到生物—心理—医学模式并非完美、终极的医学模式，随着社会和医学水平的不断发展，医学模式和医学伦理也会不断更新，从而影响、指导医患关系的进步。

第二节　人际传播与医患关系

一、人际传播

人生命之始，本能的传播是人际传播。孩子与母亲之间的嗅觉、触觉和视觉传播是最早的，也是最原始的人际传播形态。人际传播的知识，可以追溯到古希腊诸如亚里士多德和柏拉图等哲学家谈论修辞或者作为参与市民生活技巧的公共传播。时至今日，对于什么是"人际传播"，学界并没有一致的看法，学者通常从"量"和"质"两个方面进行定义。

两个人之间的传播行为被社会学家看作最自然的也是最根本的社会生活形态，是"发生在两个人之间的以建立一种关系为目标的有意义互动的过程"，即便你有三人关系，但二者间关系仍然是最根本的。比如，在家庭里，我们有包括爸爸、妈妈、兄弟姐

---

① 参见李东临、李志宏《对现代医患关系的初步探讨》，载《山东医科大学学报》1999 年第 1 期，第 2 页。

② 参见李霁、张怀承《从医学模式的递嬗看生物心理社会医学模式的伦理意蕴》，载《中国医学伦理学》2000 年第 5 期，第 12 – 15 页。

妹、配偶和子女等多人关系，但是，二人一组的关系的根本性没有改变，家庭关系成为多种二人关系的总和：父女/子关系，母女/子关系，夫妻关系。因此，在这种量化的定义中，二元传播和人际传播可以互换使用。按照这个定义，店员和顾客之间、警察和被罚款的司机之间是人际关系，而老师和班级之间、表演者和观众之间不是人际关系。比如有学者认为，人际传播是"发生在两个个体之间的传播活动，他们彼此分享着信息接受者和发送者的角色，通过创造意义的相互活动而达成联结"①。

两个人之间的互动无处不在，但有时这种互动让我们有诸如"我好像在和机器说话"的感觉，并不能体现人际传播的本质，因此有不少学者主张应该从"质"的方面来理解。比如，布鲁克（Brook）和希斯（Heath）将人际传播定义为"人们通过语言或非语言信息分享意义和情感的过程"②。

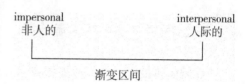

图7.1 人际传播的区间

这些传播学者认为"人际传播存在于一个从极端非人的（impersonal）到高度人际（interpersonal）的渐变区间上"（见图7.1）。

上图中，在渐变区间最左端，是极端非人的传播，我们忽视他人或者把他人当作物（"it"），这是一个"充满功利、生存、实用的需要"的工具世界，虽然我们总是进行各种人际传播，但常常感到与人没有联结，感到隔绝和冷漠。在这个渐变区间的右端，是"你的国度"，它摆脱了工具利用，个人成为他人手段的异化关系转变为每个人成为他人目的的关系。在这两个极端中间，是我们把他人当作人但却不是亲密者的状态。人类至今就在这个中间阶段，"我与你"成为人际传播值得追求的方向和理想。比如，我们和亲密朋友的深入谈话比和一个偶然的店员的交谈更具有"人际性"。因此，从"质"层面看待人际传播，就是从人与人的情感关系出发来人们之间的传播活动。

现实的传播总是在非人的和人际的互动之间来来回回，任何人际关系都包含一种"我与它"和"我与你"的混合态度。因此，人际传播是"这样一种传播，它发生于人们以个人到场最大化方式来谈论和倾听时"，"当传播强调参与其中的个人而不是其角色或者刻板性格，人际传播就得以发生"，"它不是基于牵涉的人的数量或者是否在同一场所"，它强调关系的内在回报性而不是追求外在现实利益回报。③

无论从"量"还是"质"的层面定义人际传播，人际传播行为都存在着以下几个不可或缺的要素：

（1）有两个或多个传播参与者。

（2）至少存在一则信息。

---

① 参见特伦霍姆、亚瑟延森《人际沟通》，李燕、李蒲群译，台北扬智文化事业股份有限公司1995年版。

② Brooks W, Heath R. Speech communication//Brown H, Ramchandani M, Gillow J and Tsaloumas M. Are patient information leaflets contributing to informed consent for cataract surgery. Journal of Medical Etleics, vol. 30, 1993, pp. 218-220.

③ 参见胡春阳《人际传播：学科与概念》，载《国际新闻界》2009年第7期，第36-40页。

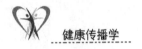

（3）承载信息的介质，比如声音、肢体等。

（4）传递信息的渠道。

（5）共享的编码系统，即能够相互理解的符号系统，比如汉语。

（6）噪音，包括所有影响到传播活动的各种因素。

（7）反馈。

（8）传播行为发生的特定情境。

二、医患关系中的人际传播

在健康传播中，人际传播领域的研究侧重诸如医患关系、医生与病人家属的关系、病友之间的健康信息分享等在内的传者与受者之间的沟通和互动；通俗地讲，即医生和患者及其家属通过对传播技巧的掌握与运用，更好地传播和接受信息、提高传播效果，以期为健康状况的改善提供支持。比如，伯贡（Burgoon）从人际沟通的观点来界定健康传播，他认为"健康传播是患者和医疗提供者之间的互动关系和诊疗室里无数的人际传播活动"[①]。这一定义最显著的特点就是将研究视野聚焦于人际传播领域。张自力则认为，以"医患关系"为核心的人际健康传播研究是一项核心议题，主要聚焦点为医生与患者之间的信息传播方式、内容、技巧、效果和信息失衡等。

在医患沟通中，最重要的是医方（包括医生及其他医务工作人员）与患方（包括病人和家属）之间的沟通，其次是病人与家属之间的沟通。

（一）医患沟通的特点及目标

医患沟通是普通人际传播在医疗领域的具体实施和应用，是一种特殊形式的人际传播，其基本过程和模式与普通人际传播相同。医务人员和病人在发送、传递和接收信息时，形成一种环形的、相互影响的和不断反馈的过程，参加交流的医务人员和病人既是信息发出者，又是信息接收者。大致来看，医患沟通具有以下的特点。

第一，以医方为主导。医患沟通虽然具有普通人际沟通的特点，但实际上沟通双方在沟通中是不平等的，因为医生在技术和信息上占据着显著的优势地位。

第二，以患者为中心。以医方为主导并不意味着医务人员是医患沟通的主体，病人处于被动的从属地位。相反，在临床工作医患沟通的过程中，主体应该是病人。因为病人作为疾病的主体，是整个医疗活动的中心，正如教师与学生在教学中的关系一样。

第三，内容上的专业性。医患沟通是围绕医疗活动进行的，其中的内容往往与医学专业知识密切相关，这也是医患沟通不同于一般沟通的原因。

医患之间良好的沟通，有助于达成以下目标：

一是实现治疗活动的最佳效果。医患双方的良好沟通，有利于医生准确了解患者病情，确定最佳的治疗方案。现代医疗手段繁多，治疗方法多样，而每个病人的具体情况

---

① Burgoon M. Information complexity and medical communication: the effects technical language and amount of information in a medical message. Health Communication, vol. 4, 1993, pp. 197-210.

千差万别，每个人的要求也不尽相同，医生也无权按照自己的想法来替病人抉择治疗方案。因此，只有医务人员与病人良好沟通，才能设身处地地从病人的角度来思考和判断，从而确定最适合每个病人的具体治疗方案。医患双方的良好沟通，还有利于患者了解病情和有关医疗基本知识的了解，从而促使患者配合治疗。病人作为医患沟通的主体，有着自己思维和行动的相对自由，而医疗活动要取得病人的配合才能取得相应的疗效。如果病人不能配合完成治疗，则会严重影响治疗活动的效果。因而医患沟通对医疗效果会产生非常重要的影响，从而影响沟通价值的实现。

二是尊重患者的权利并给予患者人文关怀。医学是生命科学，以病人为服务对象，医患沟通的人文社会价值表现为对病人的生命权、健康权的尊重和关怀。医患沟通双方在医疗活动中围绕患者的健康问题进行的不断深化的信息交流，所交流的信息既有同疾病诊治直接有关的内容，也可能包括医患双方的思想、情感、愿望和要求等方面的表达。这样的心理过程和交往过程正是作为主张尊重、关爱基本人权的人文社会价值的体现。

三是促进医患关系的和谐。近年来，国内医患关系紧张、医患冲突事件频发，这对医生、患者的身心健康和社会秩序的稳定等都产生了不良的影响。导致医患关系紧张的原因是多方面的，但是，其中不可忽视的原因则是医患沟通不畅通造成的。有专家认为，大量纠纷所涉及的事件并不构成医疗事故、医疗差错，或者根本不存在医疗责任，在所有医患纠纷中，有90%以上是由于医患交流不当因素所致。医患双方良好的沟通能够减少彼此的信息不对称，避免误解，缓和分歧，把双方置于战胜病痛的同一目标之下，构建互信、和谐的医患关系。

（二）医患沟通行为及其效果

目前，有关医患沟通行为的研究主要基于医生和患者两方面视角。

医生方面，其行为可分为两类：指示行为和情感行为。指示行为指医生在诊疗方面上的沟通行为，如向患者提出与病情相关的问题、告知患者诊断结果、解释治疗方案等；情感行为主要指轻松的、拉近双方距离的对话，如介绍自己、提供言语鼓励、微笑等。[1] 这两类行为都会影响到人们对医生—患者沟通的满意度，患者不仅看重医生在指示信息方面的沟通行为，还会注重医生在情感信息方面的沟通行为，尤其对于住院患者来说，他们对来自医生的情感信息支持表现出更为强烈的需求。[2] 此外，医生的指示行为和情感行为不仅会通过言语交流体现出来，还会通过非言语交流（主要包括语调、眼神、表情等）体现出来。有研究认为，由于疾病所带来的恐惧、焦虑等情绪使得患

---

① Ong L M, de Heas J G, Hoos A M, Lammer F B. Doctor-patient communication: a review of the literature, Social Science &Medicine, vol. 7, 1995, pp. 903-918.

② Ben-Sira Z. Affective and instrumental components in the physician-patient relationship: an additional dimension of interaction theory. Journal of Health and Social Behavior, vol. 2, 1980, pp. 170-180.

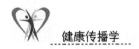

者会对医生的非言语行为比较敏感。① 非言语行为如医生与患者之间的距离、医生对患者的注视事件等都会在一定程度上影响患者对医患沟通的满意度和对病情的理解程度。②

在患者方面，相关研究主要从两方面入手：一是患者与医生的交流行为，二是医患沟通中患者参与医疗决定的行为。有学者指出，在医患沟通的过程中，患者提供信息的时间比例约为47%，而提问的时间仅为7%；③ 在参与医疗决定方面，对于不同的决定，患者所表现出来的参与意愿存在差异。研究发现，人们希望由医生独自进行疾病诊断并提出治疗方案，当有多种治疗方案时，他们表示愿意参与到治疗方案的选择中来，通过与医生讨论确定最终方案。④ 另一项针对健康人群的研究指出，尽管人们不太愿意参与到医疗决定的确定过程中去，但相当比例的公众（60%）认为他们拥有对医疗决策制定的决定权。⑤

为评估医患沟通的有效性，学者从不同角度进行了探索，其中主要包括医患沟通的认知效用、行为效用、情感效用和健康效用。

认知效用主要表现为患者对医患沟通的满意度，影响到满意度的因素主要包括信息需求的满足程度、医生的沟通行为、医生的沟通技巧（如表达中的负面情绪、开放式问题的使用）等；另外，认知效用还体现在患者对信息的回忆、对信息的理解及对医生形象的认知上。行为效用主要表现在其对医疗决定的服从程度方面，有效的医生—患者沟通可让患者更好地理解自己的病情和治疗选择，进而更乐意听取医生的建议。⑥ 情感效用主要表现在对患者的心理影响方面，如有研究表明让患者参与到治疗方案的选择中会增强其自尊、减少其抑郁情绪和心理压力等。⑦ 相比于前3种效用，健康效用则体现了医患沟通的长期影响。一项针对慢性病患者的医生—患者沟通与身体状况的关系研究表明，患者提问的次数、情感的表达以及医生传递的信息量均会影响到患者的身体

① Friedman H S. Non-verbal communication between patients and medical practioners. Journal of Social Issues, vol. 35, 1979, pp. 82-99.

② Larsen K M, Smith C K. Assessment of nonverbal communication in the patient-physican interview. Journal of Family Practice, vol. 12, 1981, pp. 481-488.

③ Roter D L, Hall J A, Katz N R. Patient-physician communication: a descriptive summary of the literature. Patient Education and Counseling, vol. 12, 1988, pp. 99-119.

④ Deber R, Kraetschmer N, Irvine J. What role do patients wish to play in treatment decision making? . Archives of Internal Medicine, vol. 156, 1996, pp. 1414-1420.

⑤ Haug M R, Lavin B. Practitioner or patient-who's in charge? . Journal of Health and Social Behavior, vol. 22, 1981, pp. 212-219.

⑥ Wright K B, Sparks L, O'Hair H D. Health communication in the 21st Century. Malden, MA: Blackwell, 2007.

⑦ Ashcroft J J, Leinster S J, Slade P D. Mastectomy vs. breast conservation: psychological effects of patient choice of treatment//Watson M, Creer S. Psychological issues in malignant disease. Oxford: Pergamon Press, 1986.

状况。①

（三）医患沟通的影响因素

医患关系被学者视为最复杂的人际关系之一，因为医患双方处于不平等地位，而他们需要面对的是至关重要的健康问题。这种关系的建立并非自愿，常会受到情绪因素影响，且关系的维持需要双方的密切配合。② 医生与患者之间的有效沟通对于良好医患关系的建立至关重要，且对疾病的诊治有积极作用。有研究表明，医生与患者共同参与下所作出的诊治决定往往对疾病诊治产生积极影响。③ 但在现实中，医患沟通尚不尽如人意。

一系列针对患者的研究表明，多种因素会对医生—患者沟通行为产生影响，其中主要包括患者个人因素、疾病特征、环境因素等。埃德尔曼（Edelmann）指出，患者个人因素（如性别、社会地位、年龄、教育程度等）和环境因素（病人压力、熟悉程度等）都会影响到患者与医生的沟通。④ 对健康信息主动搜寻意愿较强的患者也会更多与医生就其所搜寻的信息进行交流。⑤ 同时，疾病特征会对患者与医生的沟通产生一定影响，慢性病患者与急性疾病患者的医患沟通行为会存在差异，疾病严重程度不同的患者其沟通行为也会存在差异。⑥ 此外，学者认为患者对医患沟通的预期会在很大程度上影响医患沟通行为。⑦ 患者对医患沟通的预期主要包含对医生角色的预期、对医患沟通内容及形式的预期以及对医患关系的预期。

国内学界常将医患沟通不畅的影响因素归结于以下几个方面。

第一，医学的特殊性。医学具有高风险性，而且其发展也有阶段局限性，有许多未知的领域需要通过临床实践不断探索、总结。因此，医生很难全面认识每个患者与疾病相关的所有状况，也不可能预知患者可能会出现的还未被认识的病症。医学的特殊性影响了医患沟通中的信息交流，医患沟通中不可能全面告知患方的不测情况一旦出现，患者及其家属就难以理解，就可能导致医患关系恶化，引发医疗纠纷。

第二，患者的知识水平。患者的文化知识水平差距很大，即使文化水平较高的人，

---

① Kaplan S H, Greenfield S, Ware J E. Assessing the effects of physician-patient interactions on the outcomes of chronic disease. Medical Care, vol. 27, 1989, pp. 110-127.

② Ong L M, de Heas J G, Hoos a m, Lammer F B. Doctor-patient communication: a review of the literature. Social Science &Medicine, vol. 40, 1995, pp. 903-918.

③ Crawfors M J, Rutter D, Manley C, Weaver T. et al. Systematic review of involving patients in the planning and development of healthcare. British Medical Journal, vol. 325, 2002, pp. 1263-1268.

④ Edelmann R J. Psychological aspects of the health care process. London: Prentice Hall, 2000.

⑤ Czaja R, Manfredi C, Price J. The determinant and consequences of information—seeking among cancer patients. Journal of Health Communicaton, vol. 8, 2003, pp. 529-562.

⑥ Ong L M, de Heas J G, Hoos a m, Lammer F B. Doctor-patient communication: a review of the literature. Social Science & Medicine, vol. 40, 1995, pp. 903-918.

⑦ O'Hair D, Allman J, Moore S D. A cognitive-affective model of relational expectations in the provider-patient context. Journal of Health Psychology, vol. 1, 1996, pp. 307-322.

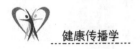

对医学知识不可能全面认识和把握，特别难以理解的是人的生理和心理的差异性。在医学信息极不对称的情况下，进行医患沟通，患方难以准确地接受和理解医方发出的信息，较难产生有效的医患互动，影响医患沟通效果。

第三，患者的情绪状态。由于病人和家属对病情的不了解以及对医学知识的缺乏，一旦生了病往往容易感到紧张和恐惧，情绪波动很大，而这势必影响到医患沟通的效果。诊疗过程中一旦发生副作用、并发症、医疗意外，病人或家属就难以理解，认为事先医方未能告知，而引发纠纷。

第四，患者的心理社会因素。患者的不同个性、不同的社会地位、收入水平、心理素质都可以影响医患沟通的效果。自闭个性的病人不愿多与医生交流，心中的疑问不愿向医生提出来；医方的解释难以改变个性偏执的人的原有看法；有些病人社会地位低、收入差，与相对高收入、高社会地位的医生在心理上有较强的对立情绪，产生自卑、嫉妒、排斥等心理影响医患沟通；心理素质不同的人对疾病、预后、治疗及可能的意外后果有不同的心理负担，医患沟通的效果也不一样。

第五，医务工作人员对医患沟通重要性认识不够。很多医务人员仍然习惯于在信息不对称的方式下开展医疗服务工作，将医患关系视为主动—被动型的关系，觉得病人是来求医的，缺乏服务意识，有"居高临下"思想。医生认为病人只有被动听从指令，而忽视病人的心理和感情需求，不重视倾听病人的诉说和提问。

第六，欠缺人文关怀和沟通技巧。医学人文精神强调尊重患者的情感世界，尊重患者意愿，而在市场经济的大环境下，一些医疗机构将经济利益放在第一位，少数医疗工作者对病人缺乏关怀、关爱，在沟通中不能敏锐观察和尊重病人的心理感受。另外，部分医护人员的沟通能力和技巧不够，不能根据患方的情绪、表情、心理反应等，运用不同的语言和非语言的沟通方法使病人获得精神、心理的慰藉，从而影响了医患沟通的效果。

下面我们来看两个案例，分别从医方的视角和患方的视角来了解医患之间如何实现良好的沟通：

案例一　通过"换位思考"建立医患信任[①]

我曾在北京一所不错的三甲医院心内科担任住院医师。那年秋天，我收治了一位女病人。她有典型的劳力性心绞痛症状，伴随高血压、高脂血症、糖尿病、冠心病家族史等危险因素。在征得上级医师、病人及家属的意见后，安排她行冠状动脉造影检查。检查结果是三支病变，在病变血管行球囊扩张及支架植入术。手术进行得很顺利，术后胸痛缓解，病人和家属都比较满意。但没想到术后第二天出现了意外情况。

第二天我刚一上班，夜班护士在交班前就把我拉到一边，神色凝重地说："8床是你的吧，她的穿刺处出现了血肿，病人和家属都很不高兴，一直在嚷嚷着要见你呢。"交完班我第一个冲到8床旁边。果然，昨天还笑眯眯的夫妻俩都在瞪着我。我掀开被

---

① 案例内容摘自海荣《"换位思考"事件的强大励志力》，载《医患的故事》，北京出版社2013年版。公开资料见：http://m.hexun.com/news/2013-10-31/159226702.html，2013年10月31日。

子，用手一摸，在股动脉穿刺处摸到了一个大硬结。那时候桡动脉穿刺还很少，大部分病人做的都是股动脉穿刺。我又摸了右足背动脉，还好，搏动正常。用听诊器听了一下股动脉穿刺处，没有听到杂音，估计是个血肿。

我正想和病人解释，没想到一向温文尔雅的病人一改往日的慈眉善目，朝我大喊起来："你看看，怎么回事？怎么出了这么大的一个包？我的心不疼了，改腿疼了？那不都一样吗？不是这疼就是那疼！早知道花那么多钱就是为了受这么大的罪，我还不如不做手术呢！"听到她连珠炮式的问责，我忙说："应该问题不大，我再给您约个穿刺处的B超，看看究竟是什么问题。我估计就是个血肿，再压压就好了。"她一下子从床上坐了起来："什么？还要压沙袋？还要躺24小时？我受不了了！你来躺躺试试有多受罪！比心绞痛还难受呢！就是你，非要让我做这个手术！"

听到这些指责，我的眼泪一下子充满了眼眶，我一言未发，冲出了病房。我不停地问自己，我做错了什么？因为病人比较胖，术前我一再强调术后正确平卧及压沙袋的重要性，术后我一直在看着她的腿，看着穿刺处压的沙袋。昨天她还因为我的敬业而赞叹不已，今天我却变成了千古罪人。出现血肿的原因我已经猜了个大概：因为疼痛，她偷偷把沙袋拿了下来，没有压迫6小时，而且穿刺的那条腿因为腰痛，不停地变换姿势，这势必影响压迫的效果。就是怕她不遵医嘱，手术当天我看她看到晚上10点才坐末班公交车离开。但是，我怎么能对她说这个呢？那个时刻我甚至怀疑自己的选择——我适合做医生吗？

然而在走廊里站了10分钟后，我激动的心情却渐渐冷却下来。我想，她50多岁，下岗职工，为了做这个手术花了多年的积蓄，却出现了并发症，换作是我，我站在和她相同的立场上，我的反应会不会比她更强烈呢？抹干了眼泪，做了几个深呼吸，调整好情绪，我回到了她旁边。或许她也觉得有些不妥，便伸出手，打手势让我坐在她旁边。我们俩就这么静静地对望了5秒钟，她忽然笑了："你是不是生气了？"我看着她，心里委屈可嘴巴却说："没有，真的没有。"她又笑了："生气就生气吧，也没什么，我心里不痛快。你呀，和我女儿年龄差不多。"

她接下来还说的什么我已经不记得了。我只记得我用最快的速度联系好了B超室，陪着她去做了B超，证实是血肿，重新压迫，之后皮下大面积瘀斑，我又天天陪着她去做理疗。那时候脑子里没什么医患纠纷的概念，只是觉得她挺不容易的，我要尽我所能去帮助她，或许可以帮助她缓解一丝丝的痛苦。后来血肿慢慢吸收，病人就出院了，我们再也没有联系。

6年之后，在门诊，我正急匆匆赶路，一位阿姨忽然拦住了我："小于大夫，你还记得我吗？"我回过头，看到了熟悉的身影。她拉住我的手，问东问西："我搬家了，所以一直没来你们这复诊，你怎么样了？结婚没？买房子没？生孩子没？谁给你带孩子？男孩还是女孩……"我们俩像多年未见的邻居一样聊了很久。最后她说："你要注意身体，你的头发可比原来少多了，肯定是累的，你太操心了。其实你是个好大夫。"

在以后的日子里，我继续从事着这份普通的工作，每当我感到心力交瘁的时候，每当我因为病人和家属犀利的语言而想要放弃的时候，不知为什么，我都会情不自禁地回忆起这件往事。不为别的，我知道通过我的换位思考，通过我的将心比心，大部分问题

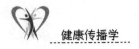

其实都会得到圆满的解决，甚至有些病人通过摩擦还和我长期保持了联系。当然，这一切都建立在对病人负责到底的基础之上。

医患之间的沟通包括信息沟通、观念沟通和情感沟通。如果医生只注意对疾病信息的沟通，而不注意和病人进行观念与情感上的沟通，观念、情感的沟通不足就会导致医患之间缺乏信任，从而影响到信息沟通的效果。在成功的沟通交流中，病人不完全是因为医院告知医学知识而表示理解，更多的是因为产生信任而对医院的人性化关怀而表示认同。

在没有对医患关系性质给出一个明确或令所有人都认同的定论情况下，不妨就把医患关系只看成是一种人际关系。比如在案例一中，当医生和病人仅把双方的关系看成一般的人际关系时，平等、尊重就成为医患关系的首要行为原则。将医患关系定位为一般人际关系时，医生、患者的心态比较平和，双方对彼此的期待就会降低，关系的协调就比较容易实现。

案例二　看病像上课一样①

去年五一前夕，公公胃部不适、体重减轻，胃镜检查后初步诊断为胃癌。大家商量后，决定送他到北京大学肿瘤医院就诊。北京大学肿瘤医院门诊设置很合理，每个科室都是一个独立的诊区，诊区外设有分诊台，门外有保安把守，门内是封闭的候诊区走廊，对着各个独立的诊室。诊室的门上有一条玻璃，透过玻璃可以看见诊室的情况。六诊室里有一位白净、清瘦、戴着眼镜的大夫，应该是周军医生。

周大夫周围坐着一家三口：30多岁的女儿、六七十岁的老夫妇。老先生面色晦暗，眼睛、发际发黄，极度乏力，看上去像是肝胆胰系统出了问题。周大夫一边翻看着病历，一边询问着病情。一会儿拉上诊床帘，为病人查体；一会儿又在灯箱下反复查看核磁片子。随后周大夫把三口请进诊室换个嘱咐了一遍。我看了一下时间，一个半小时看了一个病人。周大夫看病就像是上课，一家人上大课、又给每个家庭成员单独辅导。

我们前面还有一个候诊者，是一位老年女同志。她走进诊室，是给老伴开药的。我顺势也跟进去了。慢性病每次最多开一个月的量。但每种药的剂量、包装不同，有的一次能开35天的药量，有的只能开28天。每张药方最多开5种药，周大夫共开了3张药方。他又拿着药方和病历记录仔细地核对了一遍，耐心地和老太太做了交代，又让老太太复述了一遍。最后，周大夫又轻声叮嘱："阿姨，止痛的药，要提前半小时吃，您再看看，药开全了没有，还差哪样？"老太太戴上老花眼镜逐项审核了一遍药方，满意地走了。

我也在医院工作，我以及我的同事从没有叫过病人家属为叔叔和阿姨。每次都是很严肃地连名带姓一起喊。角色置换，一声阿姨，创造了一种平等、平和、尊重的诊室氛

---

① 案例内容摘自吴淑云《看病像上课一样》，载《医患的故事》，北京出版社2013年版。公开资料见：http：//www.bjtth.org/News/Articles/Index/102600？WebShieldDRSessionVerify＝cteDaVfWtUm-fCaXhMCJb，2013年5月13日。

围，让人深深地感觉到医患之间真诚的互动。

我们坐到周大夫诊桌前，肯定是周大夫的 8 小时（工作时间）之外了。他没有抬头看表，没有丝毫的不耐烦。我简明扼要叙述了病情、拿出了化验单、CT 片子，周大夫将片子放在灯箱上，用笔指着说："看这个，这个，都是癌，胃癌的诊断是明确的。整个胃体几乎长满了，病程肯定在 10 个月以上。肿瘤紧贴着胰腺，现在做手术恐怕有些难度。我看这样，你们明天把病理切片先借出来，到我们医院病理科复查一下，再做一个 HER2。病人先住进来，化疗两个疗程，待肿瘤缩小后，请外科做个会诊，能做了再转外科。"

我是学医的，病情诊断、治疗、预后心里都明白。爱人是搞工程设计的，他听了周大夫的病情分析、治疗措施后，说："周大夫给我讲病，让我就像看了一张图纸，该怎么做，清清楚楚。"我知道公公的病是治不好的，但每个病人的家属都有一个幻想，盼着奇迹出现在自己亲人的身上，盼着从医生的嘴里说出这是误诊。而有的医生语焉不详，有的满嘴跑医学术语，说些让家属、患者摸不着头脑的话。有的冷漠无情一举击垮病人、家属心中最后的希望，但也有可能为自己留下后患。而周大夫对病人、家属面色柔和、态度诚恳、语言清晰、语速适中，分析病情透彻，交代治疗方案详细。他深入了解病人的经济状况，将病人预后和家属充分说明，避免家属的补偿心理产生孤注一掷人财两空的冲动，使家属能够尽快明白该怎么做。

在医患沟通过程中有一些障碍是因为环境和语言造成的，这些障碍就像是噪声，妨碍沟通，可能出现于物理环境，或者是产生于个人的情绪。噪声能使沟通完全无法进行，或是过滤掉部分内容，或者是歪曲信息。沟通障碍有 3 种类型：物理障碍、个人障碍和语义障碍。

物理障碍。物理障碍指在人们沟通的环境中存在的障碍。一个典型的物理障碍是突然出现的干扰噪声盖过了说话的声音。

个人障碍。个人障碍指由于人的感情、价值观或者不好的倾听习惯而产生的沟通障碍，另外还包括人们在受教育程度、种族、性别、社会经济地位和其他方面的差别引起的沟通障碍。个人障碍在医患沟通中是普遍存在的。

语义障碍。语义障碍是由我们沟通所使用的符号自身的局限性而产生的。符号通常都有多种含义，我们在沟通时需要从中选择一种含义。有时我们会选择了错误的含义从而导致误解，甚至可能会导致感情障碍，使沟通更加困难。医患双方知识储备不同、工作和生活经验不同，往往容易出现明显的语义障碍问题。比如，对医生来说是一个常识性的医学用语，对很多病人而言却犹如天书。

要想达到良好的传播效果，医患双方就需要尽力克服上述 3 种障碍，其中个人障碍和语义障碍常常容易对医患关系造成负面影响。在案例二中可以看到，很多病人并不能够清楚地了解医生的语义系统，患方对接到的信息尽一切努力进行解码，但各种障碍会限制他们对信息的理解。此时，医生体察患方的个人障碍和语义障碍，用普通人易于理解的方式进行沟通，就能够大大地改善传播效果。

在实际医患沟通中，注意一些沟通技巧的运用，可以使医患沟通进行得更加顺利：

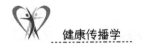

第一，仪表、言谈、行为规范。医生在工作期间应该用一定的行为规范来约束自己，如：着装得体、衣服洁净、佩戴胸牌、严禁穿拖鞋等不雅行为；面对自己每天的工作应抱着热忱的态度，而不应萎靡不振，给病人不可靠的感觉。

第二，保持热情的态度。态度是心灵的表白，极易受个人感情、思想和行为倾向的影响，服务态度的好坏充分体现了接待人员的人文素质和道德情操。体现良好沟通态度的关键之一是接待人员情感适时恰当的"输出"。一个诚恳而温柔的眼神就会向病人传递同情、温馨和关爱。

第三，掌握语言的艺术性。古代医学之父希波克拉底曾经说，医生的法宝有3样：语言、药物和手术刀。医生的语言如同他的手术刀，可以救人，也可能伤人。医生高超的语言水平能给病人增加信心、希望和力量；而如果运用不当，就会产生相反的作用。因此，对于医生和处理医患纠纷的信访人员而言，学习掌握语言的艺术尤为重要。

第四，用心倾听。沟通大师卡耐基认为：在沟通的各项功能中，最重要的是倾听的能力。任何有效的沟通都始于真正的倾听，而成功沟通的高手都是那些真正领略倾听价值的人。医生要做一个有效的倾听者，应做到：一是要全神贯注和适时回应，适时轻声地说"嗯""是"，或者点头以表示你在注意地听。二是在沟通的过程中，对患者的陈述进行核实。三是当患者陈述完有关情况后，将对方的部分或全部沟通内容反述给他，使他通过你的反述核对他的讲话和表现，重新评估并做必要的澄清。

第五，重视非语言性沟通。非语言沟通是以人体语言作为载体，即通过人的目光、表情、动作和空间距离等来进行人与人之间的信息交流。微小的非语言行为变化，会对患者产生微妙的心理和情绪影响，把握好沟通时的非语言行为人分寸，自然而不失庄重、严谨又充满温情、愉悦但不夸张，恰到好处地传达接待人员丰富的人文精神，同时注意患者的接受心理和审美感受，使交谈更富有生气和感染力，使医患沟通更富有成效。

第六，耐心解惑。随着医疗服务理念的进一步发展，患者不再是被动的医疗行为接受者，而成为医疗活动的共同参与者。因此，尊重病人的权利，完善各种知情同意书，使医患沟通具体化显得尤其重要。病患者毕竟不是医学工作者，他们对于医学知识不可能全面、正确地认识和了解，所以，对于医疗过程中要进行比较复杂的治疗或检查技术是完全陌生的。医生在向他们讲解其目的或注意事项时，应使用准确、通俗和容易让病人接受的语言，而不是闪烁其词。避免不恰当的解释让病人感到害怕而退缩；也不易过于轻描淡写，造成病人对特殊治疗或检查过于轻视，而导致发生不良反应后抱怨医生。对病人提出的每一个疑惑应本着实事求是、科学、认真的态度耐心细致地解释，让病人做出正确的认知和选择。

（四）病患与家属的沟通

除了医生与病人之间的沟通外，家属与病人之间的沟通也是医患沟通的重要方面，同样可能对医患关系产生重要影响。而病情交流往往是患者与家属之间最重要，也是最棘手的一个沟通问题。对于严重病情的沟通，过去传统的做法是对患者本人隐瞒。比如，如病人患了癌症或其他重症后，许多病人家属在得知病情后通常说的一句话是：

"大夫，请您千万不要告诉病人实情。"医生通常也会选择对患者保守秘密，这主要是出于对患者承受能力的考虑以及为了减少患者的心理痛苦。因此，有一些癌症患者到死都不知道自己得的是什么病。但是，这种看似"善意的谎言"其实对患者没有好处。

下面从医生的视角观察一个家属与患者关于病情沟通的案例：

案例三　该不该把真实病情告知老父亲①

一年前一位老人因为"进食哽咽"入院，经胃镜证实为"食管癌"。病理结果还没出来时，老人曾跟我们聊天，提到他印象里熟悉的人，说："钱钟书、冰心临终前都在病床上躺了很久，如果我到了那个时候，可不希望受那么多罪。"

老人的两个儿子都是极其孝顺的，得知老人的诊断结果后难过了很久，其中一个儿子还辞掉工作专心伺候老人。但在是否把真实病情告知老人的问题上，两个人出现了一点分歧。大儿子觉得应该让老人知情；二儿子却坚持瞒着老人，理由是"怕父亲知道了实情受不了，心理会崩溃"。在反复讨论和协商后，大儿子也同意先瞒着老人，只告诉他是"良性食管狭窄"。一家人的决定是：只缓解症状，不做手术也不做放化疗。

"食管癌"和"食管狭窄"这两个病的症状都是"吞咽困难"，但预后却截然不同。从医生的角度，我们肯定是主张告诉病人实情的，因为在医学上，"知情权"和"以患者为本"是头等重要的。患者本人有权知道自己的真实情况，以便做出遵从本心的决定：生老病死是人生的四部曲，如果结局无法改变，是将最后有限的日子留给医院，接受手术、化疗等痛苦的治疗，还是顺其自然、安安静静地走完生命归途。以这位高知老人的学识和经历，我们觉得他可以经受得起这样一个事实，也完全有能力为自己做出决定。但自始至终，两个儿子坚持隐瞒病情，仅以良性病变告知。对于已经90岁高龄的老人，不进行过度的有创治疗，尽量保持较高的生活质量，这样的决定我们也是赞成的。

出院后的那段时间还是比较平静的，老人的儿子不时给我们带来消息说是恢复得还不错，也能吃些半流食的东西。但老人对生活质量的要求还是比较高的，既然只是食道狭窄又是"良性"病变，老人逐渐大起胆子，进食也丰富起来，甚至有一天自己吃了鱼子酱还喝了红酒。结果，当天便出现了消化道出血，第二次住进了医院。

二次住院，儿子依然未把真实病情告知父亲。这次入院复查的情况更糟糕，食道癌进一步恶化，溃疡和狭窄都加重了，肿瘤还累及到了胃和食管的结合部位——贲门。我们和两个儿子再次进行了沟通，他们的孝心很值得称颂，从老人的护理情况就可以看出他们有多尽心。但在病情告知问题上，他们依然坚持自己的意见，不让老人知道实情，而是由他们代替老人来做下一步决定。其实，这种情况在我们的患者中经常见到。很多家属在面临"恶性肿瘤"的宣判时，第一个反应便是"不要告诉爸爸/妈妈"。大多数都认为他/她们的父母无力承受这样一个噩耗。当然，情况因人而异，有些老人内心比较脆弱，但我也遇到过很多坚强的例子。比如曾经有一位身患肾和肝双癌的老伯，自己

_____

① 案例内容摘自康琳《该不该把无法承受的事实告诉老父亲》，载《医患的故事》，北京出版社2013年版。公开资料见：http://news.hexun.com/2013-05-30/154657586.html，2013年5月30日。

本身是非常乐观开朗的性格，白天独自来看病，晚上回家还要照顾重病卧床的老伴儿。他的儿子得知所有检查结果后，从新西兰辞了工作赶回北京，和父亲、叔父一起参加了我们组织的家庭会议。面对患者及家属，我们遵从他们的意见，原原本本把病情和各种治疗方案的风险/获益告诉了患者本人。黯然的眼神只那么一闪即逝，坚强的老伯毅然决定：不做任何治疗，只是控制好肝硬化等慢性疾病。其他家属都表示尊重他本人的意见。迄今两年了，他定期来门诊，带给我们的都是好消息：检查指标都和之前没什么变化，照顾老伴依然是他最大的心愿。

老人的儿子在听了我们这个故事后仍然没有改变主意，甚至有一次我们请来美国皇后医院的一位老年科教授专门来讲"临终关怀与和缓医疗"，还特意把老人的小儿子请到了现场。当美国医生问到"如果是你自己得了癌症，你是否愿意知道病情"时，小儿子斩钉截铁地说："当然，我自己一定要知道，我还要安排很多事情。""那么，你的父亲呢？为什么不能让他知道？他是高级知识分子，在治疗上他可以做决定。如果现在给他的是虚假信息，就会影响他最后的决定。"小儿子沉默了，但在他善良的心里，始终不愿让慈祥的父亲得知这样一个"无法承受"的事实。

第二次住院后的治疗，让我们有些无法面对老人本人。癌症像恶魔一样蚕食着老人的身体，因为无法进食，眼见老人越来越瘦，眼眶越陷越深。每当查房时，老人都用期盼、恳求的眼神望着我们，话语不多，但那双苍老的眼睛中还是有求助的企盼，在央求我们再给他想想办法。小儿子多方打听，得知放置食管支架可以暂时解决梗阻。但此时癌症已有胃部转移，而且高龄老人的胃蠕动很差，如果放置支架很可能引起严重的胃液反流，所以我们建议给老人下一根胃管，管饲营养液。但老人认为自己只是"良性病变"，不接受这种治疗，坚持要放支架，彻底解决吃饭问题。两个儿子最终拗不过老人，同意做支架手术。术后持续大量的胃酸反流让老人觉得烧心、胸痛，苦不堪言，浑浊的眼里再没了光彩，甚至一度要求拔除支架。但这已经不可能了。老人出院后不久，误吸反流造成了严重的肺部感染、呼吸衰竭。虽经全力抢救，老人最终还是去世了。

老人离世后，我和他的两个儿子仍然保持着联络。他们很感谢医院对老人的治疗和照顾，两个儿子对老人的悉心照料也一直成为医护人员教育其他家属的典范。不断沟通中，两个儿子依然觉得"不告诉父亲实情"是正确的选择。但是参与了"临终关怀与和缓医疗"这样一场大讨论后，他们对死亡、亲情有了更深的了解：生老病死是人生的必经过程，勇敢地面对、平静地走过，也许是更好的一种选择。

有学者曾对311例已确诊的癌症患者进行是否应告知癌症诊断的消息的调查，发现72.99%的患者认为应该如实告知病情，24.12%的患者认为要因人而异，2.98%的患者认为不应该告知。调查结果还显示大部分患者希望家属或医务人员能在最短时间内、面对面地、以关心同情或较好接受的态度告知其本人诊断结果。

患者在自己患病期间对自身的病情都会有所了解，即使患者对自己的病情不太了解，他们也会从家属的表情、医生的交谈以及护士不经意间的透漏中获取坏消息。家属对患者刻意隐瞒病情会增加患者的猜疑，使得患者对医生的信任感降低，在医患沟通和诊疗过程中患者会抱有怀疑和不合作的态度，从而影响到疾病的治愈。即使是对医生不怀疑且能接受自己病情的患者，在面对这种善意的谎言时，也处于一种被动不利地位；在家属已经知晓病情的情况下却相互隐瞒、强颜欢笑，这对双方来说都是一种情感上的恶性消耗。

另外，如果对患者隐瞒真实病情，是不尊重患者知情同意权的表现。知情同意权是指患者有权获知自己的病情，并对医务人员所做的医疗方案有同意或拒绝的权利，知情同意权包括两方面内容，即知情权和同意权，向患者隐瞒坏消息就是侵犯了患者的知情权。知情同意权最早就是出现在医疗纠纷案件中，1957 年，患者索尔格控告自己的外科医生没有告知自己手术的风险，致使他术后瘫痪。法官裁决认为医生有告知患者治疗风险的责任，从此知情同意权作为患者的一种法定权利确定下来。根据我国相关法律规定，在沟通过程中医生应该履行告知患者病情的义务。

第三节　媒体传播与医患关系

在社会转型期的中国，日益紧张的医患关系导致的医患冲突甚至暴力伤医事件已经成为社会矛盾的主要表现形式之一。自 2002 年以来，中国医患关系经历了恶化、撕裂、流血升级，医患纠纷的发生频次平均每年上升 23%。尤其是 2005 年职业"医闹"出现后，一家医院平均每两周就会出现一件医患纠纷。据统计，2006 年全国医疗纠纷事件为 1.02 万件；2009 年上升为 1.64 万件；2010 年为 1.72 万件，较 5 年前增长 68.3%；2013 年进而增长到 7 万件；2014 年上升为 11.5 万件，2015 年全国医疗纠纷案件相比于 2014 年，增长了 10%，总体呈明显上升趋势。虽然 2016 年较之 2015 年下降了 6.7%，但全国医疗纠纷总量仍高达 10.07 万件。曾有媒体统计，我国每年有超过 1 万名医护人员因各种原因被患者家属打伤，医护人员成为医患关系恶化的直接受害者。

风险社会学家乌里尔希·贝克认为，风险是在定义社会的过程中建立起来的，[1] 并在公共讨论的传播中产生的。在众多的讨论者中，包括科学家、政治家、律师及大众媒体等，其中媒体在支持和放大爆发式叙事及引发公众恐惧方面扮演着重要角色。[2] 就医患关系而言，媒体对医患关系的报道不但影响了公众对医患关系的认知和解读，而且影响了公众对由此引发的社会风险的认知。在中国语境下，相当数量的公众并非通过个人体验，而是通过媒体报道完成对医生群体的建构以及对医患关系的认知。因而，研究媒体在构建医患关系中的作用更有价值，可帮助我们发现媒体在医患关系风险中扮演的角色及产生的影响，进而探寻媒体应如何促进良性医患关系的形成与发展。

① Beck. U. World risk society. Cambridge：Polity, 1999, p. 101.

② Beck. U. Risk society：towards a new modernity. London：Sage, 1992, p. 32.

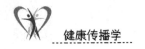

一、媒体对医患关系的建构及影响

大部分公众对医患关系整体情况的认知，主要是通过媒体所传播的相关信息。这些信息不仅左右着人们脑海中的医患图景，还可能影响到现实中的医患沟通行为。

大众传播具有一种为公众设置"议事日程"的功能，传媒的新闻报道和信息传达活动以赋予各种"议题"不同显著性的方式，影响着人们对周围世界的"大事"及其专业性的判断。① "新闻是人们了解世界的窗口"②，这表明，人们可以经由媒体的报道来了解新闻，获知信息。但是，"新闻不是反映现实的一面镜子。它是对世界的一种再现，而所有的再现都是选择性的"③。同样的事件，不同框架写出来的新闻会有完全不同的倾向性。框架就是对存在着什么、发生了什么和有什么意义这些问题进行选择、表现和强调时所使用的准则。④ 以医患纠纷报道为例，在早期的报道中，新闻传媒多将重点置于医疗腐败、医务工作者不作为的框架中。近年来，伴随伤医、杀医案件的频频爆发，媒体又将报道角度转向对医务工作者的同情以及对"职业医闹"的鞭挞。大众媒体作为社会公器，在涉及医患关系的报道中，除了传播信息与陈述观点，还在很大程度上主导了解释意义的主动权与话语权，实现了通过媒体再现、建构事实真相，从而引导受众对社会事件的认知。

媒体对医患关系认知的影响主要通过两种路径完成，一种是医疗广告，另一种就是媒体对医患事件的呈现。

作为媒体生存最主要的经济来源，广告之于媒体的重要性可见一斑。保健食品、医疗、药品广告近年来日益成为虚假广告"重灾区"。据国家食品药品监管总局对 2012年全年和 2013 年 1 月至 3 月期间全国 118 个省级电视频道、171 个地市级电视频道和 101 份报刊的监测数据，保健食品广告 90% 以上属于虚假违法广告。在老年人最喜闻乐见的电视节目中，各种医疗广告以种种方式轰炸着人们的神经，如宣称疗效神奇、治愈率达到多少……媒体在医患沟通的过程中扮演着调节医学、大众健康知识与社会成员认知之间关系的角色。通过媒体对治疗有效性的描述，患者对疾病的意见和感受发生了变化。长期置身于其中，公众无疑会提升自己对健康的期望值，因此，当真正有病去医院治疗时，会抱着治愈的想法，当最后结果不理想时，尤其是钱花了人也没留住的情况下，往往会发生医患冲突。

鉴于对医疗广告的规范已经纳入相关部门的整治范畴，这里我们重点讨论第二种情形——媒体对医患关系的呈现。

---

① 参见郭庆光《传播学教程》，中国人民大学出版社 2011 年版，第 194 页。

② 参见［美］盖伊·塔奇曼《做新闻》，麻争旗等译，华夏出版社 2008 年版，第 31 页。

③ 参见［美］迈克尔·舒德森《新闻社会学》，徐桂权译，华夏出版社 2010 年版，第 40 页。

④ 参见［美］托德·吉特林《新左派运动的媒介镜像》，张锐译，胡正荣校，华夏出版社 2007年版，第 6－7 页。

（一）传统媒体对医患事件的建构与呈现

学者杜克特（Duckett）和巴斯比（Busby）在风险的社会放大框架基础上提出了 SASA 模式（social attribution of social amplification），即风险通过社会放大站的作用放大或缩小。① 医患关系所牵涉的各方群体利益诉求不尽相同，政府和医院希望医患冲突和平解决，患者及社会公众希望实现和保障自己的健康权益。媒体作为利益相关者之一，通过报道不断强化了医患关系剑拔弩张的局面，而使医患关系变得更为复杂和有风险——媒体报道放大医患冲突，这种放大本身为紧张的医患关系增添新的风险，也就是说，大众媒体也许是医患关系隐含风险的一个社会归因。

有研究者对 2009—2011 年发生的 89 例医疗纠纷事件的报道进行分析，发现在权威专家鉴定意见之前就开始指责医生、同情患者的报道达 62 起，占 69%。② 在媒介报道过程中，医生和患者的媒介形象发生内在的转换，医生由于失语和消极应对，没能把握话语权，由传统意义上的强者变成媒介话语中"弱势群体"。③ 有学者认为，媒体运行规律决定了在医疗实践中媒体通常过分采用患者方面的采访，对医务人员采访省略或者不予采用。④ 因此，媒体失实报道不仅是新闻素养问题，还成为医患关系紧张的因素之一。媒体的失实报道不仅对受众了解医疗实践真实来龙去脉产生阻碍，影响受众对医疗行业和医务人员的信任，甚至还影响医务人员对自身职业形象和社会地位的怀疑，从而对医疗纠纷的处理产生消极影响。⑤

与上述观点不同，有研究者针对 2005—2013 年间 703 篇医患关系报道为做了研究，发现在《中国青年报》的医患关系报道中，患者的主体地位并未得到体现。消息来源中，来自患方的消息仅占总数的 7%，是医方消息来源的 1/4。另一项对《中国青年报》的研究也得出类似的结论：医方消息来源站 52.6%，患方占 5.3%，新闻媒体 21%，官员与学者专家占 15.8%，其他 5.3%。从中我们可以看到，医方占据了总消息来源的一半，而作为医患关系中另一个主要角色的"患方"所占比例很小，而那些合法的医协组织或各种民间机构的消息来源在报纸上几乎没有体现。除此之外，医协新闻媒体还用评论性的文章来表达自己的观点，并将其作为信息来源来报道，占比 1/5 左

---

① Dominic Duckett, Jerry Busby. Risk amplification as social attribution. Risk Management, vol. 15, issue. 2, 2013, pp. 132-153.

② 参见海绵《医患关系恶化：媒体报道失衡难辞其咎》，见网易新闻网：http://view.163.com/13/1030/11/9CEAV63C00012Q9L.html，2013 年 10 月 30 日。

③ 参见阳欣哲《我国医疗改革的媒体话语生产——对中央电视台新医改报道的个案研究》，复旦大学 2012 年博士学位论文，第 128–131 页。

④ 参见李颖彦、李东晓、王庭霖《论媒体在医患关系传播中的行为特征及角色定位》，载《新闻研究导刊》2015 年第 12 期，第 30–31 页。

⑤ 参见罗桂华《媒体失实报道对医患矛盾的影响》，载《医学社会学》2016 年第 4 期，第 57–58 页。

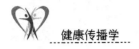

右。① 消息来源决定着医患双方在新闻报道中的话语权，患方消息来源的缺失正式其话语权和主体地位缺失的表现。报道主体上，医患双方的地位也极不平衡，以医方为主体的新闻是以患方为报道主体的3倍。②

在笔者搜索的相关论文中，大部分文献持媒体倾向于弱势公众的观点，也有部分文献认为媒体报道中更多援引医学专家、学者及政府的观点，较少以弱势患者作为消息来源。两种不同观点的出现，可能是样本选择的问题，也可能是其他问题导致的。但不可否认的是，文献中鲜有支持媒体不偏不倚、恪守新闻专业主义理念，客观公正地完成报道的。

在医患关系这一社会公共议题的舆论格局中，媒体舆论场专注于医患纠纷事件的事实传播，对事件之外的医疗群体的危机、患者的心绪变化等并不进行呈现；与媒体舆论场不同的是，民间舆论场为广大民众提供了发泄情绪的渠道，因此我们既可看到遭受伤害和医疗群体利益得不到保障的控诉，又可看到民众对医生或者患者的谴责与谩骂。此外各种冗杂、虚假信息，如对医患冲突的描述、不实的信息与医疗行为的误解等被传播，导致民间舆论对媒体舆论产生冲击，民间舆论场越来越成为社会公共议题的集散地，与媒体舆论场不断发生话语的摩擦和碰撞。

（二）社交媒体环境中的医患关系图景

紧张的医患关系已经成为一个严峻的社会问题，再加上各种媒体的追踪报道，医患关系也成了人们越来越热衷的话题，特别是以微博为代表的社交媒体的大肆报道，让个别医疗纠纷演变为极端的媒介事件。微博等社交媒体已经逐渐深入到人们的日常生活，其传播消息迅速及时，成为人们获取新闻资讯的重要渠道。社交媒体平台由于本身媒介性质的倾向，传播信息速度快且具有转发的功能，个别医患纠纷事件被迅速放大和传播，进而可能导致非理性的群体行为，让当前的医患状况变得更加紧张。

社交媒体上发布的医患信息内容通常是简短的，语言也没有经过严格的编辑与精炼，具有随意、零碎化的特点。网络言论具有匿名性，任何人都可以将自己的所思所想发布到网上，通常是依据一段简短的话语，或者一个表情、一张图片，具有随意性、间断性，把社交媒体作为个人宣泄内心情感的场所。但也有人利用网络言论匿名性的特点，故意发布虚假消息和煽动性言论，运用夸张的言辞，激烈的言语，以博得他人眼球，吸引别人关注，而其他网友往往不具备辨别信息真假的能力，进而导致盲目转发，疯狂跟帖和回帖，这些虚假的信息和过激的言论就会大范围扩散，带来巨大的破坏力，影响社会安定。

2014年12月20日，网友"@当维美不再唯美"在新浪微博上发布了一条标题为"西安一医院被曝医生手术台上玩自拍"的微博，图片大致意思是，病人还在手术室躺着，几个医生就开始玩起自拍。该微博被迅速传播，引来了网友的不满和热议。很多网友纷纷评论说，"当下的医生真是一点职业道德也没有""医生拿患者的生命开玩笑"

---

① 参见李嘉新、郑伟康、李盈《边缘的行走：传统媒体医患关系报道——以2013年〈中国青年报〉为例》，载《中国报业》2015年第5期，第41页。

② 参见江爱霞《〈中国青年报〉遗憾关系报道研究》，南昌大学2014年硕士学位论文。

等，这些令人痛心的评论，是网友对这件事的集体指责，一时成了舆论的主流。后来经过调查，主刀的主任医师郑晓菊流泪解释道一是因为手术很成功，所有医生都很高兴，二是要跟使用 10 年的老手术室进行最后的告别。于是，舆论的声音开始由痛斥和批评医生转向同情医生，有网友评论道"医生也是人啊，他们也有自己的感情"。随着我国医疗体制的改革再加上新媒体的快速发展，涉及医疗事件的报道一直是民众和媒体关注的焦点。一张未经核实的医生自拍图片随意发布网上，就能引起如此轩然大波，甚至上升到医患关系恶化层面，引起民众对医生的谴责和声讨。然经证实医生并非有意发自拍图片，漠视生命，泄露患者隐私，这时舆论的声音又开始反转。因此社交媒体上发布的信息大多短小、随意，如果未经核实就发布，可能会引起舆论的争议，造成严重的负面影响。

2014 年 12 月 20 日，山西广播电视台《都市快报》栏目官方微博发表了话题为"一说为快"的新闻并附带医生合影图片，配文为："本是严肃认真的手术，患者还躺在手术台上，医护人员们却摆起 POSE 自拍……"[1] 而这则消息也被搜狐视频、中国网络咨询台、《新闻晨报》《北京晚报》等多家媒体引用扩散。其中，中国网络咨询台官方微博称："手术室是医生争分夺秒救死扶伤的神圣之地，病人将延续生命的希望交付给医生，是基于对这些白衣天使最大的信任。"媒体众口一词地站在病人的角度对医生口诛笔伐，凭借网友的一张来源不明、事实不清的爆料图就先入为主地描绘了一群不负责任的医生和被晾在手术台上的可怜病人的故事。

社交媒体上的医患关系信息传播在传播方式上具有迅速、及时性特点，传统媒体发布信息往往经过严格的审核与层层把关才能将信息发布出去，因此从事情发生到信息发布已经经历了一个较长的审核时间段。以社交媒体为代表的新媒体没有严格的把关程序，进入门槛低，任何人都可以随时随地利用新媒体发布信息、观点和看法。另外，社交媒体具有开放性、互动性，经过社交媒体报道的某个事件，如果引起网友的关注，会迅速得到回复、评论以及转发，引起网友的热烈讨论，扩散的范围也越来越大。引起舆论热议的重大事件，往往也会带动传统媒体争相跟进报道，进一步挖掘事实真相，导致舆论向更大的风险和领域蔓延。

特别值得注意的是，随着新媒体技术的飞速发展，微博、微信等社交媒体的出现，医患双方的话语权会出现新的变化，新闻逆转可能会成为一种常态。一方面，随着患者的公众权利意识的增长及媒介素养的提高，利用社交媒介来维权的概率及可能性大为增加；另一方面，医生群体也在不断地做出努力，改变之前没时间也不屑发声的情况；而且随着伤医事件的不断出现和升级，医疗自媒体开始出现，医护人员开始抱团取暖，在社交媒体上开始发出强劲的声音。

① 参见忽文钊《网曝手术室医生自拍照 西安卫生局：已介入调查》，见网易新闻网：http：//news. 163. com/14/1221/21/AE13TPU200014AEE. html，2014 年 12 月 21 日。

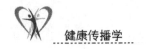

二、媒体失当呈现医患关系的原因和解决路径

（一）医患报道失当的表现及原因

在有关医疗纠纷事件的报道中，部分新闻媒体往往采用对抗性的新闻报道框架来构建新闻话语，在报道新闻时提出站在其中一方，通过选取失实、构建的隐喻以及关联信息等方式引发社会矛盾，激发读者对其中一方的想象和不满。大众媒体以报道"失常"为常，在涉及医疗纠纷事件的报道中，媒体往往会放大强弱对立关系的具体对立事件、新闻人物来引发受众恐慌，同时使得传统意义上的强弱群体因为社会舆论发生地位的严重倾斜。在以《中国青年报》为样本，选取事件为2001—2013年的162篇医患纠纷报道中，有学者发现，负面报道以99篇的数量占绝对优势，而正面报道仅占15篇。[①] 在涉及医患纠纷的事件中大多数报道以大篇幅、显著的位置、醒目的标题、辛辣的文字出现，并且带有明显的倾向性去指责医院、同情患者，以此造成轰动效应。这种对抗性的新闻报道框架对医方和患方之间的矛盾起到了推波助澜的作用。具体而言，这种失范有如下表现。

第一，无限放大极端个案，加重公众的戒备心理，为社会上"医生缺德""医生冷漠""医院黑心"等大众心理推波助澜，病患不断接受这种心理暗示后，难免会情绪崩溃，出现针对医生的极端暴力事件，造成恶性循环。

第二，医学专业知识有所欠缺，急于为事件定性，产生误导，进一步对公众心理带来不良影响。在"缝肛门""八毛门""录音门"等一系列影响较大的医患门事件中，媒体无知无畏和鲁莽浮躁的背后折射出新闻专业主义的缺失。

第三，客观公正全面的分析不足，流于表面，泛泛而谈。

第四，在医患纠纷报道中呈现医生或患者的片面之词，未给涉及的各方平等的话语空间，忽视了新闻报道的平衡性。作为记者有义务去认真核实真相，并在报道中给予相关方平等的表达权。

第五，为吸引眼球，制造噱头，跟风炒作，用耸动的词汇进行新闻报道，如"缝肛门""八毛门"等，刻意强调"十万预算，八毛治好"等，渲染了反差、紧张的氛围，加重了医患矛盾。

在报道医患议题时，媒体常常出现上述的失范行为，究其背后的原因，主要有以下3个方面。

1. 从市场竞争的角度而言

媒体作为市场参与者，在"眼球经济"的驱使之下故意制造骇人听闻的冲突性消息吸引读者的关注，以达到增加营收的目的。但这种新闻报道或新闻话题以社会冲突为"卖点"，夸大或故意遮蔽了部分事实，造成读者的误解，长此以往甚至形成对部分群

---

① 参见吴果中、周瑾靓《患者失语与平衡报道：医患冲突事件报道框架的实证分析》，载《湖南师范大学社会科学学报》2014年第3期，第140－144页。

体的"刻板印象"与"群体偏见"。

相对于医务人员的专业性而言,患者本身就处于被动地位,这一弱势群体的悲剧色彩是媒体新闻报道的重要来源。"在这个现有的文化水平下,最符合国情、最契合民众心理的策略就是对'弱势群体'的'人文关怀'。"① 处于转型期的中国社会,公众对于民生方面的关注度越来越高,激起了新闻媒体的职业敏感,坏消息的新闻价值要远高于正面信息。因此篇幅较大、较显著的位置,再加以辛辣的标题和文字描写吸引眼球,医患纠纷在媒体扭曲的凸透镜下愈演愈烈。②

媒体具有天生取悦失常的倾向,随着市场经济体制的逐步建立,市场经济的游戏规则、利益原则开始进入传媒业,迎合受众。一般而言,民粹主义有着鲜明的反市场倾向,但由于其强大的动员力量,却反而常常成为大众文化的重要依托,成为媒介企业的盈利工具。③ 民粹主义作为与精英主义相对立的存在,本能排斥拥有专业权威、掌握专业知识、受过专业训练的人。要求新闻业体现普通公众的联系,是民粹主义的核心。

2. 从媒介素养角度而言

在高强度的时间压力、稿件压力、道德舆论压力下的媒体人必须及时挖掘和传播资讯,真实、及时、新鲜、奇特、趣味才能吸引更多的关注。于是在可以多渠道获取信息的今天,争"奇"斗"新"就成了最后的武器,也间接导致了非理性报道。

3. 专业性缺失

新闻媒体之所以不约而同地出现大多倾向于患方的报道方式,除了新闻媒体对患者这一相对处于弱势一方的责任感,以及全社会对负面新闻产生的轰动效应不正常的追逐等原因外,掌握信息不对等导致的误解,也是造成新闻媒体报道失范的重要原因。一方面,由于医疗行业的专业性和医学信息的掌握门槛比较高,很少有记者能够充分掌握医疗行业的相关专业技术和具体的过程,这使得医疗过程当中存在的高风险性和复杂性很难被公众了解。媒体记者作为向受众传达消息的重要一环,自身对医疗专业知识理解的不完备和对医疗过程风险的不充分估计,也容易在获取医疗信息时出现偏差,这样一来媒体在对医患事件进行报道时就难以避免出现失实等问题。另一方面,由于涉及复杂的专业知识,很多医院在发生医疗事故或是医患纠纷时,难以具体明确地给出答复和解释;即便给出回应,往往也由于医疗诊治过程本身复杂多变的情况而遭到多方面的质疑。因此,在医疗纠纷事件中,医院方面常常采取消极应对的态度来面对媒体的质疑和拷问,不擅长处理此类问题的医院方面甚至会千方百计回避媒体的采访,这样反而更容易受到误解和不负责任的猜测。

新闻媒体在医患关系报道中不够客观直接导致了医患纠纷实践中的话语不平衡。医

① 参见陈力丹、杨击、王辰瑶《传媒该如何对待穷人向富豪求助事件》,载《新闻记者》2006年第3期,第37-40页。

② 参见李洋、李君《媒体凸透镜下医患关系报道的思考》,载《今传媒》2014年第3期,第129-130页。

③ 参见谢静《民粹主义:中国新闻场域的一种话语策略》,载《国际新闻界》2008年第3期,第33-36页。

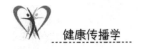

患关系中的不恰当报道不仅加深了医患双方的矛盾，同时也让很多医疗工作者对新闻媒体大失所望。新闻媒体在医患报道中应该多些理性判断和思考，巩固新闻媒体的专业性和公信力。

（二）解决医患报道失当的路径

和谐医患关系的构建需要政府、医院、患者和全社会的共同努力。媒体报道虽不是医患关系恶化的根本原因，但部分媒体的片面、错误或偏向性报道，在很大程度上对现今恶劣医患关系的形成起到了推波助澜的作用。构建和谐医患关系离不开新闻媒体尤其是主流媒体的高度配合和关注。

第一，有调查才有发言权，一切的新闻报道都要基于对事实的调查。在未调查清楚事件真相时，避免使用夸大其词、耸动的措辞，造成读者认知偏差和心理偏见；对于医患事件的报道，特别是医患极端案例的报道，不能流于表面，而要从现象到本质，冷静分析其背后的矛盾根源。涉及医患暴力、凶杀等流血事件，应当注意行文措辞，尽量避免冲击性、画面性的描述带来紧张、恐怖的气氛，评估报道的社会影响和可能会引发的社会舆论。

第二，平衡报道，兼听则明，要考虑到冲突的某方可能会通过弱势的姿态来绑架"民意"，通过"炒作"或者"医闹"的方式达成目的，而媒体的盲目跟风会有意无意地煽动情绪，对稳定和谐的医患关系带来不良的影响。同时，也不可过度受到"强势"一方话语的引导，而忽略其他的消息来源，在医患纠纷报道中，就出现了患者话语少于医生话语的情况。因此，媒体报道不可偏听一方，必须兼顾双方的话语权利，摒除刻板偏见和假设预判，坚持基于客观真实的理性的判断。新闻媒体决定在报道时采用哪些来源、引用谁说的话，例如，传媒业界人士、组织机构或个人，这样可以展示媒体的专业性或者展示事件的某一个特定角度或方面。[①] 具体到医患报道这个领域，媒体如何选择不同群体的声音和诉求，会在一定程度上决定医患关系的媒介景象。通过上述分析可知，媒体报道并未造成某一群体的失语或者妖魔化的现象，对于医患关系的高度关注，以及医患关系改善的评论探讨，彰显了媒体在公众健康传播中的社会责任。但在同时，新闻不能被简单地理解为事实的镜子，而是要通过其强调和寻找社会进步中的种种问题。[②] 媒体报道代表了新闻消费者的社会关系，记者不仅应该成为公众的信息管道，更应该找到问题、提醒相关风险或利益承担者以及找出潜在解决方法。[③]

第三，应当提升媒介素养和职业精神，对于涉及医学专业术语和医学知识的部分，应

① Zoch L M, Molleda J C. Building a theoretical model of media relations using framing, information subsidies, and agenda building//Botan C H, Hazleton V. Public relations theory Ⅱ. NJ: Lawrence Erlbaum Associates, 2006, pp. 279-309 .

② Daniel C, Hallin Charles L, Briggs. Transcending the medical /media opposition in research on news coverage of health and medicine media. Culture & Society, vol. 37, 2015, pp. 85-100.

③ Boykoff M T. From convergence to contention: United States mass media representations of anthropogenic climate change science. Transactions of the Institute for British Geographers, vol. 32, 2007, pp. 477-489.

及时加强学习，提升专业水平，避免在报道中混淆事实、错报漏报和错误引导舆论；对于市场商业利益的驱动和经济环境的影响，媒体从业者特别是都市报的记者应当坚守职业操守，在追逐经济效益的同时，要承担社会责任，兼顾社会公共利益，做到理性传播。

第四节 医患关系失范的原因和对策

一、医患纠纷及其成因

不论是伦理还是法律界限被破坏，医生与患者之间都可能会产生纠纷。广义的医患纠纷是指包括一切医疗及其人员在医疗服务过程中的，由于各种原因导致与就诊者（包括患者及其家属、健康体检者）之间的民事纠纷；主要是指患者对医方所提供的服务不满意而与医方发生的各种争执。[①] 狭义的医患纠纷是指在以患者为中心的医疗实践活动中，患方与医方意见不一致而引发的矛盾。医患纠纷是医患关系的重要表现方式之一，其定义还牵涉医患关系的属性，涉及不同的层面，如法律、社会心理等内容。"医患纠纷"在现实中常常和"医疗纠纷"同义，但两者会因"医疗"的范围界定不同而有所区别。

国外对医患纠纷的研究上主要分为两个大方向，即对医患纠纷的形成与医患沟通框架的研究。首先，就医患纠纷的形成上看，国外医患纠纷的理论研究中，最著名的是塔尔科特·帕森斯（Talcott Parsons）于 1951 年提出的医患社会角色理论，托马斯·萨斯（Thomas Szasz）和马克·霍伦德（Marc Hollender）于 1956 年提出的 3 种医患关系模式；以及海斯－包蒂斯塔（Hayes-Bautista）、大卫（E. David）和卡塞尔（Cassell）的医患交流与沟通理论，赫曼福兰（Herman Folland）的基于信息不对称研究等。此外，国外学者基于大量分析总结出医患沟通的几种框架，主要有 E4 框架（E4 model）、三功能框架（three function model brown interview checklist）、SEGUE 框架（SEGUE framework）、卡尔加里—剑桥观察指南（the calgary-cambridge observation guide）、以患者为中心的临床策略（patient-centered clinical method）、四习惯框架（four-habits Model）及 macy 框架（macy model）。[②③]

不同于国外对医患沟通进行的体系化研究，国内的研究更多地聚焦到医患矛盾中的某个细节，从多种角度切入进行细致深入的研究。有的医疗机构在临床实践工作中实施

---

① 参见乐虹《当代医患关系及纠纷防控新思维》，科学出版社 2011 年版。

② Makoul G. Essential elements of communication in medical encounters: the Kalamazoo consensus statement. Academic Medicine, vol. 76, 2001, pp. 390-393.

③ Kurtz S M. Doctor-patient communication: principles and practices. Canadian Journal of Neurological Sciences, vol. 29, 2002, pp. 523-529.

自我表露，医护人员与患者双方自我表露的过程可以促进双方之间的沟通，在避免潜在冲突、增进医（护）患信任的基础上，能够深入地了解患者的生理、心理及社会问题从而探寻解决问题的方法，以实现"以病人为中心"的个性化医疗服务，不仅有利于医疗护理工作的开展，同时还具有治疗及辅助治疗的重要作用，在一定程度上也有助于促进医护人员自身的身心健康。影响医患双方有效沟通既有其内在的机理因素，更有复杂的外在因素。体制缺陷、信任危机、媒体报道及医患关系物化等外在因素，都为医患双方实现有效沟通设置了层层障碍。① 具体来说，国内的研究主要包含了对医患双方对抗行为的表现、产生对抗行为的原因、处理纠纷的方式以及对医患沟通效果的评估与检测研究。

大多数医疗纠纷并非因医疗技术水平、医疗质量引起，而是由于医患双方缺乏有效的理解和沟通。医患纠纷的起因主要从不同的主体和环境进行了分析和概括，主要包括医院和医务人员的原因、患者或家属的原因等方面。存在的现象有"医闹"群体的从中作梗促进冲突快速升级；一些职业道德低下的律师和法医为冲突升级推波助澜；失实的媒体炒作为医患冲突升级提供了社会舆论支持；闹者多得的先例刺激了患方将事件闹大的心理；以及医院方面对医患纠纷的不当应对，一些医院采取相应的"闹大"途径去报复对方。

医生和患者既有的认知模式、认识事物的角度、所处情景存在不同，造成医患之间对诊疗过程中同一事物认知产生差异与冲突。医患认知冲突如果处置不当，就会产生消极影响。

有学者从内部和外部划分了国内医患关系紧张的原因，从内部来看医生在面对医疗风险时存在自我保护意识，而且个人技术能力有限，同时医生个人的医德医风远未达到社会主义核心价值观的要求。② 从患者的角度来看，随着中国国民教育水平的整体提高，患者的维权意识增强，对医疗效果怀有较高的期待，但是又缺乏对医学知识的正确认知。陈雯桦和匡莉在2011年进行的问卷调查发现，患者认为导致医患沟通不善的主要因素分别是医患不信任、医生态度不好和医患信息不对称。③ 袁伟伟等在2013年进行的调查发现医患双方需求不一致，知情同意制度不完善对和谐的医患关系同样有害。④ 从社会外部环境来说，我国医疗体系尚未发展完善，各种医疗卫生资源分配不均，医疗保障制度不健全。新闻媒体工作者对相关事件的不实报道同样有损医患之间的信任。

综上分析，医患矛盾的原因有社会转型、体制变革、道德失范、利益冲突等，但就

① 参见纪永章、陈家应、胡晓翔《医患沟通理论的研究现状与进展》，载《中国医院管理》2014年第9期，第78-80页。

② 参见李正关、冷明祥《医患关系研究进展综述》，载《中国医院管理》2009年第3期，第40-43页。

③ 参见陈雯桦、匡莉《医患沟通满意度影响因素研究》，载《中国医学伦理学》2011年第4期，第513-514页。

④ 参见袁伟伟、旋妮玲、陈志红《我国医患沟通面临的困境及对策》，载《医学与社会》2011年第6期，第26-28页。

其实质而言，则是信任危机。医患之间缺乏互信互动的直接表现是双方不能实现直接有效的沟通。资料表明，大量纠纷所涉及的事件并不构成医疗事故、医疗差错，或者根本不存在医疗责任，而是缺乏医患沟通造成的。费德曼（Federman）等人提出患者与医生的既往治疗经验，以及在医疗保健治疗过程中让患者参与对他们的治疗效果有重大影响。[1]正如西贝尔（Sieber）和卡普兰（Kaplan）指出的那样，纳入患者的偏好和意见对医患双方共同决策进行诊疗至关重要，医患双方的互相信任可以降低患者回避治疗，不接受医生建议的概率。[2]艾德勒（Adler）和罗伯茨（Robertso）发现，医疗患者接受更多的积极（联合）医师沟通行为不仅报告了更高的满意度，而且还会更加肯定医生的能力。如怀恩菲尔德和汉森（Winefield & Chur-Hansen）所指出的，医患关系对患者健康行为和结果的影响也凸显出需要为从业者开发有效的教学沟通技巧方法，以及客观评价这些教学方法的有效性。[3]这些发现与菲谢拉（Fiscella）等人的发现一致，他们的经验研究证实，医师积极地探索患者的过往病史以及更长的咨询时间可以获得患者更多的信任。[4]谢和孔的研究表明，医生的能力、专业性以及医患双方在治疗中设定的共同目标与既定合作模式能够增强医患双方的相互信任。

总之，医患关系就是医方与患方之间的关系，是医者为达到消除患者疾病，促进患者健康的目的而建立起来的一种特殊人际关系。所以，医患关系中蕴含着技术性的和非技术性的两个方面。医患关系的技术性方面是指医患双方与医疗手段实施之间有关的互动关系。而非技术性方面是指医患双方在彼此交往中的社会、心理、伦理方面的关系。所以，医患关系既是一种伦理道德关系，也是一种法律关系。[5]具体到目前的中国社会，我们可从技术层面与非技术层面做出概括和总结。

（一）技术层面：从医学诊断和治疗的复杂层面来看

医学是一门涉及生物、心理、社会和环境等几大学科领域的复杂综合学科。它所面临的东西要比已知的东西多，如前所未有的生物体所致的新病种（如2003年的"非典"，近几年在南美洲首先发现的寨卡病毒性疾病等）都会不时地光顾人类。同时，从患者群的每一位个体来说，身体和心理方面都没有完全相同者，他们在患病后身体的病理表现形式和心理状态都可能会存在着某种个体差异，从而其治疗处理方式也会相应地有所差别。许多外伤病人受到的外伤方式和部位多种多样，往往难以雷同和重复，其治

① Federman A D, Cook E F, Phillips R S, et al. Intention to discontinue care among primary care patients. Journal of General Internal Medicine, vol. 16, 2001, pp. 668-674.

② Sieber W J, Kaplan R M. Informed adherence: the need for shared medical decision making. Controlled Clinical Trials, vol. 21, 2000, pp. 5233 – 5240.

③ Winefield H R, Chur-Hansen A. Evaluating the outcome of communication skill teaching for entry-level medical students: does knowledge of empathy increase? . Medical Education, vol. 34, 2000, pp. 90-94.

④ Fiscella K, Meldrum S, Franks P, et al. Patient trust. medical care. vol. 42 (11), 2004, pp. 1049-1055. http://dx.doi.org/10.1097/00005650-200411000-00003.

⑤ 参见王静、何忠正《加强医患沟通，协调医患关系的必要性及策略分析》，载《中国医院》2005年第3期，第47－49页。

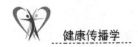

疗方式也会因人而异。另外，患者患有多种疾病的疑难复杂性；危重患者突发的脏器急性衰竭所处时段和干预时机的不同趋向性和时效性；手术过程中出现的情形与术前诊断相佐时，其临时评估的精准性和处置的恰当性，都有可能直接影响到最终的治疗效果，甚至不排除酿成医疗事故而出现医疗纠纷。此类现象屡见不鲜。据报道，美国一年发生医疗事故造成患者死亡者竟有 4 万～10 万，在德国一年也有近 10 万起的医疗事故，[①] 只是因为他们有较严格的医疗法律规程和较完善的医疗保险赔偿制度等，才没有酿成大的医患冲突等社会问题。

（二）非技术层面：从宏观的医疗体制到微观的医患沟通

1. 从宏观体制机制和现实状况来看

我国现有 13000 多所公立医院，都是由国家或地方政府所辖的"事业性单位"，其形式上属公益Ⅱ类，仍在计划体制下吃"财政饭"，体现其公益事业属性。遗憾的是，从近几年的统计情况来看，政府财政拨款还不到公立医院成本支出的 10%，剩下的 90% 左右的经费都需要各医院自己去"各显神通"。这导致各科室几乎都有创收任务和指标，造成高端设备和仪器过度滥用，药品尤其是进口昂贵药品的过度使用，"看病贵"成为一种常态。医院的公益性完全无法体现。此外，分级分类诊疗机制尚未形成，家庭医生签约目前也只是流于形式，导致大病小病不分轻重缓急都习惯于往大医院去拥挤，"看病难"现象十分突出。大医院医生每日不堪重负，患者也常遭遇排队排了大半天、与医生交流只有短短几分钟的情形。

2. 从法律和道德的层面来看

法律是约束人们社会行为的一条底线准则，但却无法规定人们的精神风范必须高尚。患者期待的是职业操守高洁、医疗道德高尚且医术精湛的白衣天使，但目前我们所遭遇的往往是为维护自己权益、遵法守法的医生：手术前把可能出现的，甚至根本难以出现的后果都包罗无遗地以"协议"签字形式，让患方"知情同意"；遵"循证医学"之要则尽可能利用医疗设备去得到确认，或者在病人尚未完全叙述病史前，就开完各种清单让病人去接受"高档"仪器设备的检查。最后取结果，找医生询问结论，开药治疗。其流程从"法"的层面上来说无可厚非，然而从医生的职业操守范畴来讲少了点"温情"。看"病"不看"人"，不与患者进行关爱性交流，仅是从"法"的层面上，直接把患者推向各种"冰冷的"仪器。

3. 从医疗费用的社会（含政府）与个人支付层面来看

我国目前实行的是低水平、广覆盖的"人人享有初级卫生保健"，不同的对象和人群，其获得支付的医疗费用比例，还具有很大差异（低的只有不到 40%，高的可达 80%，且外加单位或系统的大病互助，接近于免费医疗），尤其是对生活水平还不太高的群体来说，一旦患大病重病后，可能影响到全家的生计。据不完全统计，我国现有贫困人口中，因病致贫者占绝大多数。对许多城乡低收入人群来说，支付成本太高，容易出现所谓的"人财两空"。在这种情况下，当医疗过程中存在某种瑕疵或缺陷，或医方

---

① 参见王锦帆《医患沟通》，人民卫生出版社 2013 年版，第 14－16 页。

未能及时沟通和补救时，极易发生医患冲突。

4. 从文化角度来看

社会背景和文化因素也是影响医患关系的重要因素之一。如对于患者"死"在医院的这个事实本身，就有不同的判断和认知。许多国家的人们公认，医院应是每个生物属性的"人"来到和离开这个世界的神圣的地方，人"死"在医院是天经地义的，是"寿终正寝"，但在个别国人中还残存着一种十分强烈的偏执意识，认为出钱到医院治病，就不应该"人财两空"，否则就是医院和医生的责任，这一观念在少数人心目中还是根深蒂固的。再如，我们医方对"死"和"死者"的认识，也还缺乏一种必要的敬畏感。许多西方国家医学院校在让学生进行"解剖"见习前，都组织学生对"尸体"举行肃穆敬礼仪式，以示感恩和尊重；如患者不治，在"死者"遗体被送到太平间之前，所有值班人员都要自觉地放下手中工作，站在走廊两旁，低头恭送"死者"进入所谓"天国"，以示敬重。而在我国个别医生对抢救无效"死亡"的患者竟毫不注意在场家属亲友的感受，十分冷漠地催促其快快抬送太平间。

5. 从医患双方沟通的层面来看

人际沟通是人们相互之间加强了解、增强理解的重要渠道，医患双方进行良好沟通，既是医生详细了解患者病情及其状况的过程，也是患者通过医生增进对自己病情深入了解的不可或缺的途径。很难设想两个不曾进行畅通交流的医患双方关系能够融洽。一般认为，良好的医患沟通形式虽然多种多样，但沟通中的态度和技巧却是是否有效的关键。从许多典型案例来看，不少医患关系紧张或医患冲突，往往是医患双方在沟通中缺少上述两要素而滋生的（据报道，这占比高达48%～50%）。

6. 从社会综合治理和医院管理层面来看

不同于普通的事业单位，医院是涉及人命关天的公共事业服务特殊单位。前些年，有关部门未能高度重视医院这个特殊人员密集区域的及时跟进管理，酿成多种形式的"医闹"现象令人触目惊心，既极大地伤害了医务工作者的职业积极性和自信心，也造成了极大的社会负面影响。

另外，社会舆论监督和管控，也是我们社会综合治疗不可忽视的环节，前些年的许多事实让我们不得不加以警醒。据有关部门统计，前些年对卫生的宣传报道，正面宣传者不到10%，剩下90%左右都是在某时段的医患冲突的负面报道，几乎让所有医务人员置于风口浪尖上而受法律和道德的鞭挞和"炙烤"。更让社会上许多不明就里的普通民众，有意无意把医院和医生放到了自己情感上的对立面，可以说，这对医患冲突的升级起到了火上浇油、推波助澜的作用（如徐州的"丢肾门事件"）。

二、缓解医患矛盾和解决医患纠纷的对策

（一）医患关系失范的防范性对策

1. 建立健全医疗体制

一是建立健全大病医疗保障和医疗风险补偿机制，从侧面解决患者对医疗费用的顾

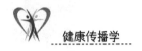

虑；二是破除"以药养医"的机制，规范各种诊断程序；三是完善医疗纠纷司法鉴定。建立以司法鉴定机构为主体，医患双方为客体的鉴定体制，保持鉴定工作的公正、公平及中立性。

2. 注重医疗卫生事业的公益性

国家必须加强对医疗卫生事业的支持力度，要加大资金投入，一方面改善医疗卫生事业的硬件环境，提高基层医护人员的待遇破除"以药养医"的机制；另一方面减轻患者治疗负担，使病者有所医，充分体现出医疗卫生事业的公益性。

3. 呼吁规范媒体的职业操守，加强与媒体的沟通和联系

作为媒体工作者或者是"意见领袖"，应该做到报道实事求是，不以偏概全，同时在报道中保持中立态度，防止影响人们对客观事实的正确认识。遇到医疗纠纷时，应考虑其原因复杂性，科学报道，正确引导，促进构建和谐的医患关系。

4. 加强医患间沟通协作，重塑医患关系

随着社会的发展，人们的维权意识逐渐加强，加强医患间的沟通，医生对患者应该"透明"，并实行"知情认同"制度，降低不确定的危险性。良好的沟通及医患双方的对等关系能有效维护医患双方的权利。新型医学模式要求医疗服务必须以患者为中心，这不仅要重视疾病对躯体健康造成的损害，还要重视对精神健康造成的危害。

总之，在疾病面前，医患双方应该相互鼓励，共同协作，彼此信任，以换位思考的方式处理期间可能发生任何问题。与此同时，媒体应该实事求是，帮助消除医患之间的误会，促进和谐医患关系的建立。

（二）医患关系失范后的处置与评估

对医患纠纷的化解和处置主要途径包括6类：医患双方的直接对话解决，卫生部门作为幕后组织主导的调解，司法行政部门作为幕后组织主导的调解，社会组织的调解，以商业组织（尤其是保险公司）主导的调解，通过司法诉讼来化解和处置冲突。其中，除了医患双方的直接对话和司法诉讼之外，其余的调解往往是多个组织或主体以某种方式共同致力于纠纷的化解过程。而从研究的视角上则有医学、法学、伦理学、管理学、社会医学与卫生事业管理、媒体管理与企业管理、经济学，以及动力学等。

目前，在对医患沟通的评估和检测方面，很多国外学者都做了相关研究。但尚无对患者有效倾听能力相关评价工具的研究，而我国有关有效倾听测评的研究报道较少。有效的评估和监测手段对于促进"以病人为中心"的医患沟通的实施有巨大的推动作用。但是，沟通是医务人员和病人一对一的行为，沟通内容和沟通过程都难以量化。此外，医患沟通还会受到多方面因素的影响，对建立有效的评估和监测机制就面临很大的挑战。有学者曾提出对医患沟通的测量应集中在内容上，医疗机构是否满足病人最主要的需求就是在沟通内容上对医患沟通评估的一个方面。

当然还有许多学者结合其他理论对医患纠纷展开跨学科的研究，如王雄伟、武承淑（2014）基于博弈论对医患双方的角色进行了探究，发现医生对患者展开治疗的过程也是医患双方进行博弈的过程，媒体对医疗事件的报道取向引导着社会认知的方向。媒体的报道失实，使公众与医生互相产生误解。医患之间的博弈贯穿于患者治疗的始终，从

社会认同博弈（媒体污名化）到医疗中行为博弈（知情同意，技术与公共性）再到发生医疗事故后两者协商中的博弈。

（三）改善医患互动的尝试：第三方平台的介入

通过引入第三方平台作为医患双方沟通的桥梁，承担起医患双方传播与解释的桥梁，能够对改善医患双方的认知、态度与沟通起到积极作用。这方面有不少值得借鉴的正面案例。

中南大学湘雅医院构建了"医疗—心理—律师"医疗风险防范谈话告知体系，谈话过程全程录音录像。患者家属可以提前了解诊疗过程中存在的风险，医生也能够在没有顾虑的前提下抢救病人。近3年来，湘雅医院累计实施特约谈话4700余起，在高危人群里面，医疗纠纷发生率为零。该院实施"非医疗服务"湘雅模式，专门成立病友中心，院前实行集中预约、院中安排志愿者导诊、院后引入第三方满意度评价，不仅为患者提供便捷、人性化的服务，也提升了医院的管理效率。近几年来，住院患者满意度稳定在93%～95%。

中南大学湘雅二医院成立投诉接待中心，在就诊高峰期设立流动投诉站，方便患者随时"吐槽"。各个科室、病区都设立了一名联络员，专门对接投诉中心为患者答疑解惑，对于事实清楚的一般投诉事项，24小时内就能处理反馈。

望城区的医患纠纷调解中心是在医患纠纷预防处置领导小组基础上成立的，选聘了5名具有基层调解经验，并拥有医学技术和法律知识的专业人员为专职调解员，采取"背靠背"工作方法，分头与患者家属、医院做工作，避免了双方对立争吵，从而实事求是地拿出调解方案。同时，望城区还建立由区乡（镇）两级政府、卫生部门、政法部门、商业保险机构、社会救助机构参与的多方协作机制。纠纷发生后，做到"五个一"，即有关单位第一时间报告、医调中心第一时间进驻现场，相关部门第一时间将患者带入专门调解场所，医调中心第一时间找准矛盾焦点、第一时间拿出解决方案。5年来，该中心累计受理医患纠纷案件317起，调解成功率达90.5%，所调纠纷无一起上访。

广东省也在2011年成立了广东和谐医患纠纷人民调解委员会（以下简称"广东医调委"），并于2013年出台《广东省医疗纠纷预防与处理办法》，明确鼓励各地市成立第三方的医调组织，进一步明确医调委的重要性。广东省医调委共建立医调组织43个，现拥有一支200多人的热心医患纠纷人民调解事业、懂法律、医学和心理学专业知识的专职人民调解员队伍，并且依托广东省医学会和广东省律师协会，建立了由2000多名具有副主任以上高级职称的医学专家和法学专家组成的专家库。截至2017年6月末，广东医调委接到医患纠纷报案11060件，正式受理医患纠纷案件9332件，应急现场处理"医闹"案件1298件，经劝导近100%进入调解及法律程序。

医调委拥有一套系统科学的调解流程，当医患纠纷发生时，首先由患者或者医方提出调解申请，将两者之间的矛盾转向医调委。然后，医调委及分支机构审查决定是否受理，不受理的纠纷建议转其他法律途径解决。纠纷一旦受理，则确定调解员、医学专家、法律专家等，通过调研、取证、双方沟通进行调查取证。接着，通过一个特有的评

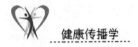

鉴体系，对医患纠纷的案件进行定性定责，进行补损，给双方一个独立的、中立的第三方评价体系，使双方在体系中得以明确责任及最后赔偿金额的大小，保险公司根据专家的评鉴结果提供相应赔偿。在这一过程中，医患双方各自陈述事实和意见，由调解员、专家分析案情并对双方进行疏导。若是调解成功，则签署人民调解协议，由医调委监督执行并回访结案，若是当事人反悔或调解失败则遵循其他的法律途径解决。

特别注意的是，每一单医患纠纷案例必须有两个调解员全程参加，相互监督。调解员一旦收取红包，马上会被开除。在整一套调解过程中，有医患双方、调解员、专家共同参与，共同分析，共同沟通，减少双方由于知识、信息不对称造成的沟通障碍。

医调委调解当中特有的评鉴体系，通过建立医学与法律专家共同认证医患纠纷案件、医院事故过错与过失，对医疗纠纷进行一个充分的法律与医学认证。全过程有媒体的全程监督，这种监督的透明度最大可达到全程录像，任何媒体在获得当事人同意后都可以参加，不设限制。参与评鉴会的专家主要是与病种相关的专家，并且专家的名单在当天才公布，确保专家不会与当事人事先私下接触。

通过专家评鉴会，医调委建立了一个公开公平、独立客观的评价体系；同时引入监督体系，使每一个案件，都有事实基础，都有客观依据，医患双方都合情合理。所以在这个体系下，能较好保证医患双方进行沟通。目前，广东省案件全部集中到省医调委，相比于地方的机构，医调委具有的特点是专业支持。大案集中在省医调委，专家库提供专业支撑，这是其他各地无法比拟的。目前医调委正在逐步引入公民评鉴员制度，向社会招聘评鉴员，参与调节过程，形成第四方的监督体系。

表7.1　第三方介入医患纠纷两种处理方式的比较

共性	第三方专业人员的介入，听取医患双方意见。重沟通，以调解员为中介推动医患及时沟通。全方位，调节过程公开透明，中和多方意见。重反馈，积极调解监测协议执行与满意程度	
	湖南	广东
差异	院室"联络员"＋基层"调解员"模式，联络员预答疑，调解员解矛盾	"医学专家"＋"法学专家"模式，医学专家判责任，法律专家判处罚
	调节过程一对一，调解员与患者和医生分别进行独立调节	调节中，由两个调解员共同处理一项纠纷，调节过程内部监督，共同调节
	舆情预判体系，多方协作机制，政府机构与社会组织积极参与到医疗舆情监测、纠纷处理的过程中	对医疗纠纷的判断与处理，依靠患者或医生处发起申诉
	开通第三方调节满意度测评体系，监督调节效果	纠纷回访制度，监测调节执行力度
	医疗风险预沟通，为患者普及健康知识与诊疗风险，降低患者期望值	引入媒体，经患者同意后可公开调节过程，对医调委的调节过程进行社会监督
	—	不同阶段采取不同的共同策略，诊疗前中后期采取不同的沟通策略

由表7.1中的举措可以看出，正向的医患关系得益于搭建医患沟通的桥梁，使双方信息沟通尽可能对称。在这个过程中，第三方调解平台有不可替代的作用，第三方平台能弥补医疗资源紧缺下医院缺位的有效沟通，汇集"懂法律、懂医学、懂调解"的复合型人才，保证调解的专业性与科学性，也能提高调解的透明度以及公信度。

【案例分析】

"肾消失"事件折射出的医患关系困境

2015年6月12日，刘永伟开着拖拉机去田里，途中发生车祸，受了重伤，被送到当地的皖北医院住了8天。由于治疗效果不佳，6月19日，刘永伟被转到徐州医学院附属医院，医生诊断后发现，刘永伟的右肾等器官在车祸中被挤到胸腔里了，必须立即手术，把器官复位。由于情况紧急，胸外科副主任医师胡波赶到现场，并在第二天上午，由他主刀进行手术。手术后，刘永伟在山东省立医院检查显示，右肾未见确切显示。9月，刘永伟到南京军区总医院做了腹部B超，检查报告显示"右肾缺失"。据刘永伟说，去了七八家医院检查都是这样结果，他怀疑是医生胡波把自己的肾"拿掉

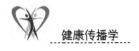

了"。

在调解不成的情况下，刘永伟通过一位老同学的介绍，结识了一名安徽媒体的记者。2016 年 5 月 5 日，安徽《新安晚报》以《我的右肾去哪了》为题，报道了刘永伟右肾离奇失踪的消息。"术后右肾失踪"事件迅速在网络上发酵。此事见报后，被另外一些媒体以《男子手术后右肾消失，医生称瞬间萎缩了》为题再次进行报道，引起社会舆论的轩然大波。

2016 年 5 月 10 日晚，徐州卫计委公布了"肾失踪"事件的最终调查结果：经过综合第三方检查结果和专家组意见，"刘永伟术后右肾存在，目前呈现为外伤性移位、变形、萎缩"。

作为刘永伟的主治医生，徐州医学院附属医院胡波医生一直处在舆论的风口浪尖上，他觉得自己救了刘永伟的命，却遭对方"反咬一口"，难以释怀。个别媒体不负责任的报道，更是让人愤怒。胡波准备以个人名义起诉《新安晚报》，他表示，维权不仅是为他自己，也为了这个行业，希望能对同行产生正能量的影响。①

做了一个胸腔手术，自己的右肾却"失踪"了，刘永伟因此对当事医院产生强烈质疑，自然可以理解。而徐州医学院附属医院并无过错却蒙受了不白之冤，尤其是此事经媒体报道后承受着巨大的舆论压力，其委屈和窝火亦不难想象。

由于医疗专业性强而导致的信息不对称，使得一些患者对医院、医生产生不信任感。刘永伟发现右肾"消失"后，曾多次找到徐州医学院附属医院，医院也给他做了解释，内容与现在南京军区总医院的检查报告基本上一致：手术后右肾依然存在；现在右肾消失可能是变形、萎缩了。但刘永伟不相信医院的解释，执拗地走上了漫长的"寻肾"之旅，辗转于各个部门讨说法。

实际上，现实中很多医患纠纷，是因为这样的误解、不信任引起的。医疗专业性强是一方面，另一方面是民众普遍缺少医疗常识。譬如，很多人猜测刘永伟的右肾在手术时被误摘了，殊不知，当时做的就是右肾复位手术，不大可能把肾误摘。再譬如，社会上流传着一种很惊讶的说法：有的医院偷摘病人的肾拿去卖钱。有点医疗常识的人应该知道，肾移植的配型复杂而严格，难度极高，且肾在体外存活时间很短。临时偷肾并立即移植给另一个病人，目前还没有哪家医院有如此高超的医术。如果大家有这样的医疗常识，就不会对刘永伟的"肾消失"胡乱猜测；如果大家的医疗常识多一些，对医院和医生更信任一些，很多医疗纠纷就可以避免。

有些媒体在报道医疗纠纷事件时，偏听偏信，客观上对恶化医患关系推波助澜。在这起"肾消失"事件中，个别媒体的报道不仅极为片面，而且带有强烈的暗示。其实，记者只要采访一下当事医院，就可将报道写得客观公正一些；只要查询一下相关医疗知识，就不会有那么多主观臆断。

医疗纠纷的解决机制不健全，往往使得小事闹成大事，"小闹小解决，大闹好解决，不闹不解决"现象依然存在。刘永伟曾辗转于各个部门讨说法，但屡屡遭受"被

①　马喆：《"丢肾"事件当事医生欲起诉最初报道媒体：称救人命却遭反咬》，见澎湃网：https：//www. thepaper. cn/newsDetail_ forward_ 1478765，2016 年 6 月 4 日。

踢皮球"的待遇。后来他求助于媒体，而媒体的片面报道给这起医疗纠纷火上浇油。事情终于"闹大"了，才引起有关方面的重视，才有了第三方医疗机构的鉴定。为什么不早点重视、早做鉴定呢? 为什么早已建立的医疗纠纷解决机制，没能及时解决这起医疗纠纷呢?

这起"肾消失"事件，是我国医患关系的一个缩影，从中不难窥见造成医疗纠纷多发、医患关系紧张的深层次矛盾。[①]

【知识点回顾】

(1) 目前关于医患关系性质和定义的研究主要集中在三个方面: 一是社会学领域的学者从社会制度、医疗体制、文化特征等层面对医患关系的理解与论证，二是法学领域的学者从法律层面对医方和患方的权利、义务及行为进行阐释和界定，三是医务工作者、医学研究者和相关领域学者从医学伦理和技术层面对医患关系进行的反思和矫正。

(2) 影响医患关系的因素有技术层面和非技术层面，其中非技术层面的因素包含了从宏观的医疗体制、法律道德、文化等因素，也包含了微观的个体因素如医患沟通等因素。

(3) 为防止医患关系失范，我们必须要: 建立健全医疗体制; 注重医疗卫生事业的公益性; 呼吁规范媒体的职业操守，加强与媒体的沟通和联系; 加强医患间沟通协作，重塑医患关系。

(4) 在有关医疗纠纷事件的报道中，部分新闻媒体往往采用对抗性的新闻报道框架来构建新闻话语，在报道新闻时提出站在其中一方，通过选取的失实、构建的隐喻以及关联信息等方式引发社会矛盾，激发读者对其中一方的想象和不满。究其原因，可从经济方面、专业性方面及媒介素养三个方面去理解。

(5) 医患沟通的主要影响因素有: 医务人员对医患沟通重要性认识不够，医务人员人文素养、沟通技巧的缺乏，医学的特殊性，患者的知识水平，患者的情绪状态，患者的心理社会因素等。

(6) 沟通障碍有三种类型: 个人障碍、物理障碍和语义障碍。

(7) 医患沟通的有效性评估主要包括医生—患者沟通的认知效用、行为效用、情感效用和健康效用。认知效用主要表现为患者对医患沟通的满意度，情感效用主要表现在对患者的心理影响方面，健康效用则体现了医患沟通的长期影响。

【思考题】

(1) 如何从社会学层面、法学层面及医学伦理和技术的层面来理解医患关系?
(2) 影响医患关系的因素有哪些?

---

① 晏扬:《肾萎缩事件是医患关系的缩影》，见人民网: http://opinion.people.com.cn/GB/n1/2016/0512/c1003-28344835.html，2016年5月12日。

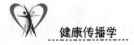

（3）媒体传播对医患关系的影响路径有哪些？

（4）媒体报道医疗纠纷事件失范的具体表现及原因有哪些？

（5）影响医患沟通的主要因素有哪些？

（6）如何评估医患沟通的有效性？

（7）新媒体环境中，媒体是医患沟通的桥梁还是撕裂双方关系的加速器？

第八章　突发性公共卫生事件与健康传播

当今时代，人口激增，人类活动范围不断扩大，各种风险因素急剧增加。自然灾害、疾病疫情、战争动乱等危机都对人们的生命健康构成巨大威胁，人类社会正处于前所未有的风险之中。人们今天所面临的风险掺杂着更多的人为因素，社会分工和产业发展为人类创造更多财富和便利的同时，也给健康带来更多不确定性，成为突发性公共卫生事件频繁发生的重要原因。

另外，高度发展的传媒系统在现代风险社会中扮演着重要的角色，它使得今天的突发性公共卫生事件在内容、形式、危害及对社会的影响上与从前有了极大不同。从1988年上海的甲肝流行病到2003年爆发的"非典"事件，从2006年山西毒疫苗事件到2008年三聚氰胺毒奶粉事件，从2008年汶川大地震到2013年的H7N9禽流感等，这些突发性公共卫生事件随着时代的变迁呈现出了不同的阶段特点，也因为媒体环境的不同而产生了不同的社会影响。

本章节主要探讨现代突发性公共卫生事件的定义及特征，分析在不同时期突发性公共卫生事件的演变模式，以及探讨政府、媒体及公众在其传播过程中扮演的角色。

第一节　突发性公共卫生事件的定义和特征

著名的英国社会学家安东尼·吉登斯在《失控的世界》中写到，我们生活于其中的世界是一个可怕而危险的世界。在吉登斯看来，生活在高度现代性世界里，便是生活在一种机遇与风险的世界中。这个世界的风险与传统社会不同，是人为不确定性带来的"后果严重的风险"。而德国著名的社学家乌尔里希·贝克将后现代社会诠释为风险社会，认为人类面临着威胁其生存的由社会所制造的风险。贝克针对全球化的不断推进，提出了"全球风险社会"的概念，他认为风险造成的灾难不再局限于本地发生，而是扩散到世界各地，即全世界的人都面临现代风险社会中存在的不确定性，因此风险的严重程度超出了预警检测和事后处理的能力，从而无法计算风险造成的经济损失。

中国作为世界上人口最多、发展最快的国家，不可避免地成为全球风险社会中一个重要的漩涡，特别是处于转型期的中国社会，各种矛盾错综复杂。在市场经济环境下，一些组织被利益所驱使，忽视人们的健康和安全，如生产问题食品、制造豆腐渣工程、宣传虚假伪劣医疗产品等，这些都是成为突发性公共卫生事件的引爆点。

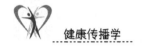

（一）突发性公共卫生事件的定义和类别

2006 年 1 月，我国发布了《国家突发公共事件总体应急预案》，其中规定突发卫生事件主要包括传染病疫情，群体性不明原因疾病，食品安全和职业危害，动物疫情，以及其他严重影响公众健康和生命安全的事件。[1]

国外学者认为突发公共卫生事件是指突然发生的，由病原体、自然现象或认为原因造成的紧急事件，会对环境、社会或人群生命健康造成破坏性的后果，需要政府和全社会立即采取应急行动。[2] 国内也有学者将突发公共卫生事件定义为突然发生，造成或者可能造成社会公众健康严重损害的重大传染病疫情、群体性不明原因疾病、重大食物和职业中毒以及其他可能造成公众健康受到严重威胁的紧急事件。[3]

根据事件的表现形式可将突发公共卫生事件分为以下两类：一是在一定时间、一定范围、一定人群中，病例数累计达到规定预警值时所形成的事件。例如：传染病、不明原因疾病、中毒（食物中毒、职业中毒）、预防接种反应、菌种、毒株丢失等，以及县以上卫生行政部门认定的其他突发公共卫生事件。二是在一定时间、一定范围，环境危害因素达到规定预警值时形成的事件，病例为事后发生，也可能无病例。例如，生物、化学、核和辐射事件（发生事件时尚未出现病例），包括传染病菌种、毒株丢失；病媒、生物、宿主相关事件；化学物泄漏事件、放射源丢失、受照、核污染辐射及其他严重影响公众健康事件（尚未出现病例或病例事后发生）。

根据事件的成因和性质，突发公共卫生事件可分为：①重大传染病疫情；②群体性不明原因疾病；③重大食物中毒和职业中毒；④新发传染性疾病；⑤群体性预防接种反应和群体性药物反应；⑥重大环境污染事故；⑦核事故和放射事故；⑧生化恐怖事件；⑨自然灾害导致的人员伤亡和疾病流行，以及其他影响公众健康的事件。[4]

（1）重大传染病疫情是指某种传染病在短时间内发生、波及范围广泛，出现大量的病人或死亡病例，其发病率远远超过常年的发病率水平。比如，1988 年在上海发生的甲型肝炎暴发；2004 年青海鼠疫疫情等。

（2）群体性不明原因疾病是指在短时间内，某个相对集中的区域内，同时或者相继出现具有共同临床表现病人，且病例不断增加，范围不断扩大，又暂时不能明确诊断的疾病。如传染性非典型肺炎疫情发生之初，由于对病原方面认识不清，虽然知道这是一组同一症状的疾病，但对其发病机制、诊断标准、流行途径等认识不清，这是群体性不明原因疾病的典型案例。随着研究的深入，才逐步认识到其病原体是由冠状病毒的变种所引起。

---

① 参见国务院《国家突发公共事件总体应急预案》，载《中国防汛抗旱》2006 年第 1 期，第 16 – 19 页。

② Paul Caulford. SARS：aftermath of an outbreak. The Lancet Extreme Medicine，vol. 362，2003，pp. 82-83.

③ 参见郭济《政府应急管理实务》，中共中央党校出版社 2004 年版。

④ 《突发公共卫生事件的概念与分级分类》，见中国敖汉网：http：//www. aohan. gov. cn/zfxxgk/gkml/Detail/597，2010 年 3 月 28 日。

（3）重大食物中毒和职业中毒事件是指由于食品污染和职业危害而造成的人数众多或者伤亡较重的中毒事件。如 2002 年 9 月 14 日，南京市汤山镇发生一起特大投毒案，造成 395 人因食用有毒食品而中毒，死亡 42 人。2002 年年初，保定市白沟镇苯中毒事件，箱包生产企业数名外地务工人员中，陆续出现中毒症状，并有 6 名工人死亡。

（4）新发传染性疾病狭义是指全球首次发现的传染病，广义是指一个国家或地区新发生的、新变异的或新传入的传染病。世界上新发现的 32 种新传染病中，有半数左右已经在我国出现，新出现的肠道传染病和不明原因疾病对人类健康构成的潜在危险十分严重，处理的难度及复杂程度进一步加大。

（5）群体性预防接种反应和群体性药物反应是指在实施疾病预防措施时，出现免疫接种人群或预防性服药人群的异常反应。这类反应原因较为复杂，可以是心因性的，也可以是其他异常反应。

（6）重大环境污染事故是指在化学品的生产、运输、储存、使用和废弃处置过程中，由于各种原因引起化学品从其包装容器、运送管道、生产和使用环节中泄漏，造成空气、水源和土壤等周围环境的污染，严重危害或影响公众健康的事件。如 2004 年 4 月，发生在重庆江北区某企业的氯气储气罐泄漏事件，造成 7 人死亡、15 万人疏散的严重后果。

（7）核事故和放射事故是指由于放射性物质或其他放射源造成或可能造成公众健康严重影响或严重损害的突发事件。如 1992 年，山西忻州钴 -60 放射源丢失，不仅造成 3 人死亡，数人住院治疗，还造成了百余人受到过量辐射的惨痛结局。

（8）生物、化学、核辐射恐怖事件是指恐怖组织或恐怖分子为了达到其政治、经济、宗教、民族等目的，通过实际使用或威胁使用放射性物质、化学毒剂或生物战剂，或通过袭击或威胁袭击化工（核）设施（包括化工厂、核设施、化学品仓库、实验室、运输槽车等）引起有毒有害物质或致病性微生物释放，导致人员伤亡，或造成公众心理恐慌，从而破坏国家和谐安定，妨碍经济发展的事件。如，1995 年发生在日本东京地铁的沙林毒气事件，造成 5510 人中毒，12 人死亡。

（9）自然灾害是指自然力引起的设施破坏、经济严重损失、人员伤亡、人的健康状况及社会卫生服务条件恶化超过了所发生地区的所能承受能力的状况。主要有水灾、旱灾、地震、火灾等。如 1976 年，唐山大地震造成 24.2 万人死亡。

（二）突发性公共卫生事件的特征

突发性公共卫生事件最主要的特点在于突发性，即事件的发生难以预测和难以控制；其次是对人们的健康造成巨大威胁。具体而言突发性公共卫生事件包括以下方面的特征。

1. 突发性和意外性

突发性公共卫生事件往往事发突然，并且难以预测，一旦发生，必须采取紧急措施，否则将会造成更大的伤害和损失。2003 年的"非典"事件就是典型的例子，疫情出现极其迅速，没有征兆，而且因为在事件开始之初没有得到重视，疫情始发地的政府也没有采取适当的措施，导致 SARS 在全国范围内蔓延，甚至是在全世界蔓延，造成了

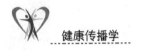

严重危机。

2. 群体危害性与全球性

突发性公共卫生事件的发生一般是在一个群体或者社区当中，波及的人员范围广。如"非典"病毒就在医院里肆意传播，造成许多医护人员的死亡。同时突发性公共卫生事件一旦发生就具备全球性特征，不像战争那样有地域、疆界之分，它是通过人与人之间的交叉接触实现的，人作为载体，不同地域的流动就会造成疾病的传播，特别是现代交通工具的发达，更给疾病的快速传播带来了便利条件，使疾病能够跨越洲际、国际和疆域。例如，埃博拉病毒就从非洲大陆远渡重洋传染到了世界各地。

3. 社会危害严重性

由于其发生突然，充满不确定性，多数情况下无法预测，波及面又大，因此一旦发生往往引起社会惊恐不安，造成无法预计的危害。并且任何突发性公共卫生突发事件不论是对当事者还是防治人员，都有一定程度的危险性，当事者可能造成伤残和死亡，救治人员也面临被传播的危险。例如2003年的"非典"事件中，许多一线救护人员就倒在了救治病人的过程中。

4. 阶段性

突发性公共卫生事件发生一般要经历一定过程，同其他危机发展过程一样，也可以分为危机潜在期、危机突发期、危机蔓延期和危机消退期一样，突发性公共卫生事件可以分为以下四个阶段：初始阶段、扩散阶段、爆发阶段、消散阶段。初始阶段是突发性公共卫生事件发生的开端。在扩散阶段时人们开始关注这件突发性公共卫生事件。到了爆发阶段，整个突发性公共卫生事件成为社会讨论的焦点。而消散阶段则到了这件事件淡出人们视线的阶段，突发性公共卫生事件也进入尾声。

随着传播技术的革新，媒体环境发生了巨大的变化，突发性公共卫生事件在新媒体的参与下出现了与以往不同的特点，这些特点主要包括。

第一，突发性公共卫生事件相关信息传播速度极快。在自媒体时代，人人都是传声筒，一个角落发生的突发性公共卫生事件会经由网络媒体迅速到达全国甚至全世界的任意一个角落。突发性公共卫生事件的传播彻底告别了等待官方媒体宣布的时代。2016年的伪劣疫苗事件一经发生就在网上不断发酵，占据网络热点话题，网民在网上能够以最快的速度搜索到自己想要了解的伪劣疫苗事件进展情况。

第二，影响范围扩大化。随着网络覆盖面积的不断扩大，突发性公共卫生事件不再只是某个地区的事务，而演变到了全国性的事件，不同地区网友共同在网上进行关注转发，影响到了社会上许多并不相关的人群，同时促进了事件引起当局的注意，进一步解决事件，也推动了突发性公共卫生事件的应急方案的改革。

第三，信息多变、更容易引发谣言。在当今的信息大爆炸时代，传播信息的渠道多种多样，网络上充斥着各种各样的信息，特别是对于突发性公共卫生事件来说，一经爆发，就会立即成为关注的焦点。同时由于官方信息不透明及传播滞后的原因，信息经过多重转发之后会充斥着大量虚假的信息，更有甚者会趁机散布不实谣言迷惑大众，来达到牟利的目的。细数过往的突发性公共卫生事件，诈捐、骗捐现象就不胜枚举。在信息时代，增加突发性公共卫生事件信息辨识度尤为重要。

第二节　中国突发性公共卫生事件传播模式的演变

一、2003 年"非典"时期：以"官本位"和维稳为特征的被动回应模式

1950 年 4 月 2 日，中央人民政府新闻总署向各地新闻机关下发《关于救灾报道》的指示，提出："各地对救灾工作的报道，应即转入成绩与经验方面，一般不要着重报道灾情。"这一方针成为国内很长一段时间对突发性公共卫生事件报道的风向标。"灾难不是新闻，抗震救灾才是新闻""报喜不报忧""负面新闻正面报道"成为政府、媒体共同信奉的唯一准则，主要目的是为了"维持地方社会稳定、保证地方经济发展"以及"维持国内社会稳定，维护国家形象"，一旦发生危机，我国政府部门的第一反应是被动应对。这一报道弊端在 2003 年"非典"时期暴露无遗，也正是源于"非典"事件的教训与反思，我国政府管理逐渐公开化、透明化，对突发事件的报道有了明显的改善，2003 年"非典"事件后，国内的突发公共卫生事件报道步入了一个全新的阶段。

（一）"非典"事件概况分析

2002 年 11 月上旬，"非典"最先在广东出现，2003 年 2 月中旬达到高峰，3 月开始向广东以外扩散。"非典"爆发在广东境内这一阶段，广东地方政府隐瞒为主。"维持地方社会稳定、保证地方经济发展"成为地方政府的首要目标。个别地方媒体报道河源、中山等地抢购药品的情况，政府对当地媒体进行严厉的辟谣。广东地方政府坚持传统应对危机事件的处理原则，内紧外松，对外保密，对疫情的控制都在内部行动。此时小道消息盛行、社会恐慌情绪蔓延。因为缺乏官方信息，民间关于疫情的传言通过口口相传、手机短信、网络等方式传播得沸沸扬扬，同时掀起抢购药品狂潮。在国内外的压力下，政府被迫启动应急管理，开始回应外界。2003 年 2 月 11 日，广东省政府召开新闻发布会，进行"非典"情况通报。广州、佛山、珠海等城市先后召开新闻发布会，对各地疫情进行简单通报，这是政府第一次正式确认"非典"疫情的存在，但是主题是疫情已经得到控制，对真实疫情信息仍有保留。媒体风向标此时与政府一致，政府确认疫情后相当于拿到了"通行证"，开始报道疫情，但是论调依然是以报道疫情得到控制为主。

这个阶段的广东地方政府希望能够通过内紧外松的政策静悄悄地将疫情控制，以维护地方社会的稳定，保障地方经济发展，但是却造成了疫情的进一步蔓延，危机进一步加深。

由于危机和恐慌不断升级及国内外的不断压力，政府开始采取有效措施应对疫情。国家领导人召开了一系列的工作会议，将抗击"非典"放到重中之重的位置上，政府防控信息开始公开透明，同时也促进了更多的措施出台，形成了全国共抗"非典"的

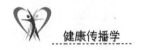

局面。在全国人民的努力下，"非典"危机终于开始缓解，并逐渐开始解除。

在这个阶段当中，政府角色始终是最为核心的部分，"非典"疫情的爆发，无论是地方政府还是前期的中央政府，都坚决贯彻了传统的维稳目标，即"维护社会稳定""维持国家形象"，政府不约而同地选择了隐瞒真实疫情，却不知不透明、不公开的传统举措是突发性公共卫生事件当中最为忌讳的，不仅会造成小道消息满天飞，加重民众恐慌，加深危机传播，甚至将被国内外所诟病，导致努力建构的国家形象受到影响。

（二）被动回应模式中政府、媒体、受众的表现

1. 政府"信息认知缺位"

现代信息高度复杂和精细分工，任何人都无法掌握所有的信息。纵然是科学家，掌握的知识也仅局限于某个领域之内。对工具理性式的有限知识运用，经常会引起大量风险信息的"认知缺位"，这种认知缺位已经成为现代社会风险的最大来源。如行政管理体系的风险信息认知缺位状态，媒体报道的风险信息认知缺位状态，这些都构成了现代社会风险的根源。①

中国正处于传统农业社会向现代工业社会转型，由计划经济向市场经济转型的时期，且改革开放之后，社会复杂性与日俱增，社会开放度以及多元化趋势同都增加了政府管理的难度。特别是我国政府部门条块分割，信息不流畅，导致了信息失真。在危机发生之后，最先感知危机是在具体的专业领域，但是在前期，整个社会系统对于风险信息的感知处于"认知缺位"的状态，可以对风险采取预防管理行动的政府相关管理部门，并没有意识到问题的严重性而应掀起相应的行动决策，而专业领域的感知处于初级阶段，无法准确预知严重性和可能的后果。"非典"事件初期，就是政府出现了"认知缺位"，"非典"在广东河源最先被发现之时，政府部门并未意识到疫情的严重性，只当是一般的传染病毒，只要医治妥当，压制封锁消息就可以稳定民众的恐慌情绪，从而消除危机，却不料对疫情的严重性估计不足。

2. 媒体功能失范

拉斯韦尔曾经提出媒介的 4 个功能，即环境监测功能、社会协调功能、文化传递功能及娱乐功能。② 其中环境监测是大众传播最主要的功能，大众媒介不断地向人们提供关于社会上各种事件的信息，对于那些即将来临的自然灾害或战争威胁，大众媒介能够及时地向人们发出警告，促使他们及早防御。风险的监测与预警在突如其来的公共卫生风险面前，由于具有诸多的可能性和不确定性，人们无法对风险事件有较为明确的认识，从而无法判断该风险将会带来什么样的影响。此时，媒体应扮演"瞭望者"的角色，通过新闻报道将风险事件呈现在公众面前，引起公众关注的同时，还应具备一定的风险预测与评估能力，对风险可能带来的影响等进行监测与预警，唤起风险意识，以便

---

① 参见［德］乌尔里希·贝克《风险社会》，何博闻译，译林出版社 2004 年版，第 207 – 210页。

② 参见［美］威尔伯·施拉姆《传播学概论（第 2 版）》，何道宽译，中国人民大学出版社2010 年版，第 18 页。

人们在风险来临时能够及时、理性地采取应对措施。媒体作为"党的喉舌"与"传声筒"，在"非典"初期跟政府保持了步调一致。在"非典"防控的早期，由于地方政府部门严禁媒体报道，公众失去了了解疫情信息的重要出口。即使有个别媒体对疫情进行报道，也是同政府一样隐瞒疫情信息，让大众失去了了解真相的机会，并未向人们发出警告，告知群众预防疫情。媒体在这个过程当中，失去了环境监测的功能。

媒体还丧失了监督功能。在"非典"事件期间，媒体监督的缺失导致社会和政府部门同样无法对相关防疫部门决策的执行状态进行了解和监督，在内部信息汇报出现问题的时候，不利于信息的畅通。因此，大众传媒发挥媒体监督功能能够促使政府及时公开信息，积极应对突发事件，不隐瞒大众，建立公开、透明的信息发布机制。

3. 被动的受众

在"非典"事件发生期间，在政府信息不公开、媒体报道暧昧不明的情况下，受众处于十分被动的情境当中，迅速流传的小道消息，不断颠覆的各类谣言使得受众始终处于恐慌的情绪当中。这个时候的受众，情绪易被感染，行为易被煽动，出现"盲目从众"的特点。

从众（herd mentality）指个人受到外界人群行为的影响，而在自己的知觉、判断、认识上表现出符合于公众舆论或多数人的行为方式。这类人认为多数人的意见往往是对的，无条件遵循少数服从多数原则，缺乏理性分析，不做独立思考，而不顾是非曲直地一概服从多数。"非典"事件中出现的"抢购板蓝根"狂潮就是典型的"盲目从众"。很多抢购者并不知道板蓝根是否对治疗"非典"有效，只是看到许多人都在抢购，也加入抢购的队伍当中，然而事实证明，板蓝根对于治疗"非典"病毒并没有起到多大作用，人云亦云的抢购风波不过是受众无力辨别正确信息的非理性行为。

同时，因为官方信息的封锁，信息渠道不畅通，导致广大群众在无法获知真实信息，谣言四处流转，并且不断升级，从而加深了危机。

1947 年，奥尔波特（Allport）和波斯特曼（Postman）给出了一个谣言公式：谣言 =（事件的）重要性 ×（事件的）模糊性。他们在这个公式中指出了谣言的产生和事件的重要性与模糊性成正比关系，事件越重要而且越模糊，谣言产生的效应也就越大。当重要性与模糊性一方趋向零时，谣言也就不会产生了。"非典"事件在全国各地肆虐已经成为人人重视的大事的时候，民众却无法得到最真实的信息，事情的真相像蒙着纱衣，无法让人窥见，这就加剧了谣言流转的速度，从而造成了大面积的恐慌。比如当时民间流传得比较多的谣言有："广东民间出现了关于一种致命怪病的谣言""在一些医院有病人因此怪病而大批死亡""煲醋和喝板蓝根可以预防怪病"，但是这些谣言都是子虚乌有的事情，只有信息通畅，让民众得到真实正确的信息才能够减少甚至阻止谣言的传播，所以要想终止谣言的传播，就应及时披露事件的真相，所谓"谣言止于真相"。

二、2013 年 H7 N9 时期：以"民本位"为主要特征的"主动回应"模式

"民为本"是指政府的危机应对应该以人民的利益为出发点，满足公众的信息需

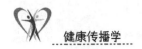

求、最大限度地维护人民的生命和财产安全，减少危机带来的损失。从"官本位"到"民为本"的指导思想转变，促使政府部门的信息传播方式也发生了变化——注重即时地对危机展开报道和全面公开地呈现事件信息，这样的"主动回应"模式有助于解决以往"被动回应"的种种弊端。

（一）H7N9 概况分析

H7N9 型禽流感是一种新型禽流感，于 2013 年 3 月底在上海和安徽两地率先发现。H7N9 型禽流感是全球首次发现的新亚型流感病毒，尚未纳入我国法定报告传染病监测报告系统，并且至 2013 年 4 月初尚未有疫苗推出。被该病毒感染均在早期出现发热等症状，至 2013 年 4 月尚未证实此类病毒是否具有人传染人的特性。2013 年 4 月，经调查，H7N9 禽流感病毒基因来自于东亚地区野鸟和中国上海、浙江、江苏鸡群的基因重配。截至 2015 年 1 月 10 日，全国已确诊 134 人，37 人死亡，76 人痊愈。病例分布于北京、上海、江苏、浙江、安徽、山东、河南、台湾、福建、广东等地。[①]

这一次的突发性公共卫生事件发生之后，政府和媒体都充分吸取了"非典"事件的教训，不再有所隐瞒，而是事发的同一时段，国家卫生和计划生育委员会便首次公布了 H7N9 禽流感疫情，并指出此种疫情的特殊性。国家最高卫生机构发布此消息之后，《人民日报》积极跟进，并且在 2013 年 4 月 1 日要闻版刊登《沪皖发现 3 例人感染 H7N9 禽流感病例》的文章。文章指出，这类病毒既往是在禽间发现，人类首次感染，同时专家指出，与 3 位感染者密切接触人群尚未发现感染案例，未发现该病毒具有较强的人传人能力。随后，《人民日报》一直跟进 H7N9 新闻的报道，将最新消息及时传递出去。由此可见，在这次突发性公共卫生事件中，无论是政府和媒体都采取了积极主动的回应方式去发布疫情信息，让广大民众能够第一事件获取权威的、正确的疫情信息，不但消散了民众的恐慌情绪，也使得危机在较短的时期内得到了解决。而此次突发性公共卫生事件"主动回应"式的传播模式具有以下几方面特点。

1. 高效的即时报道

新闻的时效性，是衡量新闻是否有价值的重要标尺。随着信息化时代的到来，新闻"时效"的变化呈现出一些新的特点。"时"的内涵更多地体现为"全时性"和"即时性"。

全时性体现在媒体需要对新闻进行全天候、全过程以及全方位的报道。而即时指的是媒体对新闻的报道需要保持零时差并且零距离。网络媒体与传统媒体相比较，更容易达到对新闻的全时性和即时性报道。

在 H7N9 禽流感爆发后，媒体进行了轰炸式的连续报道，从 2013 年 3 月 31 日禽流感开始出现在媒体中，直到国内所有出现过病例的省份取消禽流感应急响应后，禽流感一直就是媒体的重要报道内容。媒体的及时报道使公众在第一时间就了解了对这种新型病毒的预防方法，国家相关部门也能在第一时间根据公开的疫情信息做出宏观上的指导。

---

① 《H7N9》，见互动百科：http://www.baike.com/wiki/H7N9。

禽流感疫情发生时，互联网也发展到较高的阶段，且以互联网为平台的新的媒介应用技术如"微博""微信"等改变了原来的信息传播模式。互联网媒体上 H7N9 禽流感文章的数量是传统媒体在数量方面所不可比拟的。在传播速度上，微博也比传统媒体要快很多。另外，当关于禽流感的信息出现变化时，在微博中也会及时表现出来，在"人人都有麦克风"的自媒体时代，信息的快速传播带来信息的及时革新，使禽流感疫情能够全方位、多角度地让普通公民第一时间了解疫情情况，让人们不再像 2003 年"非典"事件那样恐慌，而是依然井然有序地工作、学习，并且密切关注疫情信息。

2. 全面公开透明的报道机制

在风险事件中，公众对于事件信息的迫切需求会达到空前高度。同时，由于对某些特定风险知识的缺乏，使公众对于媒介的依赖性变得更加强烈。如果信息传播不及时、不充分，人们为满足"信息渴求"，并处于自保的本能，就可能通过各种渠道四处打听，导致谣言不胫而走，加剧风险。因此，在风险事件中，媒体要对风险信息进行及时的公开，全面的报道，满足人们对风险信息的需求，消除民众不安，减少谣言传播，安抚恐慌情绪。

在禽流感事件爆发当天，国家疾病预防控制中心便将上海市公共卫生临床中心的病例标本进行分离检验。在不久的几个小时之后，中国政府便正式向全社会公布疫情的最新情况。在经过一个星期的研究与检验之后，中国政府向世界卫生组织通报了疫情。在这一个星期当中，中国政府与世界卫生组织保持着密切联系，并持续不断地向世界卫生组织通报最新疫情。随即，国家卫生和计划生育委员会下发通知，要求已报告确诊病例的省份启动疫情信息日报告制度。这一制度在发现病例的省份都得到了严格的执行。政府良好的信息公开让媒体的采访工作变得方便和轻松，《新华日报》记者就在报道中感慨道："重要信息公开透明，传递通畅，在记者连日采写防控禽流感报道实践中，已习以为常。"媒体因此能够及时和全面地报道疫情和官方的防治工作动态，在公众当中塑造了良好的公信力，从而牢牢掌握了话语主导权，对舆论进行了有效的引导，对谣言进行了有力的澄清。

相比于"非典"期间中国政府的不公开或者是半公开政策，这次关于疫情信息的及时公开和透明，是继四川大地震之后又一次得到国际主流舆论的肯定。美国《大西洋月刊》的一篇评论报道指出：中国政府应对当前疫情的表现显示，它变得比以前透明，虽然公众质疑为何卫生部门 3 周后才公布首批病例，但看来这更多地与实验室和流行病学分析难度有关而非故意隐瞒，一切走向公开和透明的举措都应受到称赞。在爆发之后，电视、电台、阅报栏等传统主流媒体全天候不断地专题报道；搜狐、腾讯、新浪、网易等四大网络门户全方位立体式的实时跟踪报道视频，线上线下的传播媒体结合，强大而又丰富的信息拉近了公众和病患的距离，让民众有了对该病例的完整认识，避免了不理性行为的发生。在这种全面的信息公开，以及网络舆论和现实舆论的影响下，民众们纷纷自发地行动起来，开始寻求自我保护的措施和手段，还有大批的志愿者从不同的地方赶来，深入大街小巷，为不知情的民众做好正确的宣传工作。与此同时，以《新闻联播》作为主要发布渠道的中央政府和以地方门户网站以及手机短信作为主战场的地方政府，开始联合新闻媒体的力量，对此进行了更加全面立体的报道。了解情

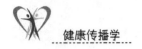

况的民众开始自发地保护自己保护他人，而这种自发反应的前提，就在于政府危机信息的及时公开透明。

3．受众角色的转变

（1）受众范围由利益相关者向公众的转变。利益相关者概念来自斯坦福研究院提出的利益相关理论。利益相关者最显著的一个特征是影响力，即利益相关者具有影响组织决策的地位、能力或手段合法性。受众是利益相关者，是指受众与组织有着间接或直接的关系，危机传播是针对利益相关者的传播行为，最终目的是为了达成某种共识或者修复某种差异。受众是公众，是指受众包含危机传播主体自身以及自身之外的个人、群体或组织。受众范围向公众的转变，体现了受众范围从利益相关者扩大至社会公众，每个人都有可能随着危机事件相关信息的传播加入到受众的范围中来。10年之前，因为传播方式的限制，危机事件发生后，传播主要局限在利益相关的受众范围内。在自媒体时代，移动互联网的普及率日益提高，受众不再仅仅局限于危机事件影响到的部分群体，更影响到了社会大部分的公众，他们也不再仅仅是信息的接收者，而是利用手中的微博、论坛等工具，变成信息的传播者，甚至成为影响政府决策的重要主体。例如，在汶川地震中，不仅与受灾人群有利益关切的群体关注抗震救灾的进展，没有利益关切的普通公众也非常关注救灾信息的传播，甚至用自己的力量参与到危机的应对中去。

（2）受众需求从利益追求转向价值追求。受众的利益追求主要是受众在危机事件爆发之后避免危机、减少损失的行为。例如，在爆发之后，受众主动接受关于如何防治病毒的信息。受众的价值追求，是指受众在危机爆发之后不仅关注自身的危机，同时关注他人的危机并对他人提供帮助的行为。汶川地震发生之后，社会各界很多爱心人士都冒着余震的风险组团或单独来到汶川支援救灾，他们各出奇招，将食品、药物送至灾区，甚至用自己的双手参与救援，展现了大无畏的精神。没能参与救援的网民也自发组织各种网络公祭、网上纪念馆等活动，并通过蜡烛、灯火、绿丝带为汶川祈福。2008年南方冰灾发生之后，很多公民自发捐款捐物，为停水、停电的受灾民众和困在道路上的司机送去温暖。马斯洛将人的需求分为5个层次：安全需求、生理需求、尊重的需求、爱的需求、价值实现的需求。同样，随着社会的发展，人们生活水平的提高，个人的追求也逐渐向价值实现层面转变。自媒体提供每个人言论的平台，人们对民主、自由、公平的追求使公民对政府信息公开的需求越来越高。

（3）受众在风险事件中由被动转为主动。在自媒体危机传播的语境中，受众不仅使用媒体进行信息消费，而且是媒体的使用者、信息内容的生产者。在自媒体中，受众被赋予多重身份，如"媒体终端""上传者""信息消费和创造者"等，这些概念虽不尽然，但标志着自媒体技术的传播方式已经修改了"传播的内涵"，而且正在颠覆传统受众的概念。究其根源，自媒体的出现为受众提供了丰富的传播渠道。自媒体的开放性与互动性使受众关系真正变为双向互动关系，实现了真正的双向传播。爆发之后，在一份关于网络舆情分析的报告中，网友互动的频率和微博的影响远远超过了传统新闻和视频的影响，可谓是完全颠覆了爆发初期由传统媒体掌控舆论主动权的现象。这种受众特点的转变对政府的危机传播带来了机遇也会带来很大的挑战。政府在危机的应对上不仅要面对危机本身，也要面对强大的舆论攻势。

三、现阶段：积极预防模式

我国经济正处于飞速发展的时期，社会各项事业也在高速运转，但是滞后的机制体制仍跟不上高速运转的经济发展水平，社会不确定因素仍然存在，而以利益为中心的市场经济导向也孕育了不少只看利益不顾他人身体健康的不良商家。这些因素使得突发性公共卫生事件时刻都在威胁着社会。而同时我们正处于一个媒介环境日新月异、信息大爆炸的时代，人们获取信息的速度越来越快，获取信息内容越来越飞沫化。对突发性公共卫生事件的传播方式稍有不妥便会加剧民众恐慌情绪，加深危机程度。

经过"非典"事件、H7N9 等一系列突发性公共卫生事件后的政府，已经初步形成了突发性公共卫生事件的应急管理制度。2006 年 1 月，国务院颁布了《国家突发公共卫生事件总体应急预案》（以下简称《预案》），目的在于提高政府保障公共安全和处置突发公共事件的能力。对于政府在突发公共卫生事件中的信息传播，《预案》中做出明确规定，要求"突发性公共卫生事件的信息发布应该及时、准确、客观、全面"。事件发生的第一时间要向社会发布简要信息，随后发布初步核实情况、政府应对措施和公众防范措施等，并根据事件处置情况做好后续发布工作。2007 年 1 月，国务院常务会议通过《中华人民共和国政府信息公开条例》，并于 4 月颁布实施，使信息公开成为政府的法定义务。在《中华人民共和国政府信息公开条例》中，有关突发性公共事件信息公开的相关规定，明确表述为："县级以上各级人民政府及其部门应该重点公开下列政府信息：突发公共事件的应急预案、预警信息及应对情况。"

同时，政府开始认识到现代危机管理需要兼顾专业分工和综合协调，危机管理属于非常态的管理，不能再按照传统的条块分割来进行，因此，危机管理体制需要趋向集中统一，需要设置一个专门、协调性的综合防灾减灾部门。国家开始着手制定长期的战略和应急计划，重视危机的预防工作，加强对于危机前期预警与控制能力的建设，将危机预防和预警纳入政府的长期战略目标、规划与日常管理当中，改变以往的主动模式，而变成主动预防的模式。这反映了我国政府对应急管理工作由被动向主动预防观念的转变。

有了政府强大的支撑，媒体在报道突发性公共卫生事件之时也转变了以往"以正面信息报道为导向"的报道形式，开始全方位、多角度地去报道突发性公共卫生事件，让受众第一时间了解事件的真实面目。同时，媒体也在突发性公共卫生事件来临之时为广大受众科普预防知识、健康知识，以此达到预警和告知的目的。

当代文化研究之父斯图亚特·霍尔（Stuart Hall）认为，受众对信息的解读，可以分成 3 种形式，即以接受占统治地位的意识形态为特征的"主导—霸权的地位"，大体上按照占统治地位的意识形态进行解释，但却加以一定修正以使之有利于反映自身立场和利益"协商的符码"，以及与占统治地位的意识形态全然相反的"对抗的符码"。在全媒体时代，受众已经不再满足于听取官方渠道的信息，而是主动在网络寻找符合自己需求的信息，甚至是发布信息。受众更倾向于用"协商的符号"甚至是"对抗的符号"来解读接收到的信息。

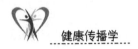

无论是政府、传统媒体，还是新媒体和受众，都在环境的改变下有了不同的观念转变，而最大的共同点是在面对突发性公共卫生事件时积极主动的行为与态度。但是由于突发性公共卫生本身存在的特点，仅仅是采取积极主动的行为措施也难以避免危机的发生，也可能会造成极大的生命、财产损失。只有在危机初现端倪甚至是危机还未显露的时候，从源头上制止，才能够最大限度地降低风险，解除危机，从而保障广大民众的生命财产安全。因此，对于突发性公共卫生事件的传播，我们应该从积极主动的模式更进一步发展到积极预防的模式，当整个社会的各方各面时刻都处于一种预防危机的状态，危机来临的时候，造成的伤害才是最小的。

第三节　大众传媒与突发性公共卫生事件的传播

一、突发性公共卫生事件的媒体传播路径

（一）突发性公共卫生事件在传统媒体中的传播方式

由于突发公共卫生事件具有突发性、多样性、群体性、社会性和阶段性的特点，传统媒体在突发公共卫生事件的报道上，往往都会采用同样的传播模式：发现问题—媒体曝光—政府部门介入—查出、检验、定性—相关责任人受处罚。并由此，大致可以划分出突发公共卫生事件报道的 3 个阶段，即事件曝光期、事件扩散期、事件控制期。在事件曝光期，公众最想了解的是究竟发生了什么事情，此时各媒体都以迅速快捷的方式告知受众。在事件扩散期，受众需要对整个事件进行更加全面的了解，并会持续关注事件的发展，此时，各媒体都对于事件相关的各种信息进行延续、集中报道，挖掘事件背后的信息，报道事件的动态发展。在事件控制期，当扩散性的集中报道进行到一定阶段时，事件的负面影响就会凸显，媒体开始通过理性思考来消除公众的恐惧和疑虑，疏散民意，化解负面效应。[①]

（二）突发性公共卫生事件在新媒体中的传播方式

与传统媒体相比，新媒体平台的突发公共卫生事件传播演变更加复杂多变，引起很多学者广泛的关注。突发性公共卫生事件网络舆情演变机理的研究，既有定性的阶段性总结成果，也有定量的演变扩散规律实证研究。韩立新、霍江河等人借用气象学"蝴蝶效应"的概念来描述独特的舆论生成的特殊机制，并将网络舆论大致分为显现期、

---

①　参见林万枝《以两次"疫苗安全事件"报道为例分析媒体在突发公共卫生事件中的报道策略》，载《中国健康教育》2014 年第 11 期，第 1027 – 1030 页。

成长期、演变期、爆发期、降温期和长尾期6个阶段。[1] 兰月新和邓新元通过构建突发公共事件中网络舆情演变规律的微分方程模型，确定了舆情扩散过程中的3个特征时间点和舆情发展的4个时段。[2] 张一文将动力源分为内源动力和外源动力两种类型的网络舆情态势演化动力机制，建立了关于突发公共危机事件与网络舆情的作用机制的动力学模型、舆情热度的预警模型和动力耦合模型，共包含网络新闻沉积系数、事情敏感度及官方新闻数量等35个变量。[3] 史波等人将网络舆情演变机理的体系按照形成、发展、变异、作用和终结5个机理方面做了分析，并根据其作用特点构建了较为直观的逻辑关系图。[4] 对网络舆情传播与演变规律的归纳总结，有助于建立舆情传播演化模型，从而预测舆情的未来发展态势，并及时做出反应。

在传播过程方面，滕文杰认为突发公共卫生事件网络舆情主要经历以下4个阶段：前驱期、爆发期、波动期及消退期。其中前驱期很短；爆发期的关键作用在于产生拐点，降低峰值；波动期是强化期，应尽快推进至消退期；[5] 靳松和庄亚明认为H7N9事件信息传播网络的模块性显著，而且网络中最大簇和次大簇的时间演化具有相似性，都近似呈"S型"增长趋势；[6] 史波等认为按网络舆情利益主体分类，其演变生命周期的不同阶段形成了以下4大演变机理：形成机理、发展机理、作用机理及中介机理。[7]

在传播强度方面，马颖等认为网络舆情传播中的模仿传染强度在一定程度上决定了网民之间的模仿传染行为，传播强度越强，越容易在舆情演变过程中产生"一边倒"，即网络从众现象，甚至引发网络群体极化现象；[8] 布朗尼托夫斯基（Broniatowski）等人建立了感染检测算法，用以预测检验CDC（疾病控制预防中心）发布信息对Twitter用户的影响程度，结果表明此类信息的发布并不会改变用户的讨论量。[9] 网络舆情的传播是网民自发的行为过程，其演化经历前驱期、爆发期、波动期、消退期以及衍生期五个

① 参见韩立新、霍江河《"蝴蝶效应"与网络舆论生成机制》，载《当代传播》2008年第6期，第64-67页。

② 参见兰月新、邓新元《突发事件网络舆情演进规律模型研究》，载《情报杂志》2011年第8期，第47-50页。

③ 参见张一文、齐佳音、马君等《网络舆情与非常规突发事件作用机制——基于系统动力学建模分析》，载《情报杂志》2010年第9期，第1-6页。

④ 参见史波《公共危机事件网络舆情内在演变机理研究》，载《情报杂志》2010年第4期，第41-45页。

⑤ 参见滕文杰《时间序列分析法在突发公共卫生事件网络舆情分析中的应用研究》，载《中国卫生统计》2014年第6期，第1071-1073页。

⑥ 参见靳松、庄亚明《基于H7N9的突发事件信息传播网络簇结构特性研究》，载《情报杂志》2013年第12期，第12-17页。

⑦ 参见史波《公共危机事件网络舆情内在演变机理研究》，载《情报杂志》2010年第4期，第41-45页。

⑧ 参见马颖、丁周敏、张园园《食品安全突发事件网络舆情演变的模仿传染行为研究》，载《科研管理》2015年第6期，第168-176页。

⑨ David AB, Michael JP, Mark D. Cross-correlation between Twitter infection rates and CDC ILI rates. figshare：2013-12-09.

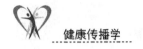

时期，其传播强度与事件性质、外部作用以及模仿传染强度有关。

二、新媒体与传统媒体的联动传播效应

（一）新媒体与传统媒体传播既有联动效应，也存在议程断裂

在媒介融合背景下，互联网和传统媒体信息传播的议程互动日趋频繁。互联网对于公共卫生事件的大量探讨拓宽了传统媒体对于公共议程的选择范畴，成为传统媒体最主要的新闻来源。而传统媒体更加深入细致、多角度、多层面的报道也成为新媒体转载的重要来源，并且传统媒体借助新媒体的优势进行全媒体报道，在报道突发性公共卫生事件时借助新媒体简单、迅速、社交化传播的优势，迅速扩散。在突发性公共卫生事件中，新媒体与传统媒体不仅能够实现时间上的弥补，还能在内容上进行整合和联动，互相补充，互相促进，以有效传播健康信息，促进舆论的发展。

与此同时，在突发性公共卫生事件爆发时期，新媒体与传统媒体也会出现议程断裂的效应。在过去，只有具备公共性和冲突性的话题才能够成为公共议题，"议题"本身的概念包含着一种对改变公共政策和提高政治参与的希望，公共议程及其属性只有在具备一定的公共价值时才能被视为重要的。然而，新媒体的商业属性，导致浏览量至上的商业主义超越了一切，使得新媒体对突发公共卫生事件报道题材与偏向的选择明显有别于传统媒体，从而事实上造成了传统媒体与网络媒体在议程设置上的断裂。这种断裂并不表现在一两次突发性公共卫生事件中的偶然，而是真实存在目前的媒介互动中的，这也是传统媒体专业主义和互联网行业的商业化相博弈的结果，同时亦是我国的新闻管理所带来的后果之一。

（二）传统媒体与新媒体在呈现突发性公共卫生事件时的特点

1. 传统媒体对突发性公共卫生事件的报道

传统媒体作为信息传播的重要机构，具有宣传教育、社会监测等功能。在突发性公共卫生事件爆发后，传统媒体反应迅速，利用专业、深入的报道方式，准确、客观地向公众传递健康信息，传播事件发展。崔秋丽认为，传统媒体报道公共卫生事件具有5个方面的特点。[①]

（1）导向性。导向性是指传统媒体突发公共卫生事件报道议程对社会公众具有很强的导向性。传统媒体具有权威性，这是年轻的新媒体所无法比拟的优势，充分发挥舆论引导功能也是传统媒体应对新媒体竞争的必然策略，也是其职责之所在。突发公共卫生事件爆发时，传统媒体不仅会及时向公众传递事实真相，满足人们的知情权，同时还会注重引导社会舆论，指导公众的想法和行为。

（2）服务性。服务性是指传统媒体对突发性公共卫生事件报道更多定位在服务层

---

① 参见崔秋丽《我国报纸突发公共卫生事件报道特点研究》，河南大学2009年硕士学位论文，第18－40页。

面。作为媒体关注的焦点，突发性公共卫生事件因其与人们的健康密切相关而具有特殊性。对于以信息传播为重要职能的传统媒体来说，在进行突发公共卫生事件报道时的服务性定位重点体现在信息提供方面。

（3）人性化。人性化是指传统媒体突发公共卫生时间报道视角凸显人性化。长期以来，受传统报道理念影响，我国媒体在新闻报道尤其是灾难新闻报道中的视角选择多以正面报道为主，对群体的关注也远远胜于对单一个体的观照。而随着新闻改革的不断深入和传播观念的转变，加之"非典"以后新闻报道环境变得更为宽松，新闻媒体选择报道视角的自由度有所增强，提倡新闻报道的人性化视角在新闻界已达成共识。

（4）专业性。专业性是指传统媒体突发公共卫生事件报道内容具有专业性。突发公共卫生事件有其自身的特殊性，它属于医疗卫生专业领域，涉及传染病学、卫生学、预防医学等专业知识。自"非典"以后，大多数传统媒体逐渐认识到这一点，在具体的新闻实践中开始将突发公共卫生事件报道与其他类型的报道相区别，在报道内容上突出专业性色彩。

（5）连续性。连续性是指传统媒体突发公共卫生事件报道方式体现出一定的连续性。突发公共卫生事件往往突然发生，并保持一个相对完整的演变过程，通常会延续一段时间，具有持续性。在整个发展过程中，突发公共卫生事件表现出阶段性。与之相应，事件发生后，新闻媒体往往会快速做出反应，在一段时间内保持高度关注，对此进行连续跟踪报道。此外，传统媒体报道突发性公共卫生事件时，有连续报道贯穿始终的特色，而且报道中不乏政府部门和专家声音。[①]

由上述可知，传统媒体在报道突发性公共卫生事件时，秉承着专业主义的精神，客观、公正地呈现相关危机信息，但同时也因为传统媒体的属性，为了避免公正因恐慌而引起社会动荡，传统媒体对突发性公共卫生事件的报道还具有"自我审查"与受到政府"把关人"的特点。

2. 新媒体对突发性公共卫生事件的呈现

互联网传播迅速、信息海量、匿名登录、互动交流等，改变了以往信息传播的格局。新媒体环境下呈现出的形态从以前的"以传者为中心"的传播模式转化为以"受众为中心"，再到现在以"传者和受众互动"的传播理念，以期最大限度地满足受众对于信息个性化的需求。突发性公共卫生事件中新媒体传播有以下特点。[②]

（1）即时性。突发事件往往具有瞬间的危害性，必须及时传播信息，告知公众，减少伤害。新媒体强大的优势是形成一个传播网，即时快速的传播手段，跨地域跨时空的广泛覆盖，随时随地的传播者与受众的互动等，会在第一时间将突发公共危机事件的信息传播给公众，做到即时传播。

（2）便携性。突发公共卫生事件具有的不确定性和复杂性，其发展状态常常出乎

① 参见林万枝《以两次"疫苗安全事件"报道为例分析媒体在突发公共卫生事件中的报道策略》，载《中国健康教育》2014 年第 11 期，第 1027－1030 页。

② 参见梁燕萍《新媒体在突发公共卫生事件中的作用》，载《青年记者》2011 年第 24 期，第 102－103 页。

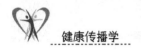

意料。新媒体所具有的便携性和开放性能够满足公众快速、方便获取事件发展动态信息的需求。公共卫生危机爆发时如果传统媒体没有及时发布信息，人们会关注新媒体的信息传播，因为即时性更容易吸引公众。

（3）大众性。突发公共卫生事件是一种公共事件，能够威胁和损害公众的生命安全。新媒体传播弥补了传统媒体在速度和广度上的不足。信息的海量性，以及突破时间、空间的传播限制，使得突发公共危机信息能够快速传播到世界各地的每个角落，满足大众的广泛需要。

（4）灵活性。突发公共卫生事件变动性大，其发展变化过程常常出人意料，社会大众迫切需要这些变化信息。新媒体具有较强的灵活性，在对信息进行传播时，速度快，容量大，操作方便，能够随时增加报道内容，对有误的内容可以及时修改，对危害社会安全的言论及时进行处理。

（5）互动性。在突发公共卫生事件发生时，人们希望了解到其他人的想法，也希望自己的想法能够被他人了解，新媒体为人们的交流提供了便捷的平台。以网络、手机为代表的新媒体具有较强的互动性，大众可以通过网络论坛、博客、微博等，进行各种形式的互动，发表自己对突发公共卫生事件的看法，寻找相关专家学者的观点。

3. 传统媒体与新媒体在传播突发性公共卫生事件时的区别

除了上述新媒体与传统媒体在呈现突发性公共卫生事件时的不同外，新媒体和传统媒体在建构突发性公共卫生事件时，还存在议题的不同。

（1）两种媒介呈现出独立的、彼此不同的议程。这一区别主要表现在引爆互联网舆论高潮的突发事件并不一定会经过传统的大众传播渠道进行传播。而获得传统媒体高度关注的事件也未必能够引发互联网的舆论风暴。

（2）两种媒介给予不同议程的传播力度和呈现的差别。有学者指出，传统媒体与新媒体中的突发性公共卫生事件信息量并不对等，一些被传统媒体所广为报道的公共卫生突发事件，在网络中的信息总量可能非常少；而一些被新媒体关注的突发公共卫生事件，并未引起传统媒体的普遍关注。

（3）同时获得传统媒体和互联网高度关注的公共突发事件，其所受到的关注度在两种平台上出现了较大的差别。在前互联网时代，议题主要由大众传播媒介决定，而突发性公共事件的信息往往滞后甚至被官方掩盖，传统媒体对于事件新闻价值的判断很可能受到时间、地点、接近性、意识形态的多种阻挠，未到达大众传播媒体的议题几乎不可能到达大众；但在如今，即便是一开始被传统媒体忽略的议题，都有可能因为网络的传播而重新引起大众传播媒体的重视。

三、突发性公共卫生事件传播过程中政府、公众、媒体和医疗机构扮演的角色

公共卫生危机传播离不开政府、媒体、公众、医疗卫生机构这四个基本要素，信息将其联结在一起，四者各自独立发挥作用，同时又相互影响、相互制衡，形成了一个动

态的信息传播系统。① 由此，在公共卫生事件传播过程中，不同的主体扮演着相应的角色。公众通过媒体或者意见领袖进行的多级传播获得健康信息，或者直接从卫生防控部门即专业医疗机构获得。媒体和意见领袖在对风险信息进行"二次编码"时，有可能会出现新闻价值与科学价值、新闻话语与科学话语的误差。② 同时，草根与专家也会存在反专家话语和专家话语的双重博弈。具体来看，政府、公众、媒体和医疗卫生机构在突发性公共事件的传过程中扮演了以下角色。

（一）政府的角色

在公共卫生事件传播过程中，政府的角色至关重要。其起着预测、防范、控制和清除的责任。③ 在卫生危机风险沟通中，政府卫生部门有时会顾虑风险信息带来的社会恐慌，于是选择将一些敏感信息过滤掉，在这一过程中，政府起到了"把关人"的角色。

此外，在卫生危机事件发展过程中，政府还扮演着应急处理者、信息公开和发布者、经费提供者的角色。④ 当事件发生到一定程度或结束后，政府还是相应法律法规的政策制定者，以保障今后突发性公共卫生事件发生时能执行有效的政策措施。

（二）民众和意见领袖的角色

不同的话语层面，体现了不同的"权力"分层，线上权威的再现源于用户线下（现实生活中）威权的延伸，这种权威是通过其现实身份标识建构的。⑤ 意见领袖作为身份权威的象征，在网络上也具有较高的社会资本。在公共卫生事件中，意见领袖因掌握着较多的资源，所以能够得到比普通公众更多的信息来源，也正因此，意见领袖经常能引导普通公众的意见，起到舆论助推和引导舆论的角色。

当突发性公共卫生事件发生后，来自各领域的意见领袖会纷纷发表言论，意见领袖包括律师、媒体人、医生社群等专业领域的人士，也包括一部分"草根"，这些"草根"因亲身经历、目睹或接触公共卫生事件而具有高度的话语权。

意见领袖在公共卫生事件的传播过程中，一方面会从自身专业的知识领域，对公共卫生事件中涉及的事项进行专业性的剖析，以更加细致和多元地呈现出事件发展的态势和局面。例如，在 H7N9 事件的传播中，律师会从法律、政策等方面对 H7N9 中政府表现和医疗机构的行为进行质疑和分析，推动舆论的发展。而医生社群则重在通过自己的

① 参见赵路平《公共危机传播中的政府、媒体、公众关系研究》，复旦大学 2007 年博士学位论文。

② 参见翁昌寿《健康风险沟通中的传播者形象构建——以甲型 H1N1 流感为例》，载《国际新闻界》2012 年第 6 期，第 19 – 24 页。

③ 参见张国清《公共危机管理和政府责任——以 SARS 疫情治理为例》，载《管理世界》2003 年第 12 期，第 42 – 50 页。

④ 参见徐继敏《突发公共卫生事件中政府、社会组织和个人责任研究》，载《探索》2003 年第 4 期，第 140 – 143 页。

⑤ Lincoln Dahlberg. Computer-mediated communication and the public sphere: a critical analysis. Journal of Computer-Mediated Communication, vol. 7, issue. 1, 1 October 2001, JCMC714.

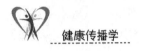

专业知识与专业权威，发布专业的医疗卫生知识，帮助公众更好地知晓 H7N9 事件的情况以及危害，同时发布相应的防护措施，让公众收获专业的健康知识和接受健康教育。

"草根"群体在公共卫生事件的传播过程中，由于身份与权威的弱小而难以让其观点呈现在公众面前。但新媒体赋予"草根"发声的权利，"草根"可以在追随意见领袖，推动舆论发展的同时，也会联动产生"反专家话语"。公众会运用经验、价值、专业等不同逻辑的社会理性，以此对抗专家话语，消解他们的科学理性；同时采用语言游戏、叙事表达、诽谤议论等方式，对专家进行象征层面的日常抵抗。①

（三）媒体的角色

在公共卫生事件传播过程中，媒体扮演着重要的角色。通过对公共卫生事件的相关信息进行客观与公正的报道，及时向公众告之事态进展，以及传播健康知识，使公众对公共卫生事件有大致的了解，并掌握一定的预防方法，起到稳定民心的效果。同时，也能以质取胜，巩固积极健康向上的主流舆论。②

在 H1N1 流感病例发生后，中国媒体反应迅速，及时报道。传统媒体利用自身优势，大篇幅进行详尽深入的报道，特别是电视媒体，因其画面与声效解放了公众的眼和耳，对 H1N1 进行了多维度的滚动式报道，形象与具体地传播相关信息，起到监测与教育的功能。此外，在该事件传播过程中，新媒体也起到了极大的作用。由于新媒体特有的网络特性，如传播速度快、交互性等，能够及时快速地向公众传递健康防疫知识方面，稳定民心。同时，公众也能利用网络主动搜索健康资讯，获取健康知识。在事态发展中，新媒体与传统媒体还有效联动，快速跟踪疫情的进展，以及传播健康信息。

有学者指出，公共卫生事件中，传媒主要扮演着公众健康环境的预警者、公众知情权的捍卫者、公共安全危机真相探究的推动者和危机情况下社会舆情的引导者 4 种角色。此外，从传媒具有的社会功能出发，媒体在公共卫生事件传播过程中，扮演了以下角色。③

第一，及时预警社会健康环境的瞭望者。当公共卫生事件发生时，公众会第一时间寻求媒体，希望从媒体获得有效的信息。作为信息传播发出者的媒体，有社会监测的功能。媒体负责报道和传播卫生危机事件的进展，同时也需要传播相应的健康知识，让公众在了解事件的同时，也能很好地预防。

第二，及时通报疫情、舒缓人民情绪的解压者。当公共卫生事件发生后，因为危及公众的生命安全，所以公众容易出现紧张、恐慌的情绪，严重时甚至会危及社会稳定。所以，为了稳定公众情绪，维护社会稳定，媒体会及时通报疫情动态，积极调动力量，

① 参见龙强、吴飞《社会理性、日常抵抗与反专家话语——当代中国科学传播失灵及其调适》，载《当代传播》2016 年第 5 期，第 48 - 50 页。

② 参见李晖《从导向需求看舆论引导的对策创新——以"甲型 H1N1 流感"事件为例》，载《新闻记者》2009 年第 7 期，第 20 - 23 页。

③ 参见顾行洋《健康传播活动中我国媒体的新定位——以甲型 H1N1 流感事件为例》，载《新闻爱好者月刊》2009 年第 11 期，第 10 - 11 页。

用大量翔实的事实说话，告知人们疫区的情况，以达到舒缓民众情绪、缓解社会压力的作用。

第三，医疗卫生知识的普及者。公共卫生事件发生后，公众亟须得到相应的健康信息，一是为了解事件的发生与进展；二是希望能够知道如何有效地预防，以保证健康和安全；三是为有效地应对谣言的危害。所以，在这一过程中，媒体会在客观报道事件进展的同时，也承担着医疗卫生知识的普及责任，将卫生部领导的讲话及有关专家的声明进行充分报道，充分满足了受众的知情权，掌握了相应的预防办法，防止民众因不了解真相而胡乱猜忌。

（四）医疗机构的角色

医疗机构作为医治场所，在公共卫生事件发生时，其角色与作用自然也至关重要。在应对突发公共卫生事件过程中，医疗机构承担着早期预警、医学救治、控制传播等多重责任。[1]

第一，早期预警者。医疗卫生机构是最早发现公共卫生疾病的场所。因此，在诊治的过程中，医疗机构如果发现疾病，会第一时间进行预警，上报疾控中心，是突发性疾病预警的早期瞭望者。

第二，医学救治者。在公共卫生事件发生过程中，医疗机构会秉承专业技术，承担起医学救治的角色。积极开展病人接诊、收治的同时，主动协助疾控机构人员开展标本的采集，做好医院内现场控制、消毒隔离、个人防护等工作，防止院内交叉感染和污染危害。在公共卫生事件后，医疗机构会对病例分析与总结，积累诊断治疗的经验。

第三，控制传播者。多数突发公共卫生事件的信息来自医疗机构，而医务人员对事件的敏感性、诊疗水平、事件发现、报告的及时性和准确性以及自身的防护能力等，对事件的控制和处理至关重要。[2] 同样地，医疗卫生机构也积极研制药物和诊断治疗，对公共卫生疾病的传播进行有效控制。

第四节　突发性公共卫生事件的信息生产、扩散与应对

自从 2003 年"非典"以来，国家对公共卫生事件给予了高度的重视，先后出台了《突发公共卫生应急条例》与《中华人民共和国传染病防治法》，从政策上推动了公共卫生事件的应对策略，但由于天灾人祸的原因，每年公共卫生事件频发，给政府的应对、企业的发展与公众的人身安全带来了巨大的压力与挑战。从"非典"发生至今，

---

① 参见全钰平、王绪东、张劲松《医院突发医疗事件应急预案设计》，载《中国医院》2003 年第 9 期，第 62－63 页。

② 参见邱泽青、陈富强《试论医疗机构在应对突发公共卫生事件中的作用、存在问题和对策》，载《实用预防医学》2008 年第 3 期，第 955－956 页。

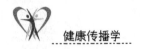

大大小小的公共卫生事件层出不穷，媒体对相关事件的报道逐渐增多，公众对此类事件的关注也得到强化，尤其互联网普及后，人们获取信息的方式得到改变，对公共卫生事件的关注更是达到了空前的高度，在网络上形成了强大的舆论，推动着事件的发展，也在一定程度上促进政策的变迁。

公共卫生事件与腐败、征地拆迁等都是多方利益相关者交织的集合，都需要调节政府、企业与公众的关系，甚至包括媒体。但较之其他类型，公共卫生事件更加聚焦于公众的健康与生命安全上，特别表现为重大的突发公共卫生事件。

一、突发性公共卫生事件中的信息生产

（一）传统媒体环境下突发性公共卫生事件的信息建构

突发公共卫生事件报纸新闻呈现的构建过程主要有 3 个方面。一是事件信息的筛选。新闻工作者在事件信息筛选上的工作，主要体现在对消息来源的选择上，这在争议性事件报道中更为明显。不同的消息来源对事件有不同的观点和看法，为了体现报道主题，新闻工作者往往会选择与其主观意识一致或相接近的消息来源。消息来源在事件信息的筛选上的工作，主要体现在接受新闻工作者采访前，消息来源就已对事件信息进行了筛选，选择有利于个人或组织发展的信息提供给媒体。二是对新闻材料进行动态且理性的构建。运用凸显与弱化等手段，通过对新闻体裁的选择、主题思想的提炼、版面位置和大小的确定做好对新闻材料的重构。三是主题框架的调整与侧重。在主流价值观的指导下，主题框架适时科学地进行调整，保证主题框架的侧重，以稳定社会的"定义事件"框架为主，兼顾"人情趣味"框架和"评价分析"框架。[①]

具体来看，传统媒体对公共卫生事件的呈现方式有以下 5 种方式：[②]

（1）事件定义框架。新闻文本中现对公共卫生事件的起因、经过、发展、结果等的客观描述，以事件定义框架及对病例人数，病情发展情况的调统计。并力图从这些方面对公共卫生事件进行定性。

（2）政府形象框架。新闻文本侧重于报道中央和地方政府在突发性公共卫生事件爆出后采取的具体解决措施以及相关政策的变迁、领导的处分等。让受众了解政府对突发性公共卫生事件的积极应对，在公众心中树立良好的政府形象。目的在于表达突发公共卫生事件会在权力机关的调节下得以解决。

（3）科普知识框架。新闻文本中涉及相关健康知识等内容。如疾病的基本情况、病因，甚至预防措施等。

（4）问题披露框架。新闻文本对突发性公共卫生事件中的相关责任方和存在的问题进行公开披露。

---

① 参见吴媛《突发公共卫生事件的报纸新闻框架研究》，湖南大学 2010 年硕士学位论文，第 9 - 12 页。

② 参见杜娟《突发公共卫生事件报道的框架分析》，西南大学 2014 年硕士学位论文，第 33 页。

（5）责任追究框架。新闻文本涉及对相关部门的问责、涉事企业及相关责任人的处理，甚至是明星代言虚假药品广告的责任追究等。

（二）新媒体环境下突发性公共卫生事件的信息建构

新媒体中健康信息的建构，除了来自媒体、机构等专业组织外，还有自媒体以及草根群体等对健康信息的建构。这些不同的力量在新媒体平台上表达着相同但又具有区别的健康信息。

以 H7N9 突发性公共卫生事件为例，新媒体中，健康信息建构的方式主要有以下几种模式。

1. 建构的信息来源

在 H7N9 信息中，被转发或评论较多为微博用户原创信息。同时，对于转发信息而言，用户转载源最多的来源形式为报纸，其次为电视、政府，主要原因在于传统媒体公信力的发挥与政府主体地位的权威，相比来源较少的网络媒体与杂志，一方面是网络信息质量参差不齐，而且有大量谣言混淆，信息可信度不高；另一方面在于杂志的受众接触面较小，而且影响力与公信力不如报纸、电视强。[①]

2. 建构议题的主题与方式

（1）主题。在 H7N9 议题中，网络用户在新媒体平台上建构的议题主题细分为六类。①事件的事实与细节。H7N9 事件发展过程中实际发生与存在的情况。②讨论事件危害。针对 H7N9 病毒的危害议论其可能带来与造成的破坏与影响。③责任归因。讨论哪些个体或机构或事物是造成 H7N9 事件发生、发展的责任主体，并对其责任的履行做出评价。④质疑社会表现与行为。对 H7N9 事件发展过程中社会个体或机构在应对危机或防治病毒上的措施与态度。⑤法律与法治问题。将 H7N9 事件上升为法律问题，从法律的角度阐述相关见解，引导议题。⑥事件背后的社会问题与危害。将议题转向更深层次的问题讨论，分析 H7N9 事件发生，发展背后所存在的社会问题（制度建设、环境工程等）。

（2）方式。

1）信息型文本：内容原创与传递——整合 VS. 原创。

信息传递是微博用户最主要的一个方式，通过对信息的传递，弥补公众在相关信息方面的缺失。同时，也通过信息的传递占据网络舆论高地，掌握话语权，赢得关注度与声誉。

在 H7N9 议题中，用户一方面通过整合媒体、政府、专家等多元信息渠道，传播不同主题的信息，如"如何防止 H7N9""最新 H7N9 病情进展"等；另一方面通过原创信息，包括从自身专业知识出发解构病情，从自身生活环境中发布真实信息等让公众在第一时间了解到关于 H7N9 的最新动态。但原创信息相较于转载机构组织的内容，扩散面较广，主要原因在于转载机构组织的信息属于"二次消费"，多数公众可能已通过机

---

① 参见金恒江《健康信息的被建构与传播——基于"H7N9 事件"微博的内容分析》，见人民网：http://media.people.com.cn/n/2014/1203/c40628-26138313.html，2014 年 12 月 3 日。

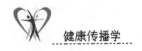

构组织新媒体平台了解到信息，因而对于其他用户的转载就不会给予极大关注，而用户的原创信息属于首次公开发布，信息的新颖度与价值更高，易于引起公众关注与扩散。

2）观点型文本：情感表达与舆论引导——理性 VS. 感性。在 H7N9 议题中，认证用户通过自身对问题的解析或感想表达观点意见，以"动之以情，晓之以理"的方式影响公众，非认证用户则因高度卷入事件之中，处于事件的中心位置而得到临时性的高度话语权，从而观点也在一定程度上影响着公众的态度。总之，这部分用户具有较高的现实权威性与专业权威性，其观点的抒发与表达较全面与深厚，而这正是普通草根用户所缺乏的人脉与权威因素。

3）议题型文本：政府、媒体、医院三者风险建构——质疑 VS. 呼吁。议题层面，用户围绕政府的扶持、媒体的缺席与医院的职业道德建构。在政府方面，用户以"政府是否应拿公共财政为 H7N9 病人治病"进行议题建构，从纳税人角度、宪法依据等方面论述其合理性。同时，通过对比美国与日本在面对突发公共卫生事件时的处理方法来讨论中国政府责任的缺失，这主要是一种呼吁的方式呈现议题。在媒体层面，用户用质疑的方式表达对媒体的不满，质疑 CCTV 作为中国主流媒体功能的丧失。而对于医院，用户通过自身就诊经历、H7N9 治疗方案等方面进行质疑，建构关于医院职业道德层面的议题，如微博用户 Postone02 以 H7N9 治疗方案，提出方案中的药品曾引起巨大的不良反应，甚至已被列为黑名单。

4）娱乐型文本：段子、图片恶搞，娱乐化再现恐惧——丑化 VS. 拟人。调侃是一种利用娱乐的方式进行议题发展的深化。微博用户利用"段子"与"恶搞图片"的形式调侃 H7N9 病毒，比如"段子"采用改编歌词调侃动物与禽流感。而"恶搞照片"则通过把鸡拟人化，摆出各种造型，配以文字解析说明。这两种方式的恶搞都不是通过对动物的丑化调侃 H7N9，而是拟人化的方式以人的口吻调侃病毒 H7N9，甚至相关利益者。

这种调侃，一方面以娱乐化的方式吸引了公众的注意力，通过公众的转发与评论潜移默化地传递了信息或观点，建构了舆论。另一方面则是通过娱乐再现出对 H7N9 的恐惧，而并不是以娱乐消解恐惧，比如陈赫发布的一条娱乐调侃信息中，评论与转发里有很大一部分是与 H7N9 的危害相关的评论。并且，在危机时刻，娱乐化的形式的确能够给公众带来快乐，但同时也在提醒他们危机（病毒）时刻在身边。

5）营销型文本：推广产品，增强 CSR——公益 VS. 促销。营销不是传统意义上微博用户的作用表现，但在关于卫生安全的 H7N9 议题中，营销也占据了一定的位置，因为在遇到恐慌时，公众出于保护自己的目的，会购买大量药品进行储存备用，也会经常吃药品进行预防。因此，这种需求推动了营销型微博用户的产生。这部分微博用户主要是健康、营养与医学领域的专家，其通过公益的方式推广产品，主要在于公益的元素能够较好地避开促销的风险，并且带有一种人文关怀，利于公众接受。同时，也能强化企业的社会责任感，提升企业的品牌知名度。

（三）社交媒体中健康知识的生产

社交媒体高度发达的今天，传播双方的地位不再局限于传统的传者—受者的线性模式，而是发展为角色重合的模式。公众的角色作用也不再是单纯的信息获取者，而也会扮演知识生产者的角色。微博等新媒体正是赋予了公众这种主动生产知识并传播的话语权力。所以，相对于传统的健康信息传播研究，或者健康信息获取层面的差异研究而言，社交媒体影响力巨大的今天则需要考虑健康知识生产的问题。

知识生产的概念现阶段存在狭义与广义两种区分。狭义的概念是指知识生产以研发为代表；广义的知识生产涵盖了所有蕴含知识作为生产要素的生产，[1] 包括知识创造与知识传播两个方面。[2] 健康知识生产是指由用户原创并发布在网络上的健康信息。

H7N9 作为公共卫生事件最具代表性的例子，这一禽流感的发生引起了国内外的广泛关注，这种高死亡风险与传染地域广泛的新型病毒瞬间提上了政府、各类组织机构与公众的议程。就媒体报道而言，传统媒体与新媒体合力设置议题，多方位滚动传播报道，跟进事件进展与提出应对策略，对 H7N9 事件展开丰富多元的信息传播。同时，在H7N9 事件的发生、发展过程中，公众也充分利用微博等新媒体带来的便利生产 H7N9健康知识，推动着 H7N9 事件的进展。

聂静虹与金恒江（2017）以 H7N9 事件为例，指出网络用户的健康知识生产主要有如下表现[3]。

1．在参与主体与地域范围上，女性用户与东部城市用户更多地参与讨论

女性用户作为 H7N9 议题的网络讨论主要参与者未得到已有"性别与公共事务"研究结论的支撑，如男性用户比女性用户在网络上生产更多的政治信息（韦路、王梦迪，2014），[4] 更多地发布公共事务知识的博客。[5] 这进一步说明了在政治议题与健康议题上，男性用户与女性用户存在不同的价值观念，男性用户更倾向于在政治层面更多地表达自己的声音，参与政治事务的讨论，建构政治议题的公共性，而对于较为"中性"的健康议题，男性与女性的参与虽有差异，但差异并不大。

在地域范围方面，东部城市经济发达，且 H7N9 的爆发多集中在东部地区，因此，东部城市由其高度卷入事件中心而成为主要的参与讨论区域。另外，东部城市居民生活水平较高，整体媒介素养也较高，更容易通过网络关注社会健康议题，发表观点与生产知识。

2．在媒介表达与情感抒发上，多媒介运用渐成主流；男性用户与认证用户态度理性

① 参见俞崴、陈劲杰、刘安军《基于互联网的大规模知识生产模式研究》，载《科技信息》2008 年第 22 期，第 384 – 399 页。

② 参见陈伟军《媒介融合趋势下的知识生产》，载《国际新闻界》2011 年第 5 期，第 57 – 62 页。

③ 参见聂静虹、金恒江《网络用户健康知识生产差异研究——基于"H7N9 事件"微博的内容分析》，载《新闻界》2017 年第 7 期，第 73 – 84 页。

④ 参见韦路、王梦迪《〈微博空间的知识生产沟研究：以日本核危机期间中国网民的微博讨论为例〉》，载《传播社会学刊》2004 年第 27 期，第 65 – 990 页。

⑤ 参见韦路、李锦容《网络时代的知识生产与政治参与》，载《当代传播》2012 年第 4 期，第 13 – 16 页。

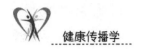

首先，多媒介是微博用户健康知识发布的主要媒介形式，其中又以"文字＋图片"最为常见，这种超越单纯媒介发布形态的运用主要在于图片／表情媒介有助于加强情感色彩，加重文字的表达力度，传播无法用语言表达的信息，同时也能起到美观与娱乐的作用。其次，文字的长度较为适中，信息简洁明了，便于微博用户抓住主要信息，同时配以长微博或以链接的形式发布信息，进一步满足微博用户对信息"深度"的需求。最后，微博用户更倾向于采用移动客户端生产健康知识，打破了以往时间和空间的限制，随时随地碎片化地获取与生产健康知识，便利与"时空自由"是主因。

3. 在内容类型与形式上，用户间的实质性内容无差异；认证用户以原创方式生产健康知识

在 H7N9 议题的内容类型方面，用户间的健康知识生产没有差异化存在。此外，在内容生产的形式上，认证用户通过原创这一形式生产健康知识，这表明在微博空间中，认证用户由于其权威性意识与社会责任意识的突出，在任何议题的观点表达上都力争原创，一来可以吸引网民的注意力，增加自身的公信力与知名度；二来也展现了自身的学识与能力，得到自我展示的满足。

4. 在社会影响上，网络社会资本越高，用户越具有话语影响力，其中加 V 认证的男性用户掌握更多的话语权

社会影响的大小由"点赞数""转发量"与"评论量"的多少衡量，而能够在公共空间得到巨大转发量与评论量的微博用户大部分都有大量"粉丝"的追随，人脉较广，在现实生活中具有一定的社会地位，同时也拥有丰富的资源渠道，这符合了网络意见领袖的传播、扩散与引导能力。不同的话语层面，体现了不同的"权力"分层，线上权威的再现源于网络意见领袖线下（现实生活中）威权的延伸，这种权威是通过其现实身份标识建构的。[①] 同时，收获点赞数、转发量与评论量较多的知识生产者中，认证的男性用户多于认证的女性用户，二者在一定程度上加深了认证男性用户话语权的覆盖面，也加快了健康信息传播扩大的力度。

5. 在时间序列上，随着事件的发展，男性用户、认证用户在 H7N9 健康知识生产的外在形式与内在体现上逐渐趋向于女性用户、非认证用户的知识生产模式

虽然微博用户随着事件的发展变化而表现出一定的知识生产差异，但是这种差异更多地在后期表现为一种知识生产形态的融合，即不管对于发布管道、是否原创等知识生产的外在形式，还是知识类型、情感倾向等知识生产的内在体现，微博用户间的知识生产差异在逐渐缩小甚至趋同。

这一变化的出现可能主要在于两个方面的原因。第一，事件本身的敏感性与舆论张力减弱。随着时间的流逝，政府部门、卫生部门与媒体对 H7N9 事件的发展都做出了调整。政府部门开始公开 H7N9 事件的信息，第一时间遏制谣言的发展，稳定了社会情绪；卫生部门出台相应的权威报告，进一步解析 H7N9 病毒的传播性质，如在人际间不具传播性等与发布相应防护措施，从医学权威的角度缓和了公众的紧张；媒体对 H7N9

---

① Lincoln Dahlberg. Computer-mediated communication and the public sphere: a critical analysis. Journal of Computer-Mediated Communication, vol. 7, issue. 1, 1 October 2001, JCMC714.

事件的报道也由于新议题的出现而减少，而且报道更多地以引导和教育为主。这种对H7N9事件处理方式的转变在一定程度上减弱了事件的敏感性与舆论张力，公众对H7N9事件的认知到达一定的饱和度。第二，公众议程的时间限制性。公众对某一议题的关注并不会无期限地发展下去，而是会在下一个新议题到来时逐渐减少对旧议题的关注，一方面是由于媒体议题的改变，会影响了公众的议题注意；另一方面是由于公众对某一议题的知识和关注度都达到一定阀值时会出现疲劳，从而转向新的议题。

健康知识生产还需要值得关注的一个问题是"质量"的问题。网络医疗健康信息的质量呈现区域性、专业性、阶段性和层次性的特点，用户感知的信息质量和专家认可的信息质量之间存在一定的差距。这种差距主要体现在：信息数量多，但质量参差不齐；信息质量判断标准混乱；信息质量的科学性和可信度不高等方面。[1] 健康知识生产的主体可以是专业机构，也可以是普通个体或组织。然而与专业机构和健康网站生产的健康知识相比，由个体生产发布的健康知识缺乏相对统一的标准、监管和控制，导致其信息质量良莠不齐，而健康信息关乎人们的生命安全，所以健康知识生产的质量问题十分重要。

针对此，就需要建立较为合理的健康知识质量评价体系。有研究者建构了包括信息内容、信息表达、信息效用、信息来源和健康特征5个方面的评价体系，并对不同健康知识生产来源进行评价：[2]

（1）信息内容维度。在这个维度上，知乎和新浪博客里的健康知识生产得分较高，这两个平台相对来说比较正规，健康知识较为准确、客观、全面，尤其知乎中的健康知识最为全面，而微博由于字数的限制，健康知识的全面性会较为差一些。

（2）信息表达维度。在健康知识表达上，知乎的得分依旧比较高，其特点表现为健康知识贡献者的文字表达能力和组织能力都比较强，论述时层次分明，逻辑性强。但知乎中的很多健康知识贡献者为行业专家，因此有时候论述会有比较强的专业性，这对普通用户的理解和接受能力有一定要求。而百度知道、论坛和微博等中的健康知识表达上则更为口语化，易于理解和接受。在文明性上，知乎的健康知识表达最为专业，而百度知道和论坛上则较为随意，偶尔会出现一些不文明的现象。

（3）信息效用维度。在健康知识效用方面，健康知识生产表现出了质量参差不齐的特点，在知乎和博客等相对正规的平台，健康知识效用方面表现更为优秀。百度知道存在大量答案与问题不符的信息，而论坛中则有许多无效的灌水信息等。微博则是简短的评论和新闻、科普比较多，实际可用性不是很强，但更新速度快，时效性强。

（4）信息来源维度。在健康知识来源上，知乎和新浪博客的原创性健康知识相对较多，即使不是完全原创的健康知识，也是经过了一定的加工整理，而知乎中的大部分健康知识则会标明一些信息来源及作者的身份。百度知道和论坛则普遍存在健康信息复

---

① 参见齐娜、宋立荣《医疗健康领域微博信息传播中的信息质量问题》，载《科技导报》2012年第17期，第60－65页。

② 参见姜雯《网络UGC健康信息质量评价研究》，华东师范大学2016年硕士学位论文，第24－27页。

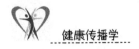

制的现象，也很少标明健康信息来源。

（5）健康特征维度。除知乎外，百度知道、新浪博客、论坛和微博都存在较为严重的商业性广告植入现象，知乎和论坛中分享自己真实病史经历的相对较多，论坛中的情感支持表现最为强烈。

二、健康信息的获取

（一）健康信息的获取方式

作为健康信息传播的渠道，媒体一直以来都扮演着重要的角色。而在传播技术不断演进、社交媒体发达的当今社会，无论是健康信息的生产、接收还是效果的评估，整个健康传播的格局都发生了改变。具体而言，新媒体将受众的信息获取渠道从传统的依赖报纸、电视的被动接收转化为新兴的在网络科普中主动搜索和反馈的参与式获取；将健康及科普信息的内容生产从传统的专业科技人才制作转化为新兴的受众可主动生成、编辑信息的参与式制作；将科普效果的衡量体系从传统的由受众接收到接受的单向指标转化为新兴的包括信息内化、再次传播、二次创作、主动反馈等新媒体行为指征的双向传播。

卫生部《2008 年家庭健康调查》有关居民如何获得相关保健知识一项中，约78.6% 的 15 岁及以上居民把电视作为获取保健知识的主要渠道。① 这表明，电视在受众健康信息的获取上起着重要的作用。但互联网的发展，使得公众对健康信息的获取渠道不再局限于医生、家人或者传统媒介，而是更多地通过互联网获取所需健康信息。克里希那（KriShna）认为，互联网健康传播的出现是一种公众获取健康信息媒介渠道的延伸，一个对健康传播途径的增值补充。② 根据美国"皮尤互联网和美国人生活项目"（Pew Internet &American Life Project）2008 年的调查结果，六成以上的美国成年人通过互联网获取过健康信息，而在美国网民中，通过互联网搜索健康信息的比例高达80%（Rainie L，2010）。③ 另外，据 CNNIC《中国科普市场现状及网民科普使用行为研究报告》统计显示，有41.6% 的网络使用者在关注科普类信息的时候关注了医疗健康方面的知识。同时，39 健康网发布的《2010 年第四届中国网民健康状况白皮书》已有69.8% 和75.6% 的中国网民经常使用搜索引擎和通过浏览健康类网站的方式获取健康知识。此外，根据中国科普研究所 2010 年发布的《新媒体科普发展研究专题报告》，我国公民最感兴趣的科普信息为医学与健康，比例高达82.7%。清华大学媒介调查实

---

① 参见马丽亚、秦美婷《电视健康节目受众满意度调查研究》，载《新闻传播》2013 年第 6 期，第 204 – 205 页。

② Institute of Medicine（U. S）. Speaking of health：assessing health communication strategies for diverse populations. National Academies Press，c2002，Washington，D. C.，p. 201.

③ Lee Rainie. Online health seeking：how social networks can be healing communities . Pew Internet & American Life Project，Pew Rearch Center，2010-10-25.

验室所展开的网络科普受众需求调查结果显示，生命科学、医学、心理学知识是受众需求量最显著的内容板块，科普文章、图片和专题知识是网络科普最受关注的 3 种内容形式。

电视和互联网作为健康信息传播与获取的两大媒介渠道，由于其媒介本身特质的影响而带来了传播健康信息和获取健康知识方式的不同。电视作为传统媒介，公信力与可信度较高，能够传播准确的健康知识，并在精神领域引导公众树立正确的健康观念，形成一种关爱健康的意识。但同时，电视也存在相应的局限：互动性缺乏，受众被动接收信息等。而互联网的出现与发展打破了电视线性的传播方式，带来双向互动传播。受众能够主动搜寻和生产健康信息。但其也存在着大量信息冗余和谣言等问题，影响着公众对健康信息的信任。

这种从电视线性传播到互联网互动传播的发展，使得健康传播的效果存在两种截然相反的观点。正向观点认为，不同的媒介对健康传播的效果均有促进作用。比如，有学者研究表明电视所具有的社会示范作用能为公众树立学习的榜样从而改变其健康行为。① 同样，针对互联网与公众健康态度的研究表明，互联网上健康信息不仅可以帮助个体增加对健康知识的掌握，还能对健康态度和意识产生积极影响。② 而反向观点则怀疑媒介对健康传播效果具有有利影响。部分学者认为，电视在唤醒公众健康意识觉醒上起着重要作用，但在改变公众关于健康的态度与行为方面作用不显著。互联网虽然使得个体获取健康信息便利，但因健康信息网站质量良莠不齐、网站建设不规范等问题，影响了公众对健康信息的信任。③

（二）健康信息的获取差异

目前，针对新媒体健康传播的研究除了传播方式变迁、网民健康信息获取研究外，还引入了年龄变量、种族变量进行延伸研究。对于年龄变量，主要涉及老年群体、青少年群体与成年人群体的新媒体健康传播研究，这类研究从不同年龄层次讨论分析新媒体健康传播对其带来的影响与改变，同时揭示出不同年龄阶层的群体对新媒体健康传播需求的不同，产生效果的差异。如青少年对网上的性健康教育仍持保守态度，更信赖传统的性教育方式和渠道；老年人的网络健康信息搜寻行为，并没有从根本上改变他们对医疗专家的依赖与信任，他们只是通过利用网络的便利与信息的海量来获得更广泛的健康

---

① 参见刘瑛《电视对健康行为改变的作用：从社会认知论的角度》，载《第四届中国健康传播大会优秀论文集》2009 年，第 222 – 226 页。

② 参见刘瑛《互联网改变健康行为的作用探讨》，载《华中科技大学学报（社会科学版）》2008 年第 5 期，第 109 – 113 页。

③ 参见刘瑛《互联网使用对个体健康行为的影响研究》，华中科技大学 2011 年博士学位论文，第 89 – 96 页。

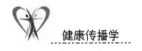

信息支持。①②

对于种族变量，在于从不同的民族与种族的差异切入，研究新媒体健康传播对其带来的不同效果。如英格兰裔美国人比西班牙裔美国人更倾向于使用健康相关网站，而西班牙裔美国人更依赖医生、网络医药广告、电视和电视处方广告，但两者对网络健康信息的评价无明显不同。③

此外，"性别"也逐步被引入新媒体健康传播中进行研究。讨论男性与女性用户利用新媒体获取健康信息的区别。相较于男性，女性更喜欢选择网站获取健康知识，这些女性通常更愿意与医护人员交流所获取的健康信息，她们的医疗决定会受这些信息的影响。④

三、应对措施

突发性公共卫生事件对社会稳定、公众生命安全会产生巨大的威胁。为了有效地控制和应对其带来的伤害，需要整合政府、媒体、公众等多方力量。

有学者通过分析公共卫生事件的突发性、多样性、群体性、社会性和阶段性等5个方面的特点，提出了监测、预测和预警等主要的预防措施。⑤

1. 监测：完善防护网和健全突发性公共卫生事件的监测系统

目前，我国已基本建立一套比较规范的监测系统，对于疾病疫情的初期发现和管控有较高的监测作用。如H7N9疫情发生后，上海、北京反应迅速，立即启动不明肺炎的监测程序，以有效、快速应对疫情的发展。为了达到防护和管理效果最大化，监测系统也需要不断完善。对此，国内公共卫生事件监测系统可与多个国家的公共卫生事件应急体系进行比较，根据自身情况，优化与整合系统程序。

2. 预测：评估与分析突发性公共卫生事件发生的可能性与趋势

由专门机构和专家对获得的监测信息，国内外的各种疫情、中毒等事件的类型、趋势等进行分析评估，结合专业理论进行合理预测。预测的重点内容是突发公共卫生事件是否会发生，何时发生，在什么地区和人群中发生。预测要建立在对事件信息科学分析的基础之上，同时需要丰富的实践经验积累。预测有风险，失败的预测可能会造成不可

---

① Xie B. Older adults' health information wants in the internet age: implications for patient-provider relationships. Journal of Health Communication, vol. 14, 2009, pp. 510-524.

② Rachel K, et al. Is the internet filling the sexual health information gap for teens? an exploratory study. Journal of Health Communication, vol. 16, 2011, pp. 112-123.

③ Delorme D E, Huh J, Reid L N. Evaluation, use, and usefulness of prescription drug information sources among Anglo and Hispanic Americans. Journal of Health Communication, vol. 15, 2010, p. 18.

④ Tait A R, Voepellewis T, Zikmundfisher B J, et al. The effect of format on parents' understanding of the risks and benefits of clinical research: a comparison between text, tables, and graphics. Journal of Health Communication, vol. 15, 2010, p. 487.

⑤ 参见柴光军《突发公共卫生事件的特点、防控对策和措施》，载《解放军预防医学杂志》2013年第5期，第385-387页。

逆转的后果。因此，要建立各级流行病学、公共卫生和临床专家组成的专家委员会，随时对可能出现的情况进行分析研究，及时进行评估。

3. 预警：根据突发性公共卫生事件的危害程度、紧急程度和发展势态进行预警

突发公共卫生事件的预警包括相互联系的 5 个步骤，分别是：①信息收集；②预兆识别或鉴定；③事件证实和确定，提高公共卫生警觉；④提升公共卫生应答水平；⑤发布警示信息，通报可能存在的威胁及应对措施。也可简单归结为 3 个方面，即风险评估、预警决策和行政发布。

另外，吕冬艳认为，对于突发突发性公共卫生事件的应急应对，也需要从以下几个方面来规划。①

（1）建立以政府为主导，分级负责，综合协调的公共卫生体系。

政府在应对突发公共卫生事件中应该组织政府的各有关部门、动员社会各种力量参与突发卫生事件的应对。同时，在不同职能管理部门之间实现协同运作，明晰政府职能部门与机构的相关职能，优化整合各种社会资源，发挥整体功效，最大可能地减少突发事件带来的损失。

（2）加强全面危机健康教育，提高公众健康素养和社会参与防护的行为。

突发公共卫生事件应急管理应当加强对政府机关、社会大众等进行风险教育，坚持"预防为主，平战结合"的方针，防患于未然。加强卫生应急科普宣传工作，充分发挥大众媒体和健康教育机构的作用，采取多种宣传形式和手段。

此外，还可将危机教育纳入全民教育课程。首先，加大宣传力度，使政府和有关部门、医疗机构及广大人民群众了解关于突发公共卫生事件的法律法规和基本常识；其次，将危机教育普及到各级学校和社区，开展学校教育和社区课堂，定期进行防灾演习，使民众具备基本的自救、互救技能。

（3）强化人才培养，建设高效应急队伍，搞好应急培训和演练。

首先要在现有的基础上，增加培训的频度，定期或不定期地进行演练，提高应急队伍的能力和反应速度；其次要制订人才引进计划，采取切实有效的措施引进高层次公共卫生专业人员，充实应急队伍，并对现有工作人员进行专业培训、学历教育，尽快提高他们的专业素质和工作水平。② 培养高素质、复合型的卫生应急梯队，以适应各种复杂情况下处置突发公共卫生事件的需要。

那么，如何在突发性公共卫生事件中进行健康传播呢？

（一）政府在突发性公共卫生事件中的传播策略

首先，政府在突发公共卫生事件当中，必须坚持 3 个基本原则：①及时原则，在第一时间向公众发布信息，掌握信息发布的主动权；②公开透明原则，不隐瞒、不掩饰，

---

① 参见吕冬艳《我国突发公共卫生事件应急管理现状及应对策略》，载《社区医学杂志》2016年第 24 期，第 65 - 69 页。

② 参见凌玉、陈发钦《我国突发公共卫生事件应急管理存在的问题和对策》，载《中国公共卫生管理》2012 年第 2 期，第 189 - 191 页。

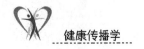

实行最大限度的信息公开；③公共利益至上的原则，政府一些行动的出发点都应以追求公共利益的最大化目标，不得以损害公共利益为代价，维护本集团、本部门的局部利益。

政府应该动员社会力量的参与。当今的社会，是一个全民参与的社会，公众不仅是危机事件中的受害者，同时也是开展自救，甚至是互救的主体。汶川地震给四川带来了重大损失，但是仍有唐山、四川乃至全国各地的人民赶往灾难现场支援救援，这种精神就是全局精神，是为了国家的利益牺牲个人利益的精神，对于黄金72小时的救援起到了至关重要的作用。政府作为危机管理的决策者，动员公众自己参与危机救助，不仅有利于最大程度动员救灾力量，也能够产生强大的凝聚力和影响力。

政府在危机之后，作为管理者有权力也有能力搜集到第一手的信息资料，但是长期以来，政府这方面的意识比较薄弱，实践中也存在很多问题，因此应该建立搜集信息的相关机制，才能更好地进行危机处理。政府信息搜集应该从两个方面着手，一方面是媒体信息，另一方面是舆情信息。

第一，政府要积极搜集媒体信息。这里的媒体信息是指初级信息，没有形成舆论或者产生巨大影响力的信息。媒体是上情下达和下情上传的重要渠道，是重要信息产生的源头。但在这个信息膨胀和信息过载的社会，媒体信息在扩大并演化为舆论之前重要性很容易被忽视，这就需要政府设立专门的机构搜集媒体信息。首先，政府可以设立媒体顾问，通过与媒体记者常规性的联系，并且及时关注媒体信息，将危机事件中的各种谣言信息扼杀在萌芽状态。其次，政府内部建立将危机信息自下而上传播的机制，鼓励对危机信息的搜集并传达至上级进行分析与应对。最后，政府人员可以向报纸等在舆论引宣传理念的转变是关键。

政府的宣传内容发生了从救灾到"灾难"本身转变的一个趋势。在此转变的背后，是我国"以正面宣传为主"的宣传理念的转变，从对危机事件正面意义的宣传报道转变为对危机事件发生后信息全面、及时的公开，意义重大。目前，我国政府这一宣传理念的转变是被动的，大部分危机事件都是在被媒体曝光之后政府才被迫站出来召开新闻发布会公布信息。例如，贵州瓮安县发生的打砸抢事件，海南中学教师猥亵未成年学生事件之后，当地媒体统一消声，事件经过外地媒体的报道，政府才被迫站出来回应事实。

政府应该从以下几个方面着手转变宣传理念：政府要加强信息公开的相关法律、机制建设。2006年，国务院总理温家宝签署了《中华人民共和国政府信息公开条例》，此条例自2008年5月1日起施行。这是我国第一次用法律手段明确规定公众知情权，该部法律对人们的知情权、参与权、表达权和监督权进行了阐释，在我国意义重大。

第二，政府要积极搜集舆论信息。当信息积累到一定程度，影响力开始扩大并形成一定的观点时就形成了舆情。如果说信息存在真假，信息的来源、渠道等都影响公众对信息可信度的认识。舆情信息对公众来说已经具有舆论影响力，人们更容易成为"沉默的大多数"。因此，舆情是民情的体现，舆情的演化和民众的意志有很大关系。同时，舆论很容易受到人们感情的控制呈现出情绪化的特点，还容易被别有用心人释放的谣言信息所控制。因此，政府对舆论信息不能够在没有足够认识的情况下，就去盲目维稳，这样只会让政府疲于应付，舆论上的指责之声也会日益高涨。

健全信息发布机制信息公开是实现公民知情权的要求。一方面，政府要为媒体提供新闻素材，及时发布信息，满足媒体需要；另一方面，政府要利用媒体作为新闻发布的重要渠道，主动向公众传递有利信息，掌握舆论主动权。一是提高对新闻发布工作的认识。把握信息发布的时间性，在第一时间抢占信息发布的高地，掌握主动权。二是建立健全相关机制与制度。完善新闻发布机制，增强政府透明度，营造公开的信息环境。健全新闻发言人制度，形成专人负责、智囊团配合、整体协作的制度规定。三是遵照政策，严守纪律。遵照政府在新闻发布、新闻宣传方面的政策及规定。四是联系实际，加强学习。加强对新闻传播相关知识技巧的学习，提高对媒体的使用能力并做好和媒体的配合。通过对相关业务能力的提升，使政府的新闻发布工作更有成效。

第三，加强立体化、多元化传播网络建设。危机事件发生之后，政府不仅要应对危机本身，还要应对危机中的各种谣言信息，换言之政府既要应对危机事件又要处理危机信息。自媒体时代，公众在危机传播中的地位逐渐提高，成为与媒体和政府共存的重要传播主体。因此，政府在危机传播中应该掌握主动权，鼓励公众参与，积极利用媒体，并且加强自身改革，在危机状态下构建一个全新的合作网络，提高应对危机事件的传播能力。

麦克卢汉的媒介决定论认为，网络媒介能够消除信息传播的时间和空间限制，使世界变成一个地球村。政府危机传播同样也需要通过构建立体化的传播渠道，消除信息传播时间、空间的限制。政府的传播媒介应该既有人作为媒介，也有传统媒介，现在又提到了网络新媒介和自媒体；政府的传播符号从语言符号扩展为图表、视频、超链接等非语言符号；传播方式从一对一到一对多，再到多对多。短信、微博、论坛等互动性极强且极具个性化的传播方式都考验着政府的危机传播能力，所以，政府危机传播可谓是体现了立体化传播。但是在这一过程中也存在着很多问题，例如政务微博更新缓慢，网络问政成效不明显，与受众互动性差，危机信息发布不及时等，这都体现了危机传播立体化的尝试中存在不规范的地方。因此，第一有必要通过政策来规范政府的一些立体化传播行为，促成一种常态化的信息发布机制，这样不仅可以吸引固定的受众群体，也能促进危机管理工作的长效开展。第二，设立专门岗位开展政府部门的立体化网络建设工作，由专人负责，建立责任机制和绩效考核机制，提高相关政府工作人员的工作效率。此外，加强对政府危机传播意识的培养与能力建设，提高政府部门工作人员利用立体化传播网络的能力。第三，应该主动接受公众的信息反馈与监督。

与此同时，政府在完善新闻发言人制度的同时应该大力推进网络新闻发言人制度，召开网络新闻发布会。这样不仅可以减少新闻发布的组织成本，同时可以利用网络传播的优势，提高信息传播的速度、加大信息的影响力。

（二）媒体在突发性公共卫生事件中的传播原则

不同的人对待风险会有不同的理解，采取不同的态度，难免出现一些误导性的言论，如果媒体未能发挥好舆论引导作用，这些误导性的观点将会在传播过程中发酵，造成严重后果。因此，除了传递风险信息，并对风险进行监测预警之外，媒体还要通过合

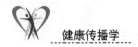

理的议程设置来有效引导舆论，营造一个科学、健康、良好的舆论环境，减少社会矛盾与民众恐慌，协调并稳定社会。面对突发且不确定的风险时，媒体应通过及时的新闻报道告知公众如何科学有效地应对风险，包括对风险基本知识、预防知识的普及，应对风险时的心理调适等，这些风险教育信息都有助于减少风险对公众，乃至整个社会的危害存在一个缺乏社会风险信息沟通的社会体系中，一个迅速从无到有的风险爆发，除了引起民众高度的恐慌和不信任的危机之外，根本无法增进公众的风险认知，也无法增进公众的风险认知，也无法促进本地区风险沟通的透明发展。

媒体应该从乐观正面的角度去分析报道，缺乏多角度报道，当危机产生时，其所产生的社会恐慌和产生危机的相关风险信息认知缺位，风险也随之放大、递增，并最终导致更大的公共社会危机发生。

（三）受众在突发性公共卫生事件中的信息接收要领

1992年，美国媒体素养研究中心对媒介素养下了如下定义：媒介素养是指在人们面对不同媒体中各种信息时所表现出的信息的选择能力、质疑能力、理解能力、评估能力、创造和生产能力以及思辨的反应能力。概括地说，所谓媒介素养就是指正确地、建设性地享用大众传播资源的能力，能够充分利用媒介资源完善自我，参与社会进步。主要包括公众利用媒介资源动机、使用媒介资源的方式方法与态度、利用媒介资源的有效程度以及对传媒的批判能力等。

在全媒体时代的信息海洋里，如何去辨别正确的信息至关重要。特别是辨别同我们的身体健康至关重要的健康知识更为重要。现在伪健康知识遍布网络，各类良莠不齐的健康App随处可见，这就要求我们要练就一双"火眼金睛"，识别一些虚假信息，不盲目不盲从。

2016年上半年持续在网上发酵的"魏则西事件"便是典型的被网上鱼龙混杂信息所欺骗的事例。魏则西因为在百度上搜索出武警某医院的生物免疫疗法，随后在该医院治疗后致病情耽误，最后失去了年轻的生命。而魏则西所牵扯出来的是网上披着健康名义，实则是谋利的各类医院广告。因此，我们在运用网络为我们谋取便利的同时，应该擦亮眼睛，去辨别网上的信息是否属实，是否正确，而不是盲目相信，从而做出耽误自己健康的事情。

【案例分析】

从"自来水苯超标"事件和"非法疫苗"事件看融媒介环境下的健康信息传播

"这水一个多月前就闻到有异味了，喝了被污染的自来水怎么办？"

"我前几个月刚带孩子去接种了疫苗，不会正好碰上问题疫苗吧？接种了问题疫苗有什么后果？"

今天，报纸、电视、手机和互联网等各式各样媒介的普及，让人们处在纷繁信息的包围之中，与健康息息相关的新闻事件层出不穷。北京雾霾围城、广西龙江镉污染、广州登革热疫情、山东"非法疫苗"案、乔布斯因胰腺癌逝世、李开复患淋巴癌等，这些信息不时地刺激着人们的神经，每当此类新闻事件爆发，我们总能听到与上面类似的疑问。随着社会经济快速发展、科学技术进步、生活水平提高，人们对健康也有越来越高的追求，与此同时，环境污染、公共卫生事故、不良的生活工作方式等问题已经对公民的健康构成了严峻挑战。

1. 兰州"自来水苯超标"事件

兰州"自来水苯超标"是见报于2014年4月中旬的一起恶性环境污染事件，由于该事件直接关系到居民的饮用水污染问题和健康安全问题，后果十分严重，引发了媒体和社会的强烈关注。据报道，兰州自来水苯含量超标是一次"偶然"检测发现的，兰州市威立雅水务集团公司于2014年4月10日发现出厂水苯含量、自流沟苯含量分别超出国家限定值的11.8倍和17倍，导致兰州市4个主城区240多万人的用水陷入危机。4月11日上午，水污染问题被媒体披露后，引发了兰州市民恐慌性抢购瓶装水，超市门口排起几十米长队，矿泉水价格飞涨，许多店家不得不采取限购措施。同日，兰州市政府召开新闻发布会称，已经采取措施开展应急处置，找到污染点予以切断，水厂开始对泵房实施清洗作业，并从周边地区调集桶装水和瓶装水向市民免费发放。4月12日，公布的污染原因是中国石化兰州分公司的一条管道发生原油泄漏，污染了供水企业的自流沟所致。后果经过详细勘察，污染原因被修正为1987年和2003年原兰化公司原料动力厂原油蒸馏车间渣油罐两次破裂，渣油流出渗入地下所致。4月14日，威立雅所属水厂的自来水苯含量已回复至正常水平，兰州市全部恢复正常供水。

最先对事件进行报道的是新华网，其后中国新闻网在11日下午发表了《兰州自来水苯含量超标　局部地区已停水》一文。新华网和中国新闻网的两篇报道被各大网络媒体转发数百次，成为引爆关注的节点。腾讯、新浪、网易等门户网站纷纷对事件置于首页，极大地推高了舆论的热度。兰州市政府对此次污染事件的应对是有力的，及时、透明地披露信息，向市民免费发放桶装水，迅速处理问题恢复供水正常有效安抚了市民的情绪。然而，威立雅水务集团在恢复供水后称，4月10日检出苯超标的水样是4月2日的水，能够测出苯超标纯属偶然，这番言论激起了舆论反弹，再次引起媒体大量发表关于饮用水安全的批评性报道。另外，根据其3月份的检测报告，居民怀疑已经饮用了苯超标自来水10多天，引起居民对健康的担忧和极度不满，苯超标的危害随之成为人们最关注的问题之一。[①]直到4月17日，媒体和政府经过了数天对用水安全监管机制的深刻反思和检讨，关于此次事件的报道和舆论才基本得以平息。

2. 山东"非法疫苗"事件

事发于山东济南的二类疫苗非法经营事件，2016年3月下旬开始受到全国上下的强烈关注，李克强总理也在对此案件专门做出了批复。而事实上，伪劣疫苗和非法经营者被查处和被报道，却是发生于一个多月前。2016年2月2日，山东大众报业集团下属的大众网报道称，济南市公安局食品药品与环境犯罪侦查支队近期查获一起大量非法

① 闫雅琪《兰州自来水苯含量超标　局部地区已停水》，见人民网：http://gx.people.com.cn/n/2014/0422/c351878-21049428.html，2014年4月22日。

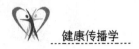

经营人用疫苗案，购入25种儿童、成人二类疫苗，涉及国内24个省市，涉案人员300多人，其中包括疾控部门的工作人员，涉案金额达到5.7亿多元。案件的主要人员庞某某和孙某母女自2011年起参与疫苗的非法经营，虽然其经营的疫苗及生物制品为正规厂家，但是由于在运输保存过程中未按照国家规定操作，脱离了2～8摄氏度的恒温冷链，致使疫苗难以保证品质和使用效果，注射后甚至可能产生副作用。①

这一案件被披露后，次日就有不少媒体对报道进行了转载，而直到3月22日，"非法疫苗"事件才引起了社会舆论的轩然大波。其中重要的导火索是有网友在3月21日将此次山东假疫苗案与2013年《财新》记者郭现中拍摄的一组疫苗问题深度报道联系起来。郭现中这组名为《疫苗之殇》的获奖摄影报道，描述了少数儿童因为接种疫苗致病致残的悲痛故事，指出接种疫苗的风险，并揭露了我国疫苗管理存在的问题。在3月22日，一篇同样名为《疫苗之殇》的文章在微信朋友圈、新浪微博等社交媒体上借着山东假疫苗的报道疯狂扩散，令很多人混淆了这两起新闻事件，激起了公众巨大的恐慌和愤怒。一些娱乐明星也通过社交媒体对事件做出吸引人眼球的情绪性批判，更助推了舆论的风潮，一时间把假疫苗案推到了风口浪尖。对于伪劣疫苗可能造成的危害及其健康风险成为大家关注的焦点，尤其是适龄接种疫苗的儿童的父母，更是万分忧虑。不过，在《疫苗之殇》开始传播不久，对此辟谣的文章亦逐渐崭露头角，《转的飞天的"疫苗之殇"，还恐慌一个真相》和《每一个文盲都喜欢用"殇"字——〈疫苗之殇〉》两篇文章在社交媒体上被人们所广泛传播，对缓解舆情和平息恐慌起到了重要作用。另外，需要指出的是，3月22日不少媒体还报道了一名男子因造谣"假疫苗流入陕西"而被刑拘的新闻，这对遏制网络相关谣言和平复舆论也起到了一定的作用。3月22日后，卫生部门专门召开了新闻发布会，会上有专家对接种"非法疫苗"的危害程度、疫苗的储存和运输、一类疫苗和二类疫苗的区别等问题进行了解释。此后直到3月28日，在数天内成为极度热门的公共卫生议题的"非法疫苗"新闻事件才算告终。

面对突发性公共卫生事件的信息刺激，人们求助于医生、求助于书籍、求助于媒体和互联网，希望能获得有用的健康知识为生活和工作保驾护航。突发性公共卫生事件的信息传播效果包括认知、态度和行为3个层面，而无论一起突发性事件具备多么显著的新闻要素，如果不能进入"媒体议程"，就很难成为公众关注的新闻事件。由于每天所发生的、具备新闻要素的事件数以万计，新闻媒体不可能对每个事件都进行报道。因此，一个突发性事件能否被人们认知、得到社会的关注，与媒体的议程设置密不可分。有不少学者基于议程设置理论对这突发性公共卫生事件进行了研究。例如，有学者通过征地拆迁和环境污染事件分析了新媒体情境下的议程设置，指出新媒体的自主议程设置凸显、媒介间议程设置造成合力、议程融合导致对现实的"倒逼"等特征。② 在公共卫

① 参见赵兵《济南哈戳假疫苗案　波及24省涉案价值5.7亿元》，见大众网：http://www.dzwww.com/shandong/sdnews/201602/t20160202_13800568.htm，2016年2月2日。

② 参见李黎丹、官建文《从征地拆迁、环境污染事件看新媒体情境中的议程设置》，载《现代传播》2013年第6期，第128－131页。

生议题方面,有学者认为,当事件的"关联性"和"不确定性"都很高时,议程设置的作用就非常明显,而突发性公共卫生事件正好满足了这两个因素。①

进入信息时代后,各种突发性公共卫生新闻层出不穷。尤其是互联网去中心化、传受结合等特征,令受众在信息的编码、传递、解码各阶段有更多的主动权,使这类事件的信息的传播更具有不确定性。② 另外,不同媒介之间的互动和融合,使突发性公共卫生事件的信息传播模式多样化和复杂化,不同的传播模式亦可能造成不同的传播效果。

【知识点回顾】

(1)突发公共卫生事件是指突然发生,造成或者可能造成社会公众健康严重损害的重大传染病疫情、群体性不明原因疾病、重大食物和职业中毒以及其他可能造成公众健康受到严重威胁的紧急事件。

(2)突发性公共卫生事件的特征:突发性和意外性,群体危害性与全球性,社会危害严重性,阶段性,传播速度快,影响力深远,信息多变、谣言四起。

(3)我国突发性公共卫生事件的传播模式经历了3个时期。2003年"非典"时期,以"官本位"、维稳为特征的被动回应模式;2013年H7N9时期,以"民本位"为主要特征的"主动回应"模式;现阶段,积极预防模式。

(4)传统媒体报道公共卫生事件具有五个方面的特点:导向性、服务性、人性化、专业性、连续性。

(5)新媒体呈现突发性公共卫生事件具备即时性、便携性、大众性、灵活性、互动性等特点。

(6)对于突发性公共卫生事件的应急应对,也需要从以下几个方面来规划:建立以政府为主导、分级负责、综合协调的公共卫生体系;加强全面危机健康教育,提高公众健康素养和社会参与防护的行为;强化人才培养,建设高效应急队伍,搞好应急培训和演练。

(7)在突发公共卫生事件时,政府传播应注意:必须坚持3个基本原则(及时原则、公开透明原则、公共利益至上的原则),动员社会力量的参与,建立搜集信息的相关机制。

【思考题】

(1)简述突发性公共卫生事件的特征。

(2)我国突发性公共卫生事件的传播模式可分为哪几个阶段?各自特点是什么?

---

① 参见郭晓科、孙静惟《健康传播视角下的突发公共卫生事件管理——基本理论、常用方法和效果评估》,载《中国健康教育》2010年第1期,第20－25页。

② 参见彭兰《从"大众门户"到"个人门户"——网络传播模式的关键变革》,载《国际新闻界》2012年第10期,第6－14页。

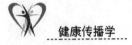

（3）如何应对突发性公共卫生事件？

（4）突发性公共卫生事件的传播需要注意哪些事项？

（5）突发性公共卫生事件中传统媒体与新媒体的呈现有何不同？

第九章　健康传播的公关策略

约 100 年前，公共关系学界公认的理论与实践先行者爱德华·L. 伯尼斯（Edward L. Bernays）巧妙运用一系列"投公众所好"的公关操作，成功地让美国人从长年端上早餐桌面的"咖啡配面包"传统组合，普遍转向营养更丰富的"熏肉佐鸡蛋"。尽管此一改变民众饮食习惯的"成功"，在今天的医疗专业眼光中实在算不上"健康"，却充分展现出公共关系促使群众改变想法及塑造习惯的威力。

当代健康传播面对各类慢性疾病、药物滥用、烟害防制、流感高发等现象级的重大课题，必须向社会大众或特定目标群体传播针对性的健康信息、知识和观念，以期强化、改善或转变受众原有的健康知识和素养，使其培塑更有益于健康的生活习惯及行为模式。过往以政府为主体，利用报刊、广播、电视等媒介进行卫生广宣和健康教育的传统单向传播模式，逐渐不符合社会需求，传播渠道、内容及技术的多元化成为提升健康传播成效的新助力。善用多元传播渠道和策略、达成整合营销传播效果的公共关系理论及实践，可促进公众在传播策略引导之下的热烈互动、积极提供反馈信息，有助于政府及供应医疗服务的组织即时因应实际需求，调整政策、方案及沟通方式，成为推动健康传播的利器。

公共关系自带宣传、出版品、广告、事件营销、公开活动以及其他足以引起社会大众关注的各种传播工具包，并且已在沟通无边界的全球化时代中，为世界各地预防艾滋病、防癌行动、烟害防制、肥胖、青少年心理健康等迫切的健康议题做出贡献。无论是借由平面、电子或数字媒体渠道传播健康信息，还是直接诉诸社会互动中最基本的人际传播，公共关系皆有其用武之地；而结合公关策略的健康传播成效显著，也成为验证公共关系理论与实践的最佳试金石。公共关系从美国发迹，随着我国对外开放而传入，迄今仍然算是一个相当"年轻"的应用性专业领域。虽然国人对公共关系的认知与观感差异甚大，不过随着媒体与网路传播的兴盛，如今公关实务高度运用于各行各业的痕迹随处可见。公共关系的精髓在于"关系建立"，因此公关实务操作的战略目标，便是使组织与公众或利益相关者之间更好地了解彼此，从而提升共识度与支持度，并将一系列的传播成效，落实在群众及意见领袖对某抽象理念的认同，对某个商品、服务或行动的支持。此一宗旨正与健康传播的目标不谋而合。

今日中国，公关行业及相关服务总体需求，随着社会经济快速发展而不断增长，且实践面的战略、战术与战技与时俱进，从传统平面和电子媒体的巧妙运用，到灵活操作各类新兴网络传播工具的"套路"，现在的公关从业人员好似个个身具"十八般武艺"。如今，除了在商业领域中，广泛应用于市场营销、企业形象、顾客关系、危机处理等方面之外，公共关系在攸关群众健康的医疗领域中，可有助于打造一个激励个人改变行为

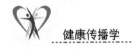

与建立习惯的支持性环境，其中关键点乃是以建立关系为出发点，创造使受众"有感"的健康信息交流，让社会大众得以成功积累健康素养，进而采取有益健康的行为及妥善的生活方式。

<h2 style="text-align:center">第一节　健康传播中的公关理论与实践</h2>

公共关系是各类组织、个人，为达到创造最佳社会关系环境的目的，利用各种传播手段与公众或他人之间的有计划的、持续沟通交流的行动或职能。[①] 循此定义，健康传播与公共关系的结合，乃是其来有自。健康传播是以"健康"作为交流目的的传播行为，无论是医患之间的个人沟通、对病患的医疗服务满意度调查，抑或对安全性行为的公共卫生宣导及后续评估，其终极关怀都是为了改善社会整体健康水平而寻索更有效的沟通策略；公共关系则是以"关系建立"为枢纽，追求人与人之间的积极沟通，从而有效促进观念转变与知识积累，在此一持续过程中，公关专业所注重的受众需求识别、目标群体研究、建立以目标管理为基础的传播时程和策略、对传播结果进行持续评估、因应形势调整战略等实践技术，正是当代健康传播所需要的。

一、健康传播与公共关系的结合

若从 1923 年爱德华·伯尼斯首次走上纽约大学的讲台教授公共关系课程算起，此一专业发展已走了近百年的路程，如今公共关系在全球各地的影响力，早已远远超过人们对早餐内容的抉择，而是试图引导社会大众或不同群体产生特定的想法，或是引发对特定产品、行为、组织、政策的兴趣和支持。为达成此一目的，无论是政府积极运用行政权力展开宣传工作，抑或企业或社会团体主动策划并实施一系列的公众说服方针，基本上都离不开"关系建立"这个大原则。

美国公共关系协会将公共关系定义为"提供必要的专业技能，借以有效地向公众传达真相的管理职能"，而这样的传播过程经常是双向的，并且运用新闻媒体、个人表述、出版物及音像等多重方式和渠道，尝试与不同群体进行良好沟通。换言之，公共关系是一种主动式的传播方针，为了能向社会大众或特定群体，有效地宣传预设管理目标中的特定构想。然而，人所皆知"将自己的想法放进别人脑袋里"乃是天下一大难事，尤其是"良药苦口"型的医疗劝说或是某些广受大众误解的健康观念。例如无偿献血诚为利人利己的健康行为，然而过往"有偿个体供血"的历史因素加上媒体负面宣传的舆论影响，使采供血机构面临严重的信任危机，并直接导致临床用血不足，威胁群众

---

① 参见刘志明《"公共关系"再定义》，载《新闻与传播研究》2014 年第 11 期，第 113－115 页。

生命安全。^① 如何改变公众对献血的"刻板印象"，使之主动投入无偿献血的行列，并且进一步借此建立起良好的自我健康管理（献血者必须维持身体健康）？很显然的，再多正面宣导和健康教育，都抵不过一般人对"无偿献血、高价用血"的疑虑，因此维护采供血机构在民众心中的形象和美誉，持续建立采供血机构（主体）与民众（客体）之间的良好关系，便是公共关系专业对促进民众无偿献血此一课题所提出的解答。

"关系"（relationship）是公共关系专业领域中的核心概念，然而公共性的"关系建立"具有相当程度的复杂性与挑战性，以致公共关系的内涵既是科学、也是艺术，而且必须理论与实务共进，以组织与公众缔结良好关系的成功程度作为评估公关实施成效的关键指标。公共关系在健康传播领域中的应用仍是依循与公众建立关系为原则，在了解受众的主客观需求的前提之下，积极在公共事务、社群关系、议题管理、危机管理、媒体关系、营销公关等方面发挥功能（如表9.1所示）。

表 9.1　公共关系在健康传播领域中的应用^②

公共事务	促进公众参与健康事务相关讨论的传播策略，引发利益相关者及目标受众的关注，进而达成公民支持医疗政策或配合公共卫生主管机关政务实施的成效
社群关系	经由公关实务工作者及服务单位的努力，使怀抱相同价值、目标及需求的不同社会团体得以建立并维持一种互利关系，此种互利关系将会与社会团体的各种行动之间产生交互影响
议题管理	对未来将可能影响组织本身及其利益相关者的趋势、重要损益或议题，及早预先提出多视角的管理方案并采取适当行动
危机管理	积极针对潜在风险，拟定应变与应急的行动方案。通常会运用各种媒体宣传，确保公众相信问责组织已经采取相应的解决急难措施，将舆论的议题关注引导为有利于问责组织的方向
媒体关系	主动回应国内主要报道健康议题的媒体，并维持良好互动，使媒体能"为己所用"
营销公关	制订发展战略并建立关系，使公众能更加支持或使用特定组织旗下的健康产品及服务

今日健康传播趋向主动出击，传播主体依其管理目标，积极向社会公共卫生问题发起干预性的传播行动，表9.1显示出公共关系对于健康传播具有多方面、全方位的帮助。由于健康议题与个人权益、社会秩序息息相关（也就是公共经济学所强调的"外部性"），因此，该领域的公关操作更加要求高水平的道德自律以及经得起查验的准确事实和数据，达到公关主体在运营政策及信息中强化责任及回应，使组织及其支持公众

---

　　①　参见张敬《媒体宣传对无偿献血的促进和影响》，载《中国输血杂志》2014年第11期，第1216－1291页。

　　②　Schiavo R. Health communication：from theory to practice. San Francisco，CA：Jossey-Bass，2007，p. 123.

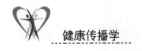

皆能获得最大利益的理想目标。

社会大众和购买服务的甲方对于公共关系的价值感知，往往是透过媒体报道或社群成员（尤其是重要的利益关系者）互动的传播效果加以衡量，循此，公关策略与行动在健康传播及公共医疗领域中所扮演的主要功能角色，即为借由建立双向或多向良性互动关系，使特定健康议题及相关解决方案在民众之间形成一种"喜闻乐见"的探讨形式，进一步促成健康与医疗信息传播成效极大化。因此，世界卫生组织便将公共关系列为健康传播的关键行动之一。

二、健康传播中的公关理论与实践

公共关系是一门必须结合理论和研究才能解决实际问题的学科，目前在全球学界普遍被定位于社会科学中的传播学分支，为了在实务上更加有效地运用各种传播工具，此一专业领域在发展之初即综合融会心理学及社会学的理论指导，随着 20 世纪下半叶计算机及信息科技在传播上的广泛应用，数学及自然科学的研究成果也开始进入公关理论探索的视野。

（一）掌握心理特质，投受众之所好

回溯公共关系专业发轫的 20 世纪 20 年代，人称"公共关系之父"的伯尼斯承袭著名心理学家西格蒙德·弗罗伊德（Sigmund Freud）的精神分析范式，提出对于公众心理的理论假定影响当代公共关系实践至深：如果想要公众行你所愿，并非听其言论，而是应当主动深挖人们的真实需求。此种论点着重人类行为背后的心理、情绪及潜意识因素，并与古斯塔夫·勒庞（Gustave Le Bon）著述《乌合之众》对于群体心理的分析视角相呼应：群体的行为具有排斥异议、极端化、情绪化及非理性等特点，会对社会产生破坏性的影响，因此应当适时、适地、适对象地加以干预、引导甚至控制。

从心理分析出发的方法论，凸显出公共关系为了影响目标受众所采取各种措施的三重效应："关注、接受与行动。"[1] 虽然心理学的理论分析主要是应用在教育、社会及商业领域中对于人际互动模式的判断及预测，史密斯（R. D. Smith）却主张公关实务界若能善加运用，应可借由掌握目标受众心理及学习偏好，筹划出更为精准的信息内容及传播方式。基于此，史密斯借由"个人心理"（感知的—直觉的）以及"学习偏好"（理性的—情感的）两个维度，区分 4 种影响一般大众进行决策过程的学习习惯（见表9.2）。抱持不同心理特质及学习习惯的受众，自然会有相应的例常决策程序，即便面对相同信息，也会产生不同的反应方式。由此种观点出发，公关专业的实践成果就是搭配与不同心理特质相适应的传播策略，建立公关主体与目标群体之间的互惠关系。善于运用公关的组织，所得到的合理结果正是赢取"公众关系"。

---

① Smith R D. Psychological type and public relations: theory, research, and applications. Journal of Public Relations Research, vol. 5 (3), 1993, p. 193.

表9.2　影响一般大众进行决策过程的心理特质与学习习惯①

学习类型	感知的/理性的	感知的/情感的	直觉的/思考的	直觉的/情感的
关注焦点	事实：是什么……	事实：是什么……	可能性：可能是什么……	可能性：可能是什么……
决策基准	非个人化的分析，理据	个人关怀，情绪	个人关怀，理据	非个人化的分析，情绪
思维倾向	实践与务实	同情与友善	逻辑与原创	激情与顿悟
擅长处理	运用事实及经验	关照群众日常需求	发展理论性概念	识别群众内心想望
敏锐信息	因果关系的判断	他人的各类情感	各种技术与理论	人的可能性

　　所谓"投公众所好"，就是依据公众的特性、需求、愿望以及某议题的信念，设计公关方案。公关专业人员应当尽量深入了解公关主体（组织）与公众之间的关系，以及公众之间可能存在的各种互动关系，并提出合理的解释，以利规划更为妥切的战略。对目标群体的互动型态进行调研，会发现公众针对相同组织、观点、产品或行为的兴趣和态度差异甚大，通常会存在各种意见，并且投入参与讨论互动的程度不一（从积极的意见领袖到单纯"吃瓜"群众），针对人群互动型态的实证数据，可以使用"支配—顺从、友善—不友善、集体与个人取向"等3个维度加以分析与描述。② 借由理论工具掌握整体互动状态之后，公关专业人员便可据以规划适当的干预方案，引导群众的态度和观点发生转变。推行任何公关方案进行干预，在意图改变群众态度及舆论的同时，也改变了受众之间的关系。

　　对应表9.2所列4类心理特质及学习习惯，分别投以事实性、情绪性、论证性、譬喻性4种信息，理论上应可有效提升受众的接受程度，有益于原初预设的传播目标。然而，即便单纯将群众的思维模式区分4类，都将会让规划公关方案的人倍感挑战，更何况现实所面对的目标受众更加复杂多变。在实务上，当某一组织、理念、产品或个人言行引发社会争议时，公关从业人员乃是目睹众声喧哗的舆论内容、从动员群众到网上发帖的不同投入程度，凡此种种都呈现出今日民众高度多元化的利益主张、价值取向以及生活态度。因此，虽然心理类型理论可能难以完全套用于公关实践，而且现实上心理类型的数据收集和分析仅适用于有限范围的选定受众（广泛调研往往旷日累时且所费不赀），不过受众心理类型的分析视角提醒了公关从业人员，对于影响群众信念及行为形成的理性及情感因素，都必须有相当程度的了解和掌握：了解人们的学习方式和偏好是规划公关方案的重要基准。

　　① Smith R D. Psychological type and public relations: theory, research, and applications. Journal of Public Relations Research, vol. 5 (3), 1993, pp. 177 – 199.

　　② Springston J K, Keyton J, Leichty G B, Metzger J. Field dynamics and public relations theory: toward the management of multiple publics. Journal of Public Relations Research, vol. 4, 1992, pp. 81-100.

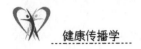

公共关系的学理绝非生搬硬套心理学研究范式，而是从中汲取进一步发展的养分：人的行为及信念形成同时受到理性归因和情感因素的影响，因此了解人们的学习型态及偏好，有益于实务工作者针对目标受众拟定更妥当的公关方案。面对今日多元化的社会大众，传播受众的特性、需求、期望、对特定议题的关注及支持程度差异甚大，如何尽量充分考虑组织与公众之间以及不同群众之间的双向，甚至多向（网络式）互动关系进行动态分析，成为公共关系理论与实务界当前的重大课题。直接将"关系管理"的功能和精神，视为当前公共关系理论与实务的重要成分，[①] 亦不为过：一个组织的公关实操成效，关键是能否成功地与公众建立起正向、积极的关系。

（二）设计对等沟通，从反馈设目标

公关干预手段的实效，根源于建立关系的核心精神，创造超越沟通本身的群众行动计划，也就是让信息顺利被受众接收、关注、理解、相信并牢记，以致最终得以开始在这些信息的影响之下，展开公关主体预设目标的相关行动。然而，从 20 世纪末开始，全球媒体及社经环境如脱缰野马一般展开剧烈变迁：①受众碎片化有增无减；②通信机构与功能不断合并及重组；③媒体碎片化及新兴媒体不断增加；④传统媒体转型的必要成本；⑤不同领域的利益相关者身份有所重叠；⑥可供消费者选择的同质性商品越来越多；⑦说服性信息的可信度降低，受众的怀疑心理增加；⑧通信技术及其后果日益复杂；⑨分销者对生产者的控制力量增加，包括创造自有品牌；⑩甲方借由购买广告和公关服务，规划及管理自身所欲进行传播计划的能力日增；⑪来自高层管理层对成效底线的压力加大。[②] 身处舆论市场高度竞争格局中的组织领导，无法对立场相反的群体声浪、组织美誉度水平的起伏、竞争对手的传播效果等闲视之。不过，在领导关注之余，许多组织内外的公关从业人员并未依循有效的理论背景和严谨的分析论证，以致在日趋复杂的媒体环境中，信息在逻辑上相冲突、传播方法与受众特质不相适应等现象频发，反而形成对公关主体本身不利的影响：组织发出的信息内容不断被群众公开挑战，各种矛盾令组织内部成员和外部的利益相关者无所适从。为了在不断变迁的环境中，仍能有效改变公众认知、提升组织声誉，公关人员必须思考与受众之间如何建立"对等反馈信息"的关系（见图9.1）。

上图所显示的程序模型中包含以圆圈表示的五个步骤，每个步骤都提供公众回应的机会，以利于调整目标或达成公关从业人员与公众彼此之间的相互理解。①发现。探测目前公众对特定议题的感知情况、认识水平，并发现可能引发公众积极回应的条件。②调查。针对上一阶段所发现的特定议题感知情况，调查公众为了创造、提升或维持认

① Ledingham J A. Explicating relationship management as a general theory of public relations. Journal of Public Relations Research, 2016, 15 (2): 181-198.

② Duncan T, Caywood C, Newsom D. Preparing advertising and public relations students for the communication industry in the 21st century: a report of the task force on integrated communications. Columbia, SC: Association for Education in Journalism and Mass Communication, 1993.

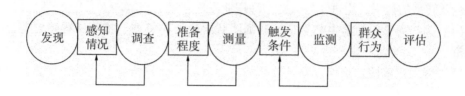

图9.1　对等沟通的程序模型①

识水平而产生的各种反应，同时借此确认可能导致改变沟通目标，甚至失去某些公众的任何问题。③测量。涉及公众采取各种行动的准备程度，以便预测公众在不同触发条件之下所可能会产生的未来行动。④监测。监测公众对触发条件（事件）的反应，尝试预测公众未来行动的方向和力度，以及行动方向或力度一旦不如预期时，将能策划哪些相应的修补措施。⑤评估。观察公众实际采取了何种行动，这些行为内容是积极抑或消极，未来的可持续性如何。在这个对等沟通程序中，预设每一阶段为公众提供了交流其愿望、需求和关注的机会，公关人员便可依循公众信息适当调整策略目标，或者至少在双向沟通过程中达到相互理解，避免"闭门造车"。

在商业世界中，公共关系有助于创造市场份额并确保产品的声誉和长销；在公共卫生领域，它有助于创造一个足以激励公众改变行为的支持性环境：为公众提供广泛的信息获取渠道，创造有助于改变行为、解决问题的支持条件。美国在20世纪末面临有史以来最严重的护士人力荒，这对公众健康而言虽然不算是迫切的危机，却会是未来美国公共卫生的巨大隐患，造成难以弥补的关键性医疗资源缺口。因此，必须不能坐视护理专业人力的供需失衡以及公众对此议题的低警觉性，并且深刻理解护士专业群体的处境和需求，改善该群体（组织）与社会各界之间的"关系"，使公众从觉察问题、充分理解到积极行动。全球知名的老牌医疗卫生保健品及消费者护理产品公司强生公司于2002年发起"护理未来运动"（Johnson & Johnson campaign for nursing's future），这项在当时投入5000万美元的全国性公关活动，旨在引导社会大众对护理专业工作有更好的理解，鼓励人们成为护理人员并保持护士的职业身份，提高各地医疗单位的护士招聘和留用率。护理未来运动运用多元倡议渠道与民众进行双向沟通：

（1）在全美推出电子、平面及互动式的广告，以英文及西班牙文双语版本的信息覆盖大部分民众，宣导护理专业工作的重要性以及对社会大众的贡献。

（2）借由报刊、电视、卫星转播向全国推送高能见度、多视角的新闻报道，形成护理专业的良好公关氛围。

（3）向各地医院、高中、护理专科学校及护士专业团体，发送免费的招募护理人才文宣材料，搭配以护理工作为主轴的纪录片，提高公众对护士在医疗保健中所扮演功

① Newsom D, Turk J V, Kruckeberg D. This is PR: the realities of public relations（9th ed.）. Boston, MA: Wadsworth. 2007, p. 22.

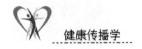

能角色及转型的认识，增进年轻人对护理职业发展路径的理解。

（4）为护理学校的学生奖学金、教师团队组建所需资源、扩充课程建置等进行募款集资。

（5）筹办区域性的护理专业庆祝活动，为当地的护理团体与利益相关者创造激情和认同感。

（6）建立"发现护理"网站（www.discovernursing.com）介绍护士相关信息和资源、推广护理职业的优点，网站信息还包括数以百计的护理奖学金，以及1000多项经过认证的护理教育计划。

此一极具前瞻性及社会热烈回响的健康公关策划，当时得到美国无数奖项的肯定，传播实效斐然：2002年美国社会民意调查数据显示，18～24岁年龄段中有46%的人阅览过这一系列运动所倡议的信息内容，有62%的人曾经为了自己或朋友与人讨论护理专业，24%的人表示这项运动使他们重新正视护理专业。"发现护理"网站在当年的访问量超过300万，每人平均用12～15分钟进行浏览。全美97%的高中和73%的护理学校使用强生所提供的招聘材料，运用招聘材料的护理学校中有84%宣称2004年秋季的申请和入学人数有所增加。美国护理学院协会指出，自2002年开展护理未来运动之后，颁授本科的护理学校入学人数每年都达到两位数的增长。

回顾护理未来运动的成功关键点，正是公关策划者从美国民众及护理专业群体对护理人力荒的感知情况切入，以此作为规划方案的基准，并且不断保持与受众之间的双向沟通，校准战略目标和传播方法，得以掌握支撑此一大型公关行动的三足鼎立：①充分了解护理人力荒问题与公众及护理专业社群感知之间的相关性，从中掌握了解决问题的组织能力；②与全美各地的医疗体系、护理学校和专业协会等组织密切合作，在加强建立关系的过程中，借由对等沟通得以分析出各组织采取行动的准备程度及触发条件；③以信息一体化、渠道多元化的传播战略，尽可能地与18～24岁的年轻群体进行互动，对这群人的影响若能从沟通层面进展到引导投入护理专业学习的行动，护理人力供给不足的难题才算真正得到疏解。

（三）恪守道德义务，力求信息准确

健康传播的信息内容多数与医疗产品及服务直接或间接相关，而在信息经济学的视角中，医疗产品或服务的一项重要特质乃是"后经验性"（post-experience），即消费者使用后，仍无法确认该服务（产品）是否符合供给方所宣称之质量及功效。一般情况下，作为需求方之民众面对医疗服务时，可资判断之专业知识相对匮乏，也难以判断消费前后之差异（干预手段之有效性），无由辨明施用医药及诊治处方与预期成效之间的因果关系，不易借由后续多次消费体验产生有效学习累积，形成医疗服务供应与需求双方之间严峻的信息不对称问题。换言之，医疗服务对一般民众而言乃是"信任性"（credence）产品，需以高度信任为基础。此外，医疗服务此类信任性产品尚存有高度不确定性，相关疑虑及争议几乎无法在一级市场中获得解决，如能取信二级市场中的专业知识与评鉴，至少可以间接规范服务供给方必须根据科学证据进行营销广宣。个中关键在于涉及专业知识与科技的检验、评鉴及考核结果等信息属于重要公共财产，在欠缺私人供给之诱因的情况下，仍须依赖政府适当介入、监管，否则一般民众势将处于遭受屏蔽之弱势处境。有效的健康传播有助于公众培塑健康素养、调和医患关系，偏颇却"成功"的公关操作却有可能连累二级市场的公信力与专业度，这便呼唤着健康公关必须坚守高道德标准。

公关从业人员对公众及其所服务的组织而言，其工作价值往往取决于与媒体、社群代表以及利益相关者所信赖的意见领袖之间的关系好坏。建立关系的最终目的是为了达到超越信息交流本身，使受众产生行为动力的传播效果。换言之，受众的观念与行为有所改变，意味着受众与公关主体之间关系良好、传播特定议题所需要的氛围及互动状态融洽，以及受众对信息（及其来源）的信任。公共关系立基于公众信任，再怎么优越的公关方案，都敌不过些微的道德瑕疵。公关从业人员被要求保证提供具有信誉和科学验证的事实或数据，努力与目标群体之间保持诚实与正直的关系，并且在工作中秉持识别信息来源、披露资源来源和留意利益冲突等专业伦理原则。一旦健康公关所传播的"事实"被歪曲或夸大了，便无异于媒体的力量被公关"滥用"。应当假定所有健康公关都是以善意为出发点，然而所有公关主体都希望在舆论市场的争夺战之中脱颖而出，为营造知名度用尽一切方法，因此公关从业人员在满足客户（无论是政府、企业、非营利组织）利益之余，仍须自我要求在设计和实施公关活动时，始终顾及面对公众应尽道德义务。

若欲确保健康公关方案以维护公众利益为优先，除了道德自律之外，结合多元信息源的整合传播网络会是比较理想的安排。针对同一个特定疾病或健康议题，政府、企业和非营利组织因其本质义务和业务方向，各方提供的信息往往具有互补效用。以企业为主体的健康广告或公关，因其所关注商业性营销效果，会向消费大众推送更多着墨"重要事实"的信息内容，例如对疾病或健康隐患的基本认识、疾病发生率或致病风险因素。如果这些信息生成是基于信誉良好的来源和科学的相关数据，商业组织的努力可与关怀相同领域的政府及非营利组织形成良性的"强强联合"。例如，辉瑞药厂于2013年度推出"关爱男性健康，向性福出发"这一关注男性性健康的公关方案，尽管显然与旗下产品营销脱不了关系，然而该方案针对勃起功能障碍类药物在中国的患者认知误区以及假药等问题，规划线上线下整合的卫生教育传播计划，整合学会、医院以及媒体等利益关相关者的资源，在性观念保守而讳疾忌医的传统氛围中，引导公众关注并正面看待相关健康议题，而且成功获得公民营医疗院所及专业社群的协同支持。

在一般民众的生活经验中，由于医疗专业具有相当程度的认识门槛，面对各种健康议题与信息传播，常有真伪难辨、"眼花缭乱"的感觉，尤其是普遍流传在大众媒体上的健康商品或服务相关信息：究竟是"公益"还是"生意"？是医疗还是保健？诸多引发大众关注及讨论的健康信息，通常都涉及令人警惕的疾病、意外，甚或致病风险的各种"事实"报道，并强调引据有公信力的权威来源以及科学数据，然而如何判别、查证这些信息的真实性与有效性，对一般人而言却是"宁可信其有，不敢信其无"的难题。在民众普遍对健康议题存有"无所适从"的情结之下，如果想要塑造良好的支持性环境，就必须确保传播内容陈述和意图被人理解的设想达成高度一致性，作为健康传播参与主体的政府、非政府组织及企业都必须自我要求命题明确、意义清晰，并运用

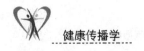

"多方合作"的策略使消费者接收到的健康信息清晰、稳定。[①]

第二节 健康公关的策略规划与评价指标

跨学科、跨专业整合的理论基础为健康传播中的公关方案提供通向成功的指南，而在实践层面则是依循理论指导以及调研数据，适当选用"投其所好"的传播策略，扩大健康信息的覆盖范围，从而营造公关主体与公众以及公共之间形成互利关系的力量，有益于借由互动、理解、讨论，甚至辩论等信息交流过程，催生出对特定健康议题的觉醒和解决方案。为了有助于实现健康传播计划的总体目标，必须把握公关策划的基本原则，使战略、战术与战技（各种实践技巧）良好统整联结，并以增进与公众双向交流为原则，设计健康传播计划所需要的活动、材料和事件。

一、健康公关的规划原则

虽然公共关系是艺术与科学、理性与感性相融合的结晶，不过靠谱的公关战略和实施内容，仍须依归严谨的现况及需求调研。以科学调研为基础的公关策划，方能更完善地回应不同意向、不同感知程度的公众，对接社会中形形色色的意愿和要求，使受众更容易理解和应用公关主体通过媒体所传递的信息。具备扎实调研基础和方案规划之后，必须创建并掌握多元信息和媒体渠道，尽可能地覆盖所有目标受众，从一般群众、线上和线下的意见领袖、专业人士到政策制定者……此外，必须依据说服对象的特性，对应安排关键信息的内涵及表达手法、选择适当的信息载体形式及媒体渠道。

表9.3 媒体渠道和相应公关工具[②]

媒体渠道	公关工具
平面媒体（报纸、杂志等）	报刊新闻、特稿专栏文章、致编辑信、平面公益广告、媒体提示（紧急消息）
广播媒体（地区性及全国性广播电台）	广播新闻、广播公益广告、媒体提示（紧急消息）、人物专访（实况或录音）

① 参见王洁《论企业社会责任的健康传播策略》，载《淮南师范学院学报》2008年第5期，第85-86页。

② Schiavo R. Health communication: from theory to practice. San Francisco, CA: Jossey-Bass. p. 139.

续表9.3

媒体渠道	公关工具
电视媒体（地区性及全国性电视台）	记者会、电视新闻、外景拍摄（实况）、电视公益广告、媒体提示（紧急消息）
网络媒体	网络新闻、网络记者会、实况直播、微博、微信（公众号）、网络公益广告、网络民意调查

健康传播的需求是高度在地化的，亦即成功的健康传播必然"接地气"，健康公关的策划必须因应在地需求考虑选用公关工具搭配适当媒体渠道。公关人员投其所好的对象自然也包括媒体业，老练的公关人员知道如何从自己熟悉的"工具箱"中取出既能符合在地需求，也能让记者朋友方便工作的公关工具（表9.3列出大众媒体渠道和相关的公关工具）。此外，健康公关中媒体及相应公关工具的选取原则，仍然必须参照健康传播计划的总体目标和预期成效。

在策划阶段最后也是最重要的，公关方案的评估方法应当提前确定，并且呼应整体健康传播的干预效果。公共关系只是健康传播的重要助推器之一，在大多数复杂的健康议题中，公关方案本身并不足以实现整全的健康传播目标，更不能落入公关策略的"炫技"。在战略布局中，让教育、科普、人际交流、授能参与、社区工作、专业沟通以及其他政策工具交互搭配，才能维系健康传播的成效可长可久。

二、增进公众互动的策略

公共关系除了促进公众对理念、商品、服务或行为的交流之外，还有助于提高商业和社会组织及其使命、活动、领导人或发言人的知名度。在健康传播领域中，公关主体赢得良好声誉和公众尊重，有利于获取影响行为及推动改革的战略制高点。基此，学术界归纳各方理论观点以及实务工作的经验教训，提出策略规划的6项要诀。[1]

（1）以激励作为诉求主轴。所欲传播的健康信息应包含行为建议及说服理由，以积极性的内容激励受众勇于改变自身习惯。过度依赖威胁健康、伤害身体的负面诉求，反而容易引发受众的逆反或消极心理。良好的健康公关应该以积极性、实证性、经济性的信息内容为主述，搭配社会性或心理性激励作为补充。例如，面对日益严重的药物滥用问题，在信息内容中不宜偏重重度药物滥用的高死亡率，而是引导公众对企业药物检测的重视，以及远离药物依赖之后健康生活形态。在技巧层面上，深远或复杂的知识内容，应当安排一系列传播方式，多次呈现、反复诉求。

（2）以感性案例包装理据。在传达激励诉求时，动之以情的戏剧化案例往往比说之以理的统计数据更有效。例如，酒驾受害者身后尚有更多无辜家人，成功戒烟者赢得

① Salmon C, Atkin C. Media campaigns for health promotion//Thompson T, Dorsey A, Miller K. Handbook of health communication, Mahwah, NJ: Erlbaum, 2003.

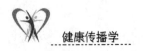

人生逆转，这些命运起伏的故事更容易引起广泛报道、关注及讨论。处理健康信息时，多数受众更愿意转述他人经验，而较少费神说明科学事实或复杂数据。

（3）以正反并陈取信受众。当公众对应某个健康议题显有回避态度，甚至普遍抗拒改变的时候，辩证地看待这些消极反应，带有理解与同情、陈述正反两面主张的策略，反而比一味秉持善意的劝说更能延续传播效果。

（4）慎选健康信息传递者。慎选信息传递者，可有效提升社会大众对信息来源的接受度。健康公关策略中可资运用的信息传递者（代言人）有 8 种类型：①社会名人（如高知名度的运动员、艺人）；②政府官员（政府领导或单位主管）；③专业人士（医生、科学家）；④机构领导（医院主管、企业高管）；⑤专业演员（优质代言人、具吸引力的模特或演员）；⑥寻常群众（可以使受众产生代入感的蓝领男性、中产阶级女性、小康家庭等）；⑦历经特殊经验者（受害者、幸存者、成功的楷模）；⑧具高度象征性的角色（动画主角、虚拟人物等）。每种类型的传播效力取决于议题本身属性及受众特质，代言人能贡献多少程度的信息来源可信度（以及专业性），也同样取决于该健康议题相关情境条件与社会氛围，因此公关人员应及早进行正式的预评估，作为选择信息传递者的重要参考。

（5）联结信息与受众处境：巧妙铺陈信息传播，使受众能够将内容中所描述的情境和行为模式，与自身经验产生联系。提高自我认知与健康信息之相关性的传播技巧，对于说服那些"不认为健康信息适用己身"的人至为关键。

（6）注重吸引力和戏剧性：在信息爆炸、"娱乐至死"的年代，饶有趣味、引人入胜的传播风格更能增强健康信息的影响力与扩散程度；机敏的传播技巧是代表传播效力的主要特征，然而幽默要素可以引发民众热烈回响，却也可能带来难以预测的不同反应，公关人员必须谨慎运用。原则上，用生动的语言形式、吸引眼球的言论内容、跌宕起伏的事实报道和充满活力的视觉效果，对于健康信息的包装总是具有正面效益。

三、美国"抵御肥胖"运动中的健康公关策略①

美国式的饮食、生活习惯导致肥胖问题的日益严峻，美国联邦政府健康与人类服务部联合广告委员会，展开一系列长期的"抵御肥胖"运动：于 2004 年发起针对成人受众的预防肥胖广告活动，并成立该运动的主题网站"一小步"（www. smallsteps. org）进行网络推广；2005 年 11 月，战线扩展到"从娃娃抓起"，开展"抵御儿童肥胖"（childhood obesity prevention）的健康传播运动，通过美国广告委员会的平台，制作和发布系列"Can your food do that?"公众服务广告，近 2800 个电视和网络媒体进行推送，并于网站上设计、发布多个吸引儿童的抵御肥胖小游戏；2007 年 2 月，与知名电影制片公司"梦工厂"合作，以怪物史瑞克的形象创意推出系列广告，通过传统媒体和网络（包括社交媒体）多管齐下，发布宣传口号"Be a player. Get up and play an hour a

---

① 本小节内容参考自张秀莉《美国国民健康教育中公关与广告手段的应用——以"抵御肥胖"运动为例》，载《中国广告》2012 年第 4 期，第 146－149 页。

day"；2010 年 2 月，向肥胖宣战的阵线再添新盟友——美国农业部食品、营养与消费服务部门，联合原主办单位开启"Let's Move"新运动，并得到当时美国第一夫人米歇尔·奥巴马支持，牵头成立儿童肥胖问题特别工作组，在这一波"抵御儿童肥胖"的升级版中，邀请很多全国高知名度的体育明星作为代言人，在少儿群体中产生极佳传播效果，并善用新媒体的渲染力以及少儿与成年人分众的针对性传播策略。"抵御肥胖"运动取得了巨大成功，可归功于下列策略：

（1）持定正面激励的主轴并与时俱进。"抵御肥胖"运动自 2004 年启动，其宣传口号随着时间推移和项目的侧重点不同而演进：从"One more step""Be a player"到"Let's move"，在提供受众新鲜感之余，始终保持正面、积极、向上的跃动感。

（2）从诱发肥胖的环境因素切入。许多高热量、低营养的食物，经常运用动漫角色进行广告宣传，利用吸引少儿的角色范式，促使少儿选择摄取动漫角色代言的食品。与梦工厂合作，由怪物史瑞克此一逗趣角色担纲活动代言人，正是"以子之矛，攻子之盾"的策略。

（3）邀请名人代言为少儿立范。体育明星的高知名度和健康形象，为"抵御肥胖"提供极佳权威性和传播效果；专业运动员勤于锻炼的生活，能使受众在相关广告及公关活动中得到与生活实践联结的正面激励感受。例如，全美民众参与度最高的职业美式足球联盟（NFL），协力推动"Be a player"公关活动，由形象良好的运动明星鼓励少儿每天早起并至少在室外玩耍一小时。

（4）寓教于乐提高受众学习成效。娱乐化的健康教育信息，使严肃的劝说得以"软化"。寓教于乐可让受众在娱乐化的学习过程中，同时增进对健康信息的认识（认同），并创造有利于态度改变的劝说效果，促进较低摩擦系数的行为改变。

（5）多元传播渠道及信息代言人。该运动使用多元传播渠道，包括商品包装、报纸和杂志、电视、广播以及网络。健康信息的代言人从动漫界的"二次元"主角到优质社会形象的第一夫人、职业运动员、奥运金牌得主。

（6）跨域的整合营销传播网络。虽然最初是由联邦政府部门发动，却避免了行政命令式的宣传手段，不使用由上而下的"指挥棒"和整齐划一的知识教育，而是由政府、企业、社区、学校共同组建一个既广且深的整合营销传播网络，创造着重创意和市场需求的"公益营销"。

四、健康公关的效果评估

任何以科学为基础的干预手段都必须接受评估的考验，健康传播也不例外。斯奈德（Leslie B. Snyder）针对健康信息的传播活动进行元分析的研究结果发现：接收到健康传播的群众当中，平均有 7%～10% 的人会发生行为变化；而且相较之下，影响受众采取新的行为（平均 12%，例如开始规律运动、使用安全套、牙齿保健等良好卫生习惯）比停止现有习惯（平均 5%，例如戒除吸烟、饮酒，或停止高风险性行为等）的效果更显著；积极进行有益健康的相关行动（例如接受癌症筛检或高血压治疗）的平均比例为 7%。在整体传播覆盖效果方面，接触媒体信息的平均水平大约是目标受众的 40%，

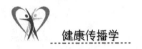

大致上信息曝光率高的社区，传播效果也比较好。①

评估健康传播效果时，关键的决定因素包括受众接受程度、信息的质量和数量、传播渠道以及更广泛的交流环境。评估健康传播的最大挑战在于，即便上述决定因素都具备，现实中的受众仍经常在面对某公共健康议题时，采取选择性的回应。例如，劝说民众愿意寻找酒后代驾服务已"诚属不易"（至少避免酒驾后果的高风险和毁灭性的伤害），然而在问题源头上期望国人改变聚餐的"干杯文化"或"拼酒习惯"，目前几乎是不可能企及的任务。此外，受众中不同子群体对于相同议题的理解和接受程度也是一大变因，例如性教育的内容与实施方式。不过，在此必须特别说明，任何公共卫生的改进都是整体社会改革工程的基本体现，健康传播是综合贡献中的要素之一；同样地，健康公关也只是整体健康传播项目中的一个重要模块，进行评估时应当采取更加适用于公关策略和活动的参数，衡量各种定量及定性的成果。

（一）适用健康公关的指标体系

适用于公共关系的评估方法，并非与广义的健康传播领域脱钩，而是聚焦于为促进健康传播成效所规划公关方案的预期目标，以及衡量预期目标达成与否的几个关键点：整体传播计划中的健康公关是如何完成的？健康公关中每个策略或活动的具体目标是什么？这些目标执行到位（是否到位）的程度如何？对此，美国公共关系研究所提出一个精简的评估框架，以目标管理的精神提出3组指标。②

（1）公关产出。测量短期成效并检视传播流程，例如，媒体发布的报道数量、特定发言人公开讲话内容被引用的次数、媒体报道的调性和内容、网络文章的点击（阅读）量等。

（2）公关过程。媒体和目标受众接触到公关方案的方式以及后续对信息的记忆与存留。例如，媒体记者是否觉得公关稿件（材料）吸引眼球，而且容易采用？公关稿和其他材料中的语言使用是否得到好评，抑或媒体朋友是否存有理解或使用上的疑问？媒体阅听人或专业人士等目标受众是否对信息内容直接回应，甚至进一步积极讨论、转发或驳斥？网民是否通过预先规划的推荐网站获取信息，进行互动？

（3）公关成果。评估与测量目标受众在舆论、态度或行为等各方面的变化。健康传播所催生的定量产出是重要的却非关键，毕竟只要投入相当规模的资源及时间，都能产出一定程度的"效果数据"；相形之下，定性成效所蕴含的感受性、说服力、激励效果等，对于受众态度及行为改变则是影响更为深远的。健康传播中的公关定量产出是相对容易测量的，借由"计数，追踪和观察"，即可大致掌握"有机会接触媒体报道信息的人数"，再回头纳入发行量、覆盖范围、发布时机等变量，即可得到一个相对清晰的

① Snyder L. How effective are media health campaigns? //Rice R, Atkin C. Public communication campaigns. Newbury Park, CA: Sage, 2001.

② Institute for Public Relations. Guidelines for measuring the effectiveness of PR programs and activities. http://www.instituteforpr.com/pdf/2002_Guidelines_Standards_Book.pdf. 1997, 2003. Retrieved Dec. 2017.

"数字图像"。至于不同媒体渠道的效果往往因目标受众和信息类型而异，而人际沟通的互动效果通常有助于增强媒体传播的影响力，但是这部分攸关态度、观念及行为改变的定性效果也比较不易观察与测量。

（二）衡量与评估公关成效的挑战

当前多元化社会发展形成必然的渠道分散、受众分化，使关系建立和维系的难度提升，组织及其品牌的即时识别度更加重要，令组织领导十分在意对于公关成效（甚至即效）的衡量。以往业界习于使用"广告等值法"（advertising value equivalent，简称AVE）或"乘数效应"（multiplier effect），即以某公关手法所营造出的媒体正面报道篇幅作为测量成效之基准（在产出相同报道篇幅的前提下，相较于广告方式的公关成本越低，则成效越大）。然而，此种估算方式可以用简明的数据说服领导，却无法辨析公关策略最拿手的"第三方背书"的有效性，也难以呈现健康传播的关键点：目标群体的印象和理解。毕竟相较于其他营销目的诉求，健康公关更加关注受众对于健康信息的回应方式及后续所将带动的实际行动。

精确评估健康公关成效的另一项挑战来自于"同行的努力"，酒类、香烟和"垃圾食品"等可能有碍健康的大众消费品，往往更擅长运用高明的广告和营销公关手段，形成与特定健康议题的传播效果相互抵销或竞争、模糊化的情况。身处市场经济环境中的健康公关人员，应对"潜在对手"以及与自身负责的议题相关传播形势有所洞察，机敏规划预案并执行适时适地适受众的强化方案，例如在多种渠道推出不同形式的兼顾美味与健康的饮食广告、描绘酒后代驾及酒驾代价的小视频或嚼食槟榔容易诱发口腔癌变的科普宣导。

在公共关系领域惯常使用干预前与干预后的比较分析进行评估，基本假定公关方案干预前后差距越大（通常预设为改善的方向）则成效越佳。然而，全球范围的实践经验显示，大多数健康传播所能达到的行为效应与学习幅度是中庸的，这反映了社会改革工程在本质上的高难度，因而总有人认为循循善诱还不如严刑峻法。成效相对较佳的健康传播项目，往往是目标（子）群体的属性、公权力执行到位的奖惩措施以及锲而不舍的长年信息传播等诸多条件聚合而成；而不具迫切威胁（危机感）、实质利益损害小、激励措施不足的议题（例如早期癌症筛检、安全性行为等），则容易成为健康传播的"深水区"，对公关人员的挑战也比较大。

第三节　迈向公共倡议的健康传播

乐观以对，在我国日益蓬勃的健康传播，在理论和实践仍有很大成长空间；展望未来，公共倡议（public advocacy）将是一条可期待的发展方向。

健康领域中的公共倡议可视为健康公关的"升级版"，同样大量运用来自公共关系原理的传播策略，不过整体目标的方向性更为鲜明：意图变革、优化深刻影响个人日常

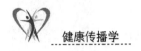

健康决策的根本性、体制性关键因素，例如相关法规、管制标准、政策实施、体制改革、生产标准、定价原则等。许多健康议题都存在或多或少的反对者，高度组织化的反对势力（例如烟草业者）会尝试采取明显的"反制"行动（包括对己有利的公关活动），"漠不关心"也是一种常见的反对态度，舆论淡漠往往有利于"维持现状"。因此，公共倡议的发动往往伴随明显的利益冲突，尤其是公众利益的损害，倡议者将努力唤醒公众对议题的积极关注并采取推动改革的行动（例如，美国社会团体对枪支管制的倡议行动）。

一、公共倡议的精神与行动内容

公共倡议的原动力根源于对特定公共价值的信念，借由一系列的"刻意为之"，使明显存在却被漠视或遭到利益团体掩盖的问题，不仅进入公众视野，而且借由以价值驱动为核心的传播方案，促成最终得以改善社会体制、推动公共政策的动员力量。① 因此，秉持民主、授能、公正、平等精神的公共倡议涉及下列行动内容：

（1）从个人到社会，从微观到宏观，寻找导致一切"健康不平等"的结构性因素及可行的解决方法。

（2）促使社会治理机构关注社会中边缘群体的健康权利。

（3）在社会体系中，寻找有利于特定健康议题的改革空间。

（4）规划传播策略，提高用知识、技术影响公共政策的机会。

（5）弥合微观行动与宏观政策之间的差距。

21世纪初的澳大利亚，有71%的室内工作人员是在禁止吸烟的工作场所上班，当时的法律即已禁止民众在公共交通工具、电影院和公共场所以及大多数州的餐饮场所室内吸烟。在政府法令规范之下，约有61%的澳大利亚家庭不希望吸烟者在室内吸烟，而20世纪末因工作场所禁烟令而减少的卷烟消费便超过12%，这让烟草业者不断提出反制宣传，驳斥吸烟行为徒增健康环境风险的研究结果。二手烟使非吸烟者同样面对健康风险升高的研究报告，为相关健康议题增加了公共性的话语内容，不愿引用职场禁烟令的雇主被员工以"被动吸烟不利健康"为由提起诉讼并胜诉，社会调查结果显示越来越多公众愿意支持无烟工作场所的规范。在漫长的推动改革过程中，无烟职场的倡议者并未接受到来自政府由上而下的组织或指导，乃是自发地将对二手烟的个人感受寄到媒体和政治家的公开邮箱中，主动参与广播电台的热线直播讨论，将反烟理念化为报纸杂志的读者投书，在工会会议上力陈打造无烟职场的优点，预订餐厅时不断强调对非吸烟区的强烈偏好……尽管这些微小而漫长的努力并未登上媒体版面，然而针对大众媒体新闻报道的内容分析结果指出：烟害防制相关报道中比例最高的主题就是"二手烟"（被动吸烟），公共倡议者的"刻意为之"产生出催化剂的效用。

---

① Samuel J. Public advocacy and people-centred advocacy：mobilising for social change//Cornwall A, Eade D. Deconstructing development discourse：buzzwords and fuzzwords, Warwickshire, UK：Oxfam GB, 2010.

二、成功倡议的着眼点

运用传播引导群众、塑造舆论，最终影响有能力改变或维护法律、制定政策和社会干预措施的各界领导们，乃是公共倡议行动的理想目标。然而，许多公共倡议的主张都不会引发"异议"，如前所述，许多反对者采取"漠视"就已足够：多数人不会明显反对加强对于药物滥用、二手烟、酒驾等公共健康问题的规范，然而现实上，部分运动员服用兴奋剂、餐厅中的瘾君子们肆无忌惮、屡禁不绝的酒后驾驶，仍然是"言者谆谆、听者藐藐"。为了让公众与执法者更加深切地感受到这些顽强的消极抵制，公共倡议者只能"毫无顾忌"地将传播目标提升到零风险、零容忍的高标准，并且坦然应对随后引发的公众激烈讨论，这是一种运用话语的力量推动体系和政策变革的策略思维。因此，将议题转为"争议"是很普遍的战术，毕竟公众讨论（辩论）热度决定战线的持久性。由于科学数据多半难以引起社会共鸣，专家学者的发言经常是多论证少批判，老练的公共倡议者会巧妙运用令人印象深刻的比喻手法或象征符号，试图震撼大多数"不专业"的社会大众："仅仅在一家餐厅中安排非吸烟区，就像在一个游泳池内划分出非排尿区一样，毫无用处。"

貌似"激情"的公共倡议路线更有助于带动公众积极培塑健康素养。尽管国人普遍注重"养生"，关心各种健康话题的兴味浓厚，然而究竟具备多少获取、处理及理解健康信息和医疗服务，且能据以做出适当健康决策的能力？无论是来自"莆田系"的医疗纠纷及事件后续网民热议抑或上遍各省电视台的"医学专家"神奇老太，都显示出我国舆论市场需求面之中，良善且完整的健康信息仍有诸多不足；从供给面来看，期待公众自我提升健康素养无异"缘木求鱼"，尤其是通过互联网和其他媒体资源向个人提供的健康信息，该如何去芜存菁？严谨却难以解读的科学数据（证据）又该如何让一般大众便于理解和应用？其实健康传播是一面醒目的旗帜，借由高举此旗号可以将跨学科的专家学者集结起来，再依据传播目的及其公共价值，号召关注健康议题的社会倡议者、社区的意见领袖，共商足以令寻常百姓"瞠目结舌"的传播策略。

公共倡议的理想目标，提醒了健康传播的推动者应当更加用心于社会观察与价值维护。研究者应继续致力于开发适用当前社会情境的有效传播策略，以激励个人成为积极的行动者，尤其是特别关注在物质或心理层面的弱势群体所需要的独特策略。实务工作者则应该将注意力从影响个人扩大到塑造足以改变个人健康决策的社会环境条件。总之，先让有心参与健康传播项目的专业人士与公共倡议者之间建立良好关系，率先做好"内部公关"。以宣导乳腺癌预防与早期筛检的健康传播为例，一开始可以先邀请生物学、流行病学和传播学背景的专家们与乳腺癌议题的倡议者建立合作关系网络（对等商议的平台，没有上下从属关系），着手调研、厘清诱发乳腺癌的个人及环境因素，项目组成员再依据各方调研分析结果开发健康信息、设计传播方案，此时公关人员将发挥引导及整合的功效，通过理论与实践原则，实施向公众介绍乳腺癌预防相关信息的公关活动，一旦引起社会热议，可由研究人员展开下一波调研，并由倡议者积极宣扬防癌环境的理念与体制建设，展开全面性的社会反思工程。为了使倡议健康议题的"摩擦系

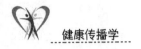

数"降低，在整体战略规划上应先着眼于下列 10 项关键问题点。①

（1）无论是为了维持或变革现状，倡议此一健康议题的具体目标为何？

（2）能否在倡议之初，就有机会向决策者提出"双赢"（或"多赢"）的政策方案？

（3）可以影响哪些重要人士，使他们乐意协助回答此一健康议题的疑难之处？

（4）反对者的优势与劣势有哪些？

（5）预期在不同媒体渠道中达成哪些具体传播效果？

（6）议题论述的框架是否足够清楚？内容是否具有动人的故事性？

（7）此一议题是否具备引人入胜的口号或愿景？

（8）发动倡议行动时，是否具备足以让口号、愿景和故事"一炮打响"的手段？

（9）此一健康议题能充分与群众的个人生活"挂钩"吗？

（10）如何快速地将关切此一议题的群众讨论规模调动起来？并且有效地维持舆论热度？

塑造公众意愿和使政府承诺解决特定健康问题的工作复杂度其实不相上下，行为和社会变革不是在一夜之间发生的，唯有抱持价值、使命与热情的健康传播才能可长久可持续。

【案例分析】

美国帕克医院的整合营销公关②

当代公共关系被视为有助于传播管理、议题管理、关系管理的"瑞士刀"角色，而管理方面的功能，也被视为公共关系专业化的重要指标之一。此外，随着信息技术的快速成长，公关理论与实务界皆热情拥抱网络传播所带来的革命性影响力，肯定新媒体可有效产生与公众直接且及时的双向互动传播模式，大幅提升公关方案的实效及管理功能。③ 网络传播所带来的成效与声誉，比传统媒体更强大、也更难预料（控制），可使素人在短时间之内变成"权威"，默默无闻的组织有机会迅速与大量公众建立关系。然而，新媒体信息内容的产制过程与形式，对公关效果却也是把"双刃剑"：运用数码形式的便捷传播，一方面，有利于可以受众增能，并形成线上线下多渠道并进的整合传播营销；另一方面，网络传播具有匿名性、开放性及去中心化等特质，对公关操作形成挑战，甚至可能是干扰。公共关系的焦点是公众认知与组织声誉，而网络载体又是公众获

---

① 倡议成功的十项问题点乃依据国情需求加以构思，参考自：Chapman S. Advocacy for public health: a primer. Journal of Epidemiology & Community Health, 2004, pp. 361-365.

② 本节案例内容参考自：Smith B G. Exploring social media empowerment of public relations: a case study of health communication practitioner roles and the use of social media//Hendricks J A, Al-Deen H S N. Social media and strategic communications, New York, US: Palgrave Macmillan, 2013.

③ Porter L V, Sweetser Trammell K D, Chung D, Kim E. Blog power: examining the effects of practitioner blog use on power in public relations. Public Relations Review, 2007, pp. 92-95.

取健康信息的主要来源之一，因此，如何"扬长避短"善用新媒体增强公共关系的管理能力，再进一步形成整合传播营销的良好综效，成为今日健康公关主体的重要课题。

帕克医院（Park Hospital）①位于美国东南部，专业声誉名列前茅且具全国知名度，在网络媒体兴起、国内经济环境变化等因素影响之下，着手进行传播业务的整合。我们可借由此一优质医疗机构的改革案例观察：健康公关中的新媒体传播如何与传统媒体相结合？公关从业人员在新媒体与传统媒体整合过程中扮演何种角色？如何在健康公关中善用新媒体培养与公众的关系？

1. 健康公关中的新媒体与传统媒体整合

帕克医院的管理层因应美国景气下滑、经济低迷的态势，为了提高运营效率，将公共关系和营销职能整合在同一个传播业务专责部门，并在整合过程中尝试引入网络平台并拓展新媒体业务。在具有强烈目的性的整合过程中发生一连串与信息传达、传统媒介、线上传播活动有关的演变。

首先，新媒体使医院的传播机会和相应工作量大增，连在医院脸书专页上发布一则招聘启事，都会引发民众更多关注，线上和线下的信息互动会相互带动，在实际运作中"公关"与"营销"之间的界线不复存在，工作人员更多聚焦在"事件""推广""整合""点击量"。以往网络宣传被认为只是传统媒介的延伸，例如将健康小贴士的手册内容转贴到网页上发布即可，然而社交媒体的传播效率和互动性显然优越许多，人们不见得会认真读完一本见不着医师的小册子，却会被推特发文中的"点击此处"（click here）所吸引，在学习兴趣大增之余并期待在网络上能与医护人员有更多互动。

在线沟通工具强化了健康信息的丰富性与及时性。当帕克医院的医师正在讨论重要的医疗课题，传播部门的工作人员可将讨论过程转为线上视频，随后发送给其他专业媒体。公关人员发现图像、视频比文字、新闻稿更能营造引人关注的故事性，更能凸显主题和诉求。尽管放在网络上的材料也能转制成线下的形式，不过实际上院内文宣印刷品的种类和数量都在不断减少，院内员工沟通也高度电子化，连凝聚团队士气的内部公关都可以上线进行。

帕克医院与公众互动的传播管理原则是：我们想要接触的人是谁？我们的预算有多少？我们的重要信息是什么？我们在何种信息载体上得以最佳展现？社交媒体可以将受众导向医院所安排的网站及内容，而医院也借此接触到更符合预期的目标受众。此外，相对于传统媒介的公众沟通容易被认知为信息"通知"，线上传播工具不仅能"提醒"，还可以补充引导行动的功能，例如关注医院脸书页、线上注册、用推特与帕克医院医师聊天，增强了受众的行动与反馈，也能逐渐将推特或网络及传统渠道的受众加以整合，形成积极的互动式传播管理，最终目标是建立医院与受众之间的线下长期关系。

2. 公关从业人员在媒体整合过程中所扮演的角色

在媒体整合过程中，公共关系所擅长的建立关系、创造内容及创新战略，填补了营销职能所欠缺的社会沟通功能。

（1）社会关系建立者。新媒体兴起让公关人员如鱼得水，帕克医院公关主管直接

---

① 基于学术伦理，帕克医院（Park Hospital）是化名处理。

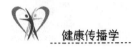

指派一位资深公关专员担任社交媒体经理，并负责制订社交媒体平台上的公关策略，个中关键是社交媒体中的互动态势会透露出公关策略的未来方向。社交媒体强调"关系建立"的特性，使公关人员自然而然地与之亲和，借由网络工具创造出让受众觉得"有价值"的健康信息传播形式并产生"关系"，这是单向传播或疲劳轰炸的宣传手法所远远不及的。

（2）故事内容创制者。数字传播的即时性和多样性，对于信息内容提供形成挑战，公关人员在发想、书写、拍摄等内容产制的专业素养便派上用场。任何一个健康传播项目，在公关人员的眼中都是一个"故事"；任何一个面向公众的医院活动，都在述说公关人员想要表达的一个"故事"。公关人员被期待能掌握在各种媒体渠道向公众说故事的最佳方式，因为有"故事"，健康信息自然变得生动活泼，各路媒体也会更愿意自动找上医院、提供报道版面，更多博主愿意转载，推特上的互动也更加热烈。

（3）传播战略创新者。传播者和受众皆可"免费使用"，再加上公关人员总想积极探索新的公众互动空间，使他们愿意主动投身于社交媒体的运营管理，将医院推上健康传播的新台阶。而且为了顾及健康传播无可避免的专业伦理考虑，帕克医院公关人员自发地成为监督、咨询和教育的角色，确保线上线下传播活动的正当性及信息的准确度。

3. 健康公关运用新媒体培养公众关系的策略

培养帕克医院与病患、雇员、医师、护士、捐赠者、媒体等利益相关者的良好关系，是健康公关的基本责任，尽管在信息传播上越来越倚重网络工具，但是真实的长期关系建立还是必须回归线下的生活互动。

大多数健康传播的受众都是被动的，即便是在网络世界，相较于其他话题，网民对于健康议题的积极性还是相对不足，因此运营新媒体的公关人员必须透过主动对话，维系医院与公众之间的关系：时常留意推特上的聊天内容并主动回复，保持医院脸书页的信息新鲜度。虽然不是"个人"网页，公关人员仍然将看不见的网友们当作自己的亲友来对待，为的是创造一种情感联系，让网络受众终有一天能在线下活动"现身"。线上发文能在一分钟之内得到许多人按"赞"（like），但是健康公关的使命是将受众的角色，从被动的跟随者转变为行动者，甚至积极的倡议者。因此，公关人员必须更在乎网民的回应，并特意安排院内医师、院外医学领域的专家以及有公信力的关键意见领袖（key opinion leader，简称KOL）上线与公众进行互动。

为了达成健康公关培塑行动者的终极目标，公关人员不仅要将自己的想法放入受众的脑袋里，还希望能成为他们"生活的一部分"。运用网络工具将公众与医院及医生，联结成为一种与日常生活相关的主题式网络：在线上规划代表不同健康议题的网络社群，公众可以依照自身需求，进群咨询诸如营养、健身、运动伤害、睡眠障碍等个人问题，公关人员也会主动设立医疗改革、流感季节健康管理等科普社群。几乎每个医院官网都会设置"认识我们""本院概况""院长的话"这类放置组织简介信息的网页，然而究竟有多少网民会真正感兴趣并且实际点击？这些必须存在却往往聊备一格的网页链接，其吸引力恐怕远不如"心血管疾病权威到我院开设免费讲座（名额有限，点击此处报名参加）"。提供各种富含教育价值的健康公关方案，可以让受众不会觉得医院只是在搞营销式的自我宣传，而是真心关怀公众生活的医疗机构。

在网络时代，从政府、企业到非营利组织，各方机构都想搭上新媒体、自媒体的传播创新快车。以计算机及网络技术为基础的多媒体传播形式，使数字传播不仅"有声有色"，而且比任何传统媒体更加即时、迅速，其中社交媒体作为数字传播的重要分支，借由互联网将人际沟通与互动的手段，推升到新的境界，塑造出崭新的互动传播模式。在公关实务上，帕克医院这一个案运用线上信息的效用性、意见反馈的循环、易于交流、重视初访网民的留言、促成网民回访这五项沟通原则，[①] 积极与公众建立线上关系。虽然单一案例不足以说明一切，不过却表明新媒体已经成为公关增能的重要变量，并扩展了健康传播的管理境界。

帕克医院的改革过程中，传播重点从组织内部所主导的营销目标逐渐转向外部公共需求，以关系为导向的沟通职能成为工作重心；而公关人员则是在线上线下整合过程中，将关系管理的总原则贯彻到底。循此理路，数字媒介将组织与各种利益相关者联系起来的能力，促进了公共策略在关系管理中的作用，从而赋予公关人员在健康传播中更重要的管理责任，包括组织内部及外部关系。在健康传播实务上，公关人员对于社交媒体的创新使用，既是履行组织在关系建立上的责任，也推进了管理战略的建构。

当前，健康传播最大的考验并非信息的一致性（虽然也很重要），而是如何满足受众需求。帕克医院线上线下传播活动的整合，是以关系管理为基准，以媒介或接触点为基础来考虑公众的需求，凸显信息的公共价值、教育意义（而非信息本身）。在整合过程中，传统媒介并未"消失"，而是在网络工具的带动之下被赋予更积极的互动能力，线上线下的整合综效又增强了公关人员在健康传播中履行关系管理的能力。

【知识点回顾】

（1）公共关系是健康传播的行动领域之一，也是许多健康项目的重要成分。就整体健康传播领域而言，公共关系是一种以"关系"为基础的传播原则及实践，公关策略和活动则有助于激发公众对特定健康理念、行为、产品或组织的兴趣。

（2）健康传播中的公共关系，是以"建立组织与公众之间的关系"为出发点，创造使受众"有感"的健康信息交流并借此成功积累健康素养，进而采取有益健康的行为及妥善的生活方式。

（3）健康传播中的公共关系应用范畴，包含公共事务、社群关系、议题管理、危机管理、媒体关系、营销公关。广泛吸收各专业所长的公关理论长期受到心理学的影响，对群众心理持保留态度，并强调个人心理、情绪和潜意识因素在人类行为中的重要性。

（4）策划健康公关应遵循扎实调研、在地需求、预先确定评估方法等原则，并因应在地需求选用公关工具搭配适当媒体渠道；为了增进公众互动的成效，可采用以激励

---

① Kent M L, Taylor M, White W J. The relationship between website design and organizational responsiveness to stakeholders. Public Relations Review, 2003, pp. 63-77.

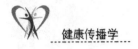

作为诉求主轴、以感性案例包装理据、以正反并陈取信受众、慎选健康信息传递者、联结信息与受众处境、注重吸引力和戏剧性这六项要诀。

（5）健康公关方案的成效评估应该在其设计依据的整体健康传播项目背景之下进行，聚焦于为促进健康传播成效所规划公关方案的预期目标，可采用公关产出、公关过程、公关成果三组指标构成评估框架。

（6）公共倡议是未来健康传播的发展路线之一，大量运用类同公共关系的传播策略，鲜明地剑指影响个人日常健康决策的根本性、体制性因素，抱持特定公共价值为信念，期待形成真正超越传播的行动，汇聚改善社会体制、推动公共政策的动员力量。

【思考题】

（1）设想自己正尝试为了预防乳腺癌撰写一篇报道，预期目标是提高40岁以上妇女对于定期乳房检查及自我检测的重要性的认识。考虑足以吸引媒体注意力和公众关注的"亮点"，列出构思"故事"的主要元素和报道视角。

（2）世界卫生组织的数据显示，中国是世界最大烟草消费国（约消费世界烟草的1/3），吸烟人口最多、男性吸烟率最高、人均吸烟量最多，同时也是受二手烟伤害人口最多的国家。依据目前现实客观情况，列出试行推动"无烟餐厅"的公共价值和预期难点，以及如何借由公共倡议完成此一艰巨社会工程。

（3）网络媒介兴起为今日健康公关插上翅膀，却也带来一些意料之外的副作用。试从近年新闻报道中寻找案例，分析案例中网络传播对健康公关的积极和消极影响。

参 考 文 献

［1］［美］斯蒂芬·李特约翰. 人类传播理论［M］. 史安斌，译. 北京：清华大学出版社，2009.

［2］张自力. 健康传播学：身与心的交融［M］. 北京：北京大学出版社，2009.

［3］风笑天. 社会研究方法［M］. 4 版. 北京：中国人民大学出版社，2013.

［4］洪浚浩. 传播学新趋势（上）［M］. 北京：清华大学出版社，2014.

［5］郭庆光. 传播学教程［M］. 2 版. 北京：中国人民大学出版社，2011.

［6］［美］巴兰，戴维斯. 大众传播理论——基础争鸣与未来［M］. 3 版. 曹书乐，译. 北京：清华大学出版社，2004.

［7］涂光晋，张媛媛. 中国健康传播运动实践研究［J］. 国际新闻界，2012（6）：11－18.

［8］张国良. 中国新媒体传播和互联网社区［M］. 上海：上海人民出版社，2013.

［9］刘瑛. 互联网健康传播 理论建构与实证研究［M］. 武汉：华中科技大学出版社，2013.

［10］洪杰文. 新媒体技术［M］. 重庆：西南师范大学出版社，2016.

［11］张国良. 中国新媒体传播和互联网社区［M］. 上海：上海人民出版社，2013.

［12］吕姿之. 健康教育与健康促进［M］. 北京：北京大学医学出版社，2008.

［13］陈琪编. 医患关系［M］. 西安：西安地图出版社，2014.

［14］张大庆. 2015—2016 中国医患关系蓝皮书［M］. 北京：北京大学医学出版社，2017.

［15］尚鹤睿. 医患关系的心理学研究［M］. 北京：中央编译出版社，2011.

［16］徐天民，程之范，李传俊，等. 中西方医学伦理学比较研究［M］. 北京：北京医科大学出版社，中国协和医科大学出版社，1998.

［17］［德］乌尔里希·贝克. 风险社会［M］. 何博闻，译. 南京：译林出版社，2004.

［18］［美］威尔伯·施拉姆. 传播学概论［M］. 2 版. 何道宽，译. 北京：中国人民大学出版社，2010.

［19］黄国伟，姜凡晓. 突发公共卫生事件应对与处置［M］. 北京：北京大学医学出版社，2016.

［20］李洁. 广东省公共卫生舆情与健康传播［M］. 广州：暨南大学出版社，2016.

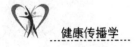
［21］胡百精. 公共关系学［M］. 北京：中国人民大学出版社，2008 年.

［22］［美］詹姆斯·格鲁尼格. 卓越公共关系与传播管理［M］. 卫五名，译. 北京：北京大学出版社，2008.

后　记

在看到出版社寄来的校对稿后，终于，我长长地舒了口气，有一种如释重负的轻松和惬意。

教材的编著无疑是一个漫长且备受煎熬的过程。本书写作的初衷，缘于三年前为中山大学传播与设计学院的研究生开设"健康传播"专题研究课程。在备课过程中，我仔细阅读了几乎所有能搜罗到的各式各样的教材，也查阅了大量中英文论文，发现目前国内健康传播学的研究存在以下缺憾：一是教材数量少，二是多以公共卫生为研究视角，三是研究方法相对单一滞后……希望撰写一本教材，在内容上反映该学科研究现状和发展趋势，特别是紧密结合当前健康传播热点议题，辅以典型案例分析，努力呈现一个瞄准理论前沿、契合时代发展的健康传播图景，遂成为此书编著的初心和动力。

从想法的产生，到最终书稿的付梓，历时两年有余。其间，从体例到内容的选择，数易其稿。成书过程中，不少灵感来自课堂"教"与"学"的互动。在此，要对激发我进一步思考和研究的同学们，尤其是马梦婕、黄武奇、纪开元、林恩琦、瞿垚等，致以诚挚的谢意。教学相长，诚哉斯言。他们不仅为确定体例架构献言献策，更是搜集、提供了极其宝贵的资料。特别值得一提的是，中山大学新华学院的廖毅老师，参与了从写作大纲的制订到书稿的修订等整个过程，并完成了第一章、第三章、第五章内容的撰写；重庆大学新闻学院的金恒江博士完成了第八章的相关内容；中山大学南方学院的吕佩安博士完成了第九章的内容。没有大家的共同努力，本书是不可能顺利面世的。

同时，还要感谢为本书的出版提供了巨大帮助的中山大学出版社，尤其是提出很多宝贵意见和建议的金继伟老师。

最后，感谢"广东省软科学研究计划项目（2014A070702007）"提供的资助。